D1695500

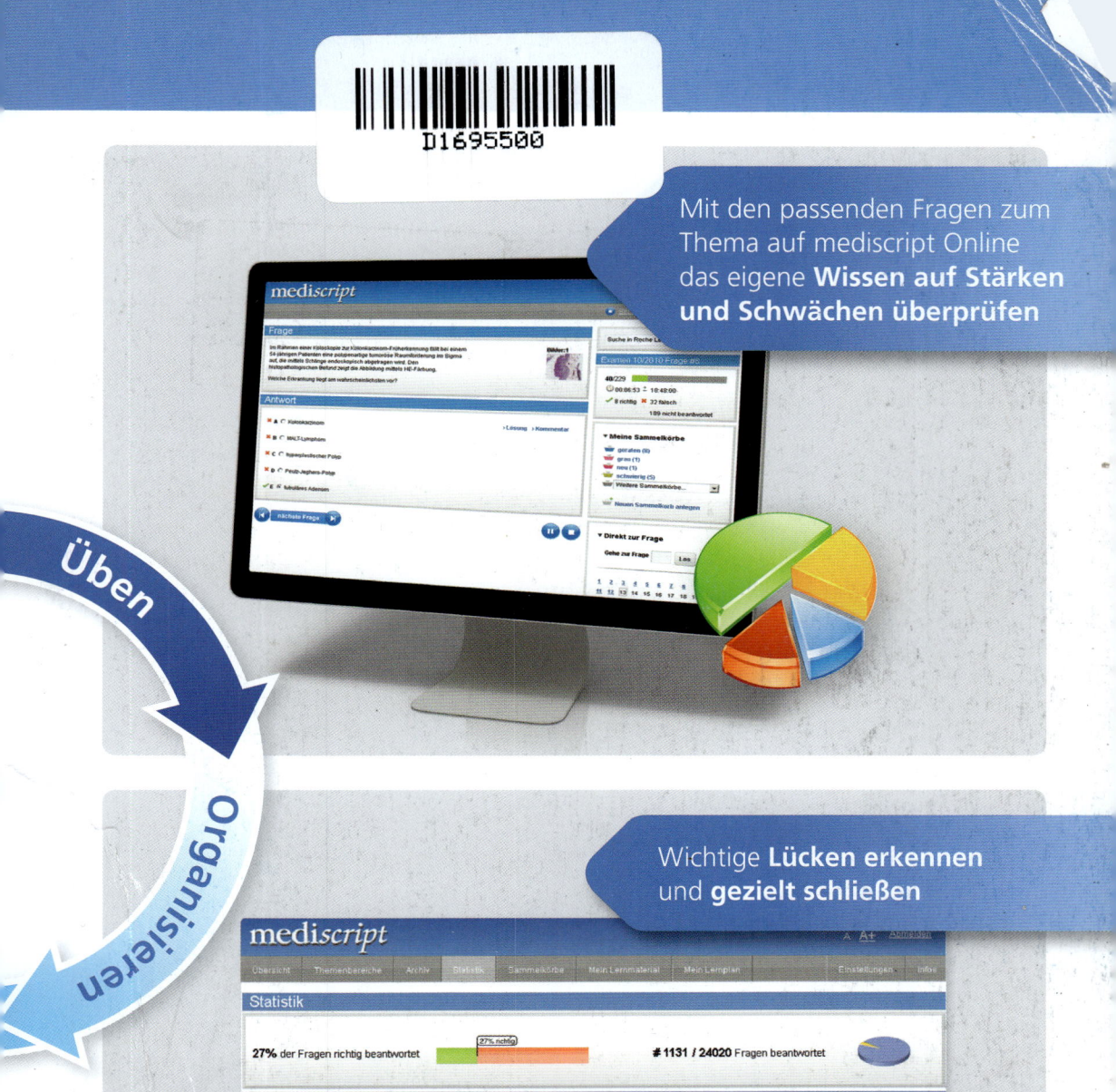

Mit den passenden Fragen zum Thema auf mediscript Online das eigene **Wissen auf Stärken und Schwächen überprüfen**

Üben

Organisieren

Wichtige **Lücken erkennen** und **gezielt schließen**

Mehr Informationen zur mediscript Lernwelt auf
www.mediscript-online.de

S. von Stuckrad-Barre, K. Ruprecht
Neurologie in Frage und Antwort

Sebastian von Stuckrad-Barre, Klemens Ruprecht

Neurologie in Frage und Antwort

Fragen und Fallgeschichten

4. Auflage

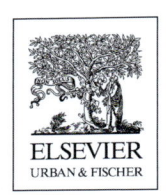

ELSEVIER
URBAN & FISCHER

URBAN & FISCHER München

Zuschriften an:
Elsevier GmbH, Urban & Fischer Verlag, Hackerbrücke 6, 80335 München

Wichtiger Hinweis für den Benutzer
Die Erkenntnisse in der Medizin unterliegen laufendem Wandel durch Forschung und klinische Erfahrungen. Die Autoren dieses Werkes haben große Sorgfalt darauf verwendet, dass die in diesem Werk gemachten therapeutischen Angaben (insbesondere hinsichtlich Indikation, Dosierung und unerwünschter Wirkungen) dem derzeitigen Wissensstand entsprechen. Das entbindet den Nutzer dieses Werkes aber nicht von der Verpflichtung, anhand weiterer schriftlicher Informationsquellen zu überprüfen, ob die dort gemachten Angaben von denen in diesem Werk abweichen und seine Verordnung in eigener Verantwortung zu treffen.
Für die Vollständigkeit und Auswahl der aufgeführten Medikamente übernimmt der Verlag keine Gewähr.
Geschützte Warennamen (Warenzeichen) werden in der Regel besonders kenntlich gemacht (®). Aus dem Fehlen eines solchen Hinweises kann jedoch nicht automatisch geschlossen werden, dass es sich um einen freien Warennamen handelt.

Bibliografische Information der Deutschen Nationalbibliothek
Die Deutsche Nationalbibliothek verzeichnet diese Publikation in der Deutschen Nationalbibliografie; detaillierte bibliografische Daten sind im Internet über http://www.d-nb.de/ abrufbar.

Alle Rechte vorbehalten
4. Auflage 2013
© Elsevier GmbH, München
Der Urban & Fischer Verlag ist ein Imprint der Elsevier GmbH.

13 14 15 16 17   5 4 3 2 1

Für Copyright in Bezug auf das verwendete Bildmaterial siehe Abbildungsnachweis.

Das Werk einschließlich aller seiner Teile ist urheberrechtlich geschützt. Jede Verwertung außerhalb der engen Grenzen des Urheberrechtsgesetzes ist ohne Zustimmung des Verlages unzulässig und strafbar. Das gilt insbesondere für Vervielfältigungen, Übersetzungen, Mikroverfilmungen und die Einspeicherung und Verarbeitung in elektronischen Systemen.

Um den Textfluss nicht zu stören, wurde bei Patienten und Berufsbezeichnungen die grammatikalisch maskuline Form gewählt. Selbstverständlich sind in diesen Fällen immer Frauen und Männer gemeint.

Planung: Julia Baier
Lektorat: Ingrid Stöger
Redaktion: Ulrike Kriegel
Herstellung: Rainald Schwarz, Peter Sutterlitte
Satz: abavo GmbH, Buchloe/Deutschland; TnQ, Chennai/Indien
Druck und Bindung: Printer Trento, Trento/Italien
Umschlaggestaltung: SpieszDesign, Neu-Ulm
Titelgrafik: © Jan Engel – Fotolia.com

ISBN Print   978-3-437-42573-8
ISBN e-Book   978-3-437-16870-3

Aktuelle Informationen finden Sie im Internet unter **www.elsevier.de** und **www.elsevier.com**

Vorwort

Neurology is detective work and common sense.
C. D. Marsden, 1938–1998

Liebe Leserinnen und Leser,
nachdem „Neurologie in Frage und Antwort" sich nun seit über 12 Jahren in der Prüfungsvorbereitung bewährt, aber auch unser eigenes berufliches Leben in der Neurologie kontinuierlich begleitet hat, freuen wir uns, hiermit die 4. Auflage von „Neurologie in Frage und Antwort" vorlegen zu können.

Aufgrund der anhaltenden dynamischen Entwicklung des Wissens in der Neurologie wurde die vorliegende Auflage komplett überarbeitet, gestrafft und aktualisiert, wo immer möglich haben wir dabei evidenzbasiertes Wissen und aktuelle Leitlinien berücksichtigt.

Die Breite und Tiefe des neurologischen Wissens stellt für Studierende, Berufsanfänger und auch Erfahrenere eine sportliche Herausforderung dar. Die Frage-und-Antwort-Reihe kann und will in diesem Zusammenhang kein klassisches Lehrbuch ersetzen, dennoch möchte „Neurologie in Frage und Antwort" in komprimierter Form einen umfassenden und soliden Überblick über das für die Prüfung, aber insbesondere auch für das medizinische Leben danach, relevante Wissen bieten. Das Frage-und-Antwort-Format sowie zahlreiche Fallbeispiele und neuroradiologische Abbildungen eignen sich hierbei besonders zum interaktivem Wissenserwerb im Selbststudium, in der Gruppe oder digital.

Nicht zuletzt hoffen wir nach wie vor, dass dieses Buch über den Aspekt der Prüfungsvorbereitung hinaus auch etwas von dem intellektuellem Reiz und der Anziehungskraft der Neurologie vermitteln kann.

Wir bedanken uns bei Frau Julia Baier und Herrn Andreas Yin vom Elsevier Verlag für die professionelle Betreuung und erneut erweiterte Ausstattung des Buches sowie insbesondere bei Frau Ulrike Kriegel für das kompetente Lektorat der 4. Auflage.

Wir freuen uns weiterhin über Rückmeldungen aus dem Leserkreis, wünschen anregendes Lesen und viel Erfolg.

Wiesbaden und Berlin im Dezember 2012
Dr. med. Sebastian v. Stuckrad-Barre
PD Dr. med. Klemens Ruprecht

Allgemeine Hinweise und Tipps

Prüfungsvorbereitung

Zur optimalen Prüfungsvorbereitung empfiehlt es sich, neben dem Einzelstudium Lerngruppen zu bilden. Zwei bis drei Monate sollten sich die Teilnehmer der Lerngruppen etwa 2–3-mal pro Woche treffen. Vor jedem Treffen sollte ein Thema vereinbart werden, das für das nächste Mal vorbereitet wird. Dies erhöht die Motivation zum regelmäßigen Lernen und ermöglicht gleichberechtigte und ergänzende Diskussionen. Punkte, die dem Einzelnen während des Einzelstudiums unklar geblieben sind, sollten notiert und in der Gruppe vorgestellt und beraten werden. Auf diesem Weg kann man das eigene Wissen kontrollieren und Sicherheit gewinnen.

Das Lernen in Lerngruppen hilft, Ängste vor der freien Rede abzubauen und trainiert das freie und strukturierte Antworten. Durch regelmäßiges Treffen wird der Kontakt zu den anderen Studierenden aufrechterhalten. Meist stellt man zudem fest, dass das Lernen in der Gruppe mehr Spaß macht, als zu Hause oder in der Bibliothek allein vor seinen Büchern zu hocken. Und wenn man dann doch einmal in ein „Tief" fällt, schaffen es andere meist wesentlich besser, die Stimmung und das Selbstbewusstsein wieder zu heben.

Verhalten während der Prüfung

Es ist zu empfehlen, sich als Prüfungsgruppe bei den Prüfern vorzustellen. Nur wenige Prüfer sind zu einem Gespräch nicht bereit. Viele Prüfer geben Tipps und Hinweise, worauf man sich vorbereiten sollte, oder nennen Themen, die sie auf keinen Fall abfragen. Die Prüfung wird meist zweigeteilt, d. h. zuerst werden ein oder mehrere Patienten untersucht, und später erfolgt die eigentliche mündliche Prüfung. Vielfach wird auf den zuvor untersuchten Patienten eingegangen, sodass man die freie Zeit zwischen den Prüfungsteilen nutzen sollte, sich über das Krankheitsbild des Patienten genauer zu informieren.

Die Kleidung zur Prüfung sollte man innerhalb der Gruppe besprechen: „Etwas feiner als sonst" hat sich bewährt; es muss nicht gleich Anzug oder Kostüm sein. Auf alle Fälle sollte man sich in seiner Haut einigermaßen wohl fühlen.

Natürlich kann man für eine Prüfung nicht den Typ abstreifen, der man ist. Trotzdem sollte man sich bewusst machen, dass manche Verhaltensweisen eher verärgern und nicht zu einer angenehmen Prüfungssituation beitragen. Sicherlich ist es gut, eine Prüfung selbstbewusst zu bestreiten. Arroganz und Überheblichkeit jedoch sind, selbst wenn man exzellent vorbereitet und die Kompetenz des Prüfers zweifelhaft ist, fehl am Platz. Jeder Prüfer kann einen, so er möchte, vorführen und jämmerlich zappeln lassen. Also: besser keinen vermeidbaren Anlass dazu liefern. Genauso unsinnig und peinlich ist es, sich devot und unterwürfig zu geben.

Auch wenn man vor der Prüfung gemeinsam gelitten, während der Vorbereitungszeit von der Gruppe profitiert hat, geht es in der Prüfung um das eigene Bestehen, die eigene Note. Man braucht sich darüber nichts vorzumachen. Trotzdem sollte man in der Prüfung fair bleiben und z. B. nicht aus freien Stücken gerade die Fragen und Themen aufgreifen, an denen sich der Mitprüfling die Zähne ausgebissen hat.

Häufige Frageformen

Offene Fragen   Dies ist die häufigste Frageform. Die Antwort sollte strukturiert und flüssig erfolgen. Ziel ist es, möglichst lange zu reden, sich gleichzeitig aber nicht in unwichtigen Dingen zu verlieren. Viele Prüfer unterbrechen dann den Redefluss und dies kann enorm verwirren. Schon in den Vorbereitungsmeetings sollte man sich zur Beantwortung der Fragen eine gute Struktur angewöhnen, z. B. Definition – Ätiologie – Symptomatik – Diagnostik – Therapie. Es empfiehlt sich, im Schlusssatz eine neue Problematik, in der man sich gut auskennt, anzuschneiden, die der Prüfer aufgreifen kann.

Nachfragen   Im Anschluss an eine offene Frage kommt es oft zu einigen Nachfragen, die das angeschnittene Thema vertiefen. Dabei wird der Schwierigkeitsgrad der Fragen meist höher. Die Prüfer tasten sich an die Grenzen der Prüflinge heran.

Fallbeispiele   Fallbeispiele eignen sich immer gut, um praktische Belange abzufragen. Daher sind sie besonders in den handwerklichen Fächern sehr beliebt. Es besteht die Chance, dass sich zwischen Prüfer und Prüfling ein kollegiales Gespräch entwickelt. Eindeutige Beschreibungen und charakteristische Krankheitsbilder machen die Beantwortung der Frage meist einfach. Zu Anfang sollte immer auf mögliche Differenzialdiagnosen eingegangen werden. Vorsicht ist bei Krankheitsbildern geboten, über die man nicht viel weiß. Der Prüfer könnte sie bei einer weiteren Frage aufnehmen und man gerät arg ins Schwitzen. Also: sich selbst keine Grube graben.

Probleme während der mündlichen Prüfung

Während einer mündlichen Prüfung können vielfältige Probleme auftreten, die man im Gegensatz zur schriftlichen Prüfung sofort und möglichst souverän managen muss.

- Kann man eine Frage nicht beantworten, braucht man nicht sofort zu verzweifeln. Auf Nachfragen oder Bitten um weitere Informationen formuliert der Prüfer seine Frage oft anders. Dies kann auch sinnvoll sein, wenn man merkt, dass man am Prüfer vorbeiredet.
- Was ist jedoch, wenn es nicht zum „Aha-Effekt" kommt? Ein Problem, das nur schwer zu lösen ist. Die meisten Prüfer helfen weiter oder wechseln das Thema. Selbst wenn eine Frage nicht beantwortet wird, ist dies noch lange kein Grund durchzufallen.
- In Prüfungssituationen beginnen viele Prüflinge vor Aufregung zu stottern oder sich zu verhaspeln. Dies ist normal. Vor und während einer Prüfung darf man aufgeregt sein, dafür hat jeder Prüfer Verständnis. Übertriebene Selbstsicherheit löst sogar bei manchen Prüfern Widerwillen und Antipathie aus.
- Sehr unangenehm wird die Situation, wenn Mitstreiter „abstürzen". Die Prüfung spitzt sich zu, und der Prüfer reagiert verärgert. Hier hilft nur: ruhig bleiben. Der Gedanke, dass sich der Prüfer ebenfalls unwohl fühlt und kein persönliches Interesse hat, die Situation weiter zu verschärfen, erleichtert ungemein.
- Gelassen den Fragen der anderen zuhören. Das Gefühl „alle guten Fragen sind schon weg, ehe ich an die Reihe komme" ist nicht außergewöhnlich.
- Häufig ist ein Prüfer bekannt dafür, dass er besonders „gemein" und schwer prüft. Bemerkenswert ist jedoch, dass die Kritik oft von früheren Prüflingen stammt, die entweder durchgefallen sind oder die Prüfung mit einer schlechten Note bestanden haben. Weiß man jedoch, dass dies nicht der Fall sein kann, weil man die Informationsquelle kennt, hilft nur eins: Lernen, Lernen, Lernen.
- Manche Prüfer fragen, ob zur Notenverbesserung eine weitere Fragenrunde gewünscht wird. Eine solche Chance sollte man sich nicht entgehen lassen, da man nur gewinnen kann.

Internet-Recherche

Gerade in mündlichen Prüfungen neigen einige Professoren dazu, Themen anzusprechen, die in einem engen Zusammenhang mit ihrem Forschungsgebiet stehen. Leider bleibt aber bekanntlich wenig Zeit, sich nach Bekanntgabe von Prüfer und Fach mit aufwändigen Internet-Recherchen zu beschäftigen. Damit die Suche möglichst schnell zum Erfolg führt, geben wir euch ein paar Tipps für ein gezieltes Vorgehen mit Hilfe von www.google.de.

Beispielsuchanfragen: Pathogenese der Arteriosklerose
- Wenn der erste Suchbegriff (Arteriosklerose) im Titel der Seite erscheinen soll, der andere (Pathogenese) im Text: z. B. **intitle: „Arteriosklerose" Pathogenese**
- Viele Dozenten stellen Unterlagen in Form von Powerpoint-Präsentationen **(ppt)**, Adobe-Dokumenten **(pdf)** oder Word-Dokumenten **(doc)** zum Download bereit. Durch die zusätzliche Eingabe von ext: listet Google nur Suchergebnisse eines entsprechenden Dateityps auf: z. B. **Arteriosklerose ext:pdf**
- Auch Studenten legen oft Referate zu speziellen Themen im Internet ab. Da die entsprechenden Webseiten aber meist keine echten de-Domains besitzen, über viele Werbefenster finanziert werden und in Suchmaschinen erst auf Seite 20 erscheinen, sollte man direkt in den Inhaltsverzeichnissen der Seiten nach Dokumenten suchen: z. B. **„Index of/" +pdf „Arteriosklerose"**
- Alternativ ist es auch möglich, schon bekannte Webseiten nach bestimmten Inhalten zu durchsuchen: z. B. site: http://www.medizinstudent.de

Hinweise für die Benutzung

Alle Angaben entsprechen den Standards und dem Kenntnisstand zur Zeit der Drucklegung. Dennoch können klinikintern abweichende diagnostische und therapeutische Vorgehensweisen üblich sein.

Alle diejenigen, die zum ersten Mal mit einem Buch der „In-Frage-und-Antwort"-Reihe arbeiten, sollten sich anfangs durch die sehr ausführlichen Antworten, so wie sie in der mündlichen Prüfung nur ein sehr guter Student geben würde, nicht entmutigen lassen. Zweck der Reihe ist es, sich durch häufiges Wiederholen ein strukturiertes und inhaltlich vollständiges Wissen anzutrainieren.

Bedeutung der Symbole und Kästen

Zur Erleichterung der Wiederholung kann in der Randspalte neben der Frage angekreuzt werden,
- ob die Frage richtig beantwortet wurde (grün)
- ob die Frage falsch beantwortet wurde (rot)
- ob die Frage wiederholt werden sollte (gelb)

MERKE Wichtige und besonders zu beachtende Inhalte

FALLBEISPIEL
Beispiele aus der Praxis

TIPP/PLUS Tipps zur Prüfungssituation/Zusatzwissen

Abbildungsnachweis

Der Verweis auf die jeweilige Abbildungsquelle befindet sich bei allen Abbildungen im Werk am Ende des Legendentextes in eckigen Klammern.

[E393]	A. Adam, A. K. Dixon: Grainger & Allison's Diagnostic Radiology. 5th ed. New York, NY: Elsevier Churchill Livingstone, 2008.
[E464]	J. D. Mace, N. Kowalczyk: Radiographic Pathology for Technologists. 4th ed. St. Louis, Missouri: Mosby, 2004.
[E885]	Vardaxis A: Textbook of Pathology. 2nd ed. St. Louis, Missouri: Mosby, 2010
[E886]	M. Bähr, M. Frotscher: Neurologisch-topische Diagnostik, 9. Aufl. Stuttgart: Thieme, 2008.
[E887]	S. Schwab, D. Krieger, W. Müllges, G Hamann, W. Hacke (Hrsg.): Neurologische Intensivmedizin. Berlin, Heidelberg: Springer, 1999.
[E889]	L. G. F. Giles: 100 Challenging Spinal Pain Syndrome Cases. 2nd ed. Edinburgh: Churchill Livingstone, 2009.
[E895]	B. Feddersen, S. v. Stuckrad-Barre: Epilepsie XXS pocket. 1. Aufl. Grünwald: Bruckmeier, 2012.
[L106]	H. Rintelen, Velbert
[L126]	K. Dalkowski, Buckenhof
[L127]	J. Mair, Herrsching
[L141]	S. Elsberger, Planegg
[L157]	S. Adler, Lübeck
[L190]	G. Raichle, Ulm
[L231]	S. Dangl, München
[M139]	Prof. Dr. med. Jürgen Klingelhöfer, Klinik für Neurologie, Klinikum Chemnitz GmbH
[M463]	Prof. Dr. med. H.-W. Pfister, Deutsche Gesellschaft für Neurologie e. V.
[T533]	Dr. med. S. von Stuckrad-Barre, Fachbereich Neurologie, Stiftung Deutsche Klinik für Diagnostik GmbH, Wiesbaden
[T535]	Prof. Dr. med. M. Sitzer, Klinik für Neurologie, Klinikum Herford & Prof. Dr. med. T. Neumann-Haefelin, Klinik für Neurologie, Klinikum Fulda
[T536]	PD Dr. K. Ruprecht, Klinik und Poliklinik für Neurologie, Charité Campus Mitte, Berlin
[T537]	Prof. Dr. med. B. Neundörfer, Erlangen

Abkürzungsverzeichnis

A
A.	Arteria
Aa.	Arteriae
ACA	Arteria cerebri anterior
ACE	angiontensin converting enzyme
ACh	Acetylcholin
ADCA	autosomal-dominante zerebelläre Ataxien
ADEM	akute disseminierte Enzephalomyelitis
AEP	akustisch evozierte Potenziale
AIDS	„acquired immunodeficiency syndrome", erworbenes Immundefizienzsyndrom
AIP	akute intermittierende Porphyrie
AK	Antikörper
ALS	amyotrophe Lateralsklerose
ANA	antinukleäre Antikörper
ANCA	antineutrophile Zytoplasma-Antikörper
ARDS	„acute respiratory distress syndrome", akute Schocklunge
ASR	Achillessehnenreflex

B
BHR	Bauchhautreflex
BMD	Muskeldystrophie Typ Becker-Kiener
BPLS	benigner parosysmaler Lagerungsschwindel
BSE	bovine spongiforme Enzephalopathie
BSG	Blutkörperchensenkungsgeschwindigkeit
BWK	Brustwirbelkörper
BWS	Brustwirbelsäule

C
CAG	Cytosin-Adenin-Guanin
CBG	kortikobasale Degeneration
CCT	kraniale Computertomografie
CHCC	Chapel Hill Consensus Conference
CIDP	chronisch-entzündliche demyelinisierende Polyneuritis
CJK	Creutzfeld-Jakob-Krankheit
CK	Kreatinphosphokinase
COPD	„chronic-obstructive pulmonal disease", chronisch-obstruktive Lungenerkrankung
CRP	C-reaktives Protein
CT	Computertomografie

D
DAT	Demenz vom Alzheimer-Typ
DD	Differenzialdiagnose
DLB	„dementia with Lewy bodies", Lewy-Körperchen-Demenz
DM	Dermatomyositis
DMD	Muskeldystrophie Typ Duchenne
DMPK	Dystrophia myotonica Proteinkinase

E
EDSS	extended disability status scale
EEG	Elektroenzaphalografie
EKG	Elektrokardiografie
ELISA	enzyme-linked immunosorbent assay
EMG	Elektromyografie
EP	evozierte Potenziale

F
fALS	familiäre amyotrophe Lateralsklerose
fCJD	familiäre Creutzfeld-Jakob-Krankheit
FDG-PET	Fluordesoxyglukose-Positronenemissionstomografie
FSME	Frühsommer-Meningoenzephalitis
FTA-ABS	Fluoreszenz-Treponemen-Antikörper-Absorptionstest

H
HAART	hoch aktive antiretrovirale Therapie
HD	Huntington-Disease, Chorea Huntington
HIV	„human immunodeficiency virus", humanes Imundefizienz-Virus
HMSN	hereditäre motorisch-sensorische Neuropathie
HWL	Halswirbelkörper
HWS-ST	Halswirbelsäulen-Schleudertrauma

I
IBM	Einschlusskörperchen-Myositis
ICB	intrazerebrale Blutung
iCJD	iatrogene Creutzfeld-Jakob-Krankheit
ICP	intrakranieller Druck
IE	internationale Einheiten
Ig	Immunglobulin
INH	Isoniazid
INO	internukleäre Ophthalmoplegie
IPS	idiopathisches Parkinson-Syndrom

K
KI	Kontraindikation
KM	Kontrastmittel
KS	Kopfschmerz
KTS	Karpaltunnelsyndrom

L
LP	Lumbalpunktion
LWK	Lendenwirbelkörper
LWS	Lendenwirbelsäule

Abkürzungsverzeichnis

M
- M. — Musculus
- MCA — Arteria cerebri media
- MEP — motorisch evozierte Potenziale
- MER — Muskeleigenreflex
- MG — Myasthenia gravis
- MMST — Mini-Mental-Status-Test
- MRT — Magnetresonanztomografie, Kernspintomografie
- MS — Multiple Sklerose
- MSA — Multisystematrophie
- MSA-P/-C — Multisystematrophie Parkinson Typ/zerebellärer Typ

N
- N. — Nervus
- NaCl — Natriumchlorid
- NF-1/-2 — Neurofibromatose Typ 1/2
- NLG — Nervenleitgeschwindigkeit
- NMO — Neuromyelitis optica
- NSE — neuronenspezifische Enolase
- NVCJK — neue Variante der Creutzfeldt-Jakob-Krankheit

P
- PCA — Arteria cerebri posterior
- PCR — Polymerase-Kettenreaktion
- PFO — offenes Foramen ovale
- PICA — Arteria cerebelli inferior posterior
- PM — Polymyositis
- PML — progressive multifokale Leukenzaphalopathie
- PNP — Polyneuropathie
- PPMS — primary progressive MS
- PRIND — prolongiertes reversibles ischämisches neurologisches Defizit
- PRP — Prion-Protein
- PSP — „progressive supranuclear palsy", progressive supranukleäre Blickparese
- PSR — Patellarsehnenreflex
- PIT — partielle Thromboplastinzeit
- PET — Positronenemissionstomografie

R
- RAPD — relativer afferenter Pupilledefekt
- RIND — reversibles ischämisches neurologisches Defizit
- RLS — Restless-Legs-Syndrom
- RRMS — relapsing remitting MS

S
- S — sakral
- SAB — Subarachnoidalblutung
- sALS — sporadische amyotrophe Lateralsklerose
- SCA — spinozerebelläre Ataxien
- sCJD — sporadische Creutzfeld-Jakob-Krankheit
- SEP — somatosensibel evoziertes Potenzial
- SHT — Schädel-Hirn-Trauma
- SLE — systemischer Lupus erythematodes
- SMA — spinale Muskelatrophie
- SPECT — Single-Photon-Emmisions-Computertomografie
- SPG — „hereditary spastic paraplegia"
- SPMS — secondary progressive MS
- SVT — Sinusvenenthrombose

T
- Tbc — Tuberkulose
- TCD — transkranielle Dopplersonografie
- TEA — Thrombendarteriektomie
- TIA — transitorische ischämische Attacke
- TOS — Thoracic-outlet-Syndrom
- TPA — tissue plasminogen activator
- TPHA — Treponema-pallidum-Hämagglutinationstest
- TPR — Tibialis-posterior-Reflex
- TSR — Trizepssehnenreflex

V
- V. — Vena
- V. a. — Verdacht auf
- vCJD — neue Variante der Creutzfeld-Jakob-Krankheit
- VEP — visuell evozierte Potenziale
- VGCC — „voltage-gated calcium channels"
- VOR — vestibulo-okulärer Reflex
- VZV — Varizella-Zoster-Virus

W
- WE — Wernicke-Enzephalopathie

Z
- ZNS — Zentralnervensystem

Inhaltsverzeichnis

1	**Neurologische Diagnostik**	1
1.1	Klinische Untersuchung	1
1.2	Apparative Diagnostik und Labor	11
2	**Neurovaskuläre Erkrankungen**	15
2.1	Zerebrale Ischämie	15
2.2	Intrazerebrale Blutung	26
2.3	Subarachnoidalblutung (SAB)	28
2.4	Hirnvenen- und Sinusthrombosen (SVT)	30
2.5	Spinale Gefäßsyndrome	31
2.6	Zerebrale Vaskulitiden	32
2.7	Gefäßmalformationen	34
3	**Neuroinfektiologische Erkrankungen**	37
3.1	Bakterielle Meningitis	37
3.2	Virusmeningitis und -enzephalitis	42
3.3	Neurotuberkulose	44
3.4	Neurosyphilis	45
3.5	Neuroborreliose	46
3.6	Neuro-AIDS	48
3.7	Prionen-Erkrankungen	50
3.8	Intrakranielle und spinale Abszesse	52
3.9	Neurosarkoidose und andere seltene Erkrankungen	53
4	**Multiple Sklerose**	55
5	**Bewegungsstörungen**	65
5.1	Parkinson-Syndrome	65
5.2	Chorea	72
5.3	Dystonien	74
5.4	Tremor	78
6	**Ataxien**	81
7	**Demenzen**	85
8	**Motoneuron-Erkrankungen**	93
9	**Metabolische und toxische Erkrankungen**	101
9.1	Enzephalopathien	101
9.2	Morbus Wilson	102
9.3	Vitaminstoffwechselerkrankungen	104
9.4	Alkoholfolgeerkrankungen	106
10	**Epilepsien, nichtepileptische anfallsartige Erkrankungen und Schwindel**	111
10.1	Grundlagen, Anfallstypen und Epilepsiesyndrome	111
10.2	Diagnostik	118
10.3	Therapie	120
10.4	Status epilepticus	123
10.5	Synkopen	124
10.6	Paroxysmale Anfälle anderer Genese	127
10.7	Anfälle mit Störung der Schlaf-Wach-Regulation	128
10.8	Schwindel	130
11	**Erkrankungen des peripheren Nervensystems**	135
11.1	Hirnnervenläsionen	135
11.2	Läsionen peripherer Nerven	137
11.3	Polyneuropathien	142
11.4	Entzündliche Polyneuropathien	145
12	**Neuromuskuläre und muskuläre Erkrankungen**	149
12.1	Myasthenia gravis	149
12.2	Myopathien	153
12.3	Myotonien	157
12.4	Myositiden	161
13	**Neoplasien**	165
13.1	Hirntumoren	165
13.2	Hirnmetastasen	169
13.3	Meningeosis neoplastica	171

13.4	Spinale Tumoren	172
13.5	Genetisch bedingte Erkrankungen mit ZNS/PNS-Tumoren	174
13.6	Paraneoplastische Syndrome	175
14	**Liquorzirkulationsstörungen**	**179**
14.1	Hydrozephalus	179
14.2	Idiopathische intrakranielle Hypertension	182
15	**Neurologische Intensivmedizin und Neurotraumatologie**	**185**
15.1	Vigilanzstörung und Hirntod	185
15.2	Intrakranielle Druckerhöhung	189
15.3	Neurotraumatologie	190
15.4	Ausgewählte Erkrankungen	194
16	**Neurologische Schmerzsyndrome**	**195**
16.1	Kopfschmerzen	195
16.2	Neuralgien	202
16.3	Rückenschmerzen und lumbale Bandscheibenvorfälle	204
17	**Checkliste für den letzten Tag vor der Prüfung**	**211**
17.1	Untersuchungsablauf und Patientenvorstellung	211
17.2	Periphere Innervation, Dermatome und Muskeleigenreflexe	214
17.3	Liquorbefunde	216
17.4	TIPPs zur Befundung von CT- und MRT-Bildern	217
17.5	Angiografie	219
17.6	Update Neuroanatomie	220
Register		**227**

KAPITEL 1

S.v. Stuckrad-Barre

Neurologische Diagnostik

1.1 Klinische Untersuchung

FRAGE
Beschreiben Sie die klinische Methodik und Vorgehensweise in der Neurologie.

Antwort Der erste Schritt ist eine ausführliche **Anamnese,** bei der sich Hinweise auf bestimmte Krankheitsbilder ergeben können. Mit der anschließenden **klinisch-neurologischen Untersuchung** versucht man den **Ort der Läsion** im Nervensystem zu lokalisieren. Häufig treten Symptome in bestimmten regelhaften Kombinationen auf, den sogenannten **neurologischen Syndromen.** Wenn man sich über den anatomischen Ort der Störung Klarheit verschafft hat, versucht man die **Art der Läsion** einzuordnen. Die meisten neurologischen Untersuchungsbefunde sind unspezifisch, d. h. Prozesse unterschiedlichster Art wie Tumoren, entzündliche Veränderungen oder Ischämien können die gleiche klinisch-neurologische Symptomatik hervorrufen. **Zusatzuntersuchungen** wie Bildgebung, Labor und Neurophysiologie können wertvolle Hinweise auf die Ätiologie der Erkrankung liefern.

MERKE

Das **O** und **A** der Neurologie: 1. Zuordnung des **O**rtes der Läsion im Nervensystem (anatomische oder topografische Diagnose), 2. Abklärung der **A**rt der Läsion (pathologische oder ätiologische Diagnose).

FRAGE
Nennen Sie die aus dem Schädel austretenden **Äste des N. trigeminus** mit ihren jeweiligen **Austrittsstellen.** Warum prüfen Sie diese bei der neurologischen Untersuchung?

Antwort Der **N. supraorbitalis** ist ein Ast des **N. ophthalmicus** und zieht durch das an der Innenseite der Augenbrauen zu tastende **Foramen supraorbitale.** Der **N. infraorbitalis** tritt als Ast des **N. maxillaris** durch das **Foramen infraorbitale** paranasal am Unterrand der Orbita hervor. Der **N. mentalis** ist ein Ast des **N. mandibularis** und läuft seitlich in Höhe des 1. oder 2. Prämolaren durch das **Foramen mentale.** Die Palpation der Nervenaustrittspunkte ist Teil der Untersuchung des Schädels. Eine Druckschmerzhaftigkeit an diesen Stellen kann auf eine Trigeminusneuralgie, meningeale Reizung oder Nasen-Nebenhöhlenentzündung hinweisen.

1 Neurologische Diagnostik

FRAGE
Was versteht man unter **Meningismus** und wie prüfen Sie ihn beim Patienten?

PLUS Bei starker Analgesie, tiefem Koma oder Muskelrelaxation kann der Meningismus fehlen.

Antwort Bei Reizung der Meningen durch entzündliche Prozesse, subarachnoidale Blutungen, aber auch durch eine Meningeosis neoplastica, kann es zu Schmerzen bei Dehnung der Meningen kommen. Bei der Meningismusprüfung beugt man beim liegenden Patienten den Kopf passiv, bewegt also das Kinn in Richtung Sternum. Bei meningealer Reizung treten Schmerzen auf und eine weitere Kopfbeugung wird durch reflektorische muskuläre Anspannung behindert.

FRAGE
Kennen Sie noch andere **meningeale Dehnungszeichen**?

Antwort Beim sogenannten **Brudzinski-Zeichen** zieht der Patient beim passiven Beugen des Kopfes die Beine zur Entlastung der Meningen an. Ein positives **Lhermitte-Nackenbeugungszeichen** liegt vor, wenn beim Beugen des Kopfes nach vorne Parästhesien im Sinne von „Elektrisieren" entlang des Rückens, oft mit Ausstrahlung in Arme oder Beine, auftreten. Es tritt eher bei einer meningealen Reizung durch raumfordernde oder entzündliche Prozesse im Halsmarkbereich (z. B. Multiple Sklerose) auf.

FRAGE
Sie stellen bei der Ophthalmoskopie eine **Stauungspapille** fest. Beschreiben Sie Ihren **Befund**.

PLUS Sehschärfe und Pupillenfunktion sind bei der Stauungspapille im Gegensatz zur Optikusneuritis initial nicht beeinträchtigt.

Antwort Bei der Stauungspapille handelt es sich um eine Schwellung der Sehnervenpapille (Papillenödem) mit Verlust ihrer scharfen Begrenzung. Ophthalmoskopisch sieht man eine **Hyperämie der Papille** mit Schwellung, **gestaute Venen** mit Verlust der spontanen Venenpulsationen und **enge Arterien**. Der Papillenrand wird nasal und später auch temporal **unscharf**.

FRAGE
Worauf achten Sie bei der **Beurteilung der Pupillenfunktion**?

PLUS Normalbefund: PERRLA = **P**upils **E**qual, **R**ound, **R**eaction to **L**ight and **A**ccomodation normal.
Augen-OP, Glaukomanfall oder Medikamente (Atropin, Opiate) rufen Pupillenveränderungen hervor.

Antwort Bei der Beurteilung der Pupillenfunktion achtet man auf **Größe** und **Form** im Seitenvergleich sowie **Licht-** und **Konvergenzreaktion.** Die Pupillen sollen sich auf Lichteinfall (direkt und indirekt) und während einer Konvergenzbewegung mit Naheinstellung prompt und ausgiebig verengen. Die Pupillenweite und -reaktion wird durch einen parasympathisch konstriktorischen und einen sympathisch dilatatorischen Zügel reguliert. Der Ausfall eines Zügels hat das Überwiegen des anderen zur Folge.

1.1 Klinische Untersuchung

MERKE Eine ein- oder beidseitig akut auftretende Mydriasis mit Störung der Pupillenreaktion ist ein Alarmsymptom und kann auf eine obere Hirnstammeinklemmung hinweisen.

FRAGE
Sie kennen das **Horner-Syndrom.** Wie kommt es dazu, und welche Befunde finden Sie beim Horner-Syndrom?

Antwort Das Horner-Syndrom beruht auf einer Schädigung der sympathischen Bahn des Auges. Ursächlich können Läsionen von Hirnstamm, Rückenmark, Ganglion stellatum und des Karotisplexus entlang der A. carotis interna sein. Das klinische Bild ist durch eine **Ptosis** (Parese des M. tarsalis superior) und **Miosis** (Parese des M. dilatator pupillae) gekennzeichnet. Ein **Enophthalmus** wird durch Verengung der Lidspalte vorgetäuscht.

FRAGE
Je nach Ort der Läsion unterscheidet man verschiedene **Formen des Horner-Syndroms.** Äußern Sie sich hierzu bitte kurz.

Antwort Das **zentrale** Horner-Syndrom entsteht bei Läsion der zentralen Sympathikusbahn zwischen Hypothalamus und Centrum ciliospinale im Rückenmark in Höhe C8–Th2. Das **präganglionäre** Horner-Syndrom entsteht bei Läsion der Fasern zwischen Rückenmark und Ganglion cervicale superius, das **postganglionäre** beruht auf einer Läsion des Ganglion cervicale superius oder postganglionärer Fasern.

PLUS Horner-Syndrom und **Schweißsekretionsstörung:** Hemianhidrose = Läsion der zentralen Sympathikusbahn; Anhidrose einer Gesichtshälfte = Läsion des Plexus caroticus; Anhidrose im oberen Quadranten = Läsion in Höhe des Ganglion stellatum.

FRAGE
Schildern Sie, wie Sie bei der klinischen **Prüfung der Augenbewegung** vorgehen und welche Einzelheiten Sie dabei beurteilen.

Antwort Bei der neuro-ophthalmologischen Untersuchung überprüft man:
- **spontane Augenstellung:** normale, konjugierte Primärposition der Bulbi, Blickdeviationen, diskonjugierte und monokuläre Fehlstellungen
- **spontane Augenbewegungsphänomene** wie z. B. einen Spontannystagmus bei Fixation und mit der Frenzel-Brille (Fixation ausgeschaltet)
- **Willkürmotorik:** Augenfolgebewegungen, Blickhaltefunktion und Sakkaden (schnelle Einstellbewegungen)
- **Reflexaugenbewegungen:** z. B. optokinetischen Nystagmus und vestibulookulären Reflex, mit denen sich Großhirn- und Hirnstammläsionen nachweisen lassen

TIPP Auf Gesichtsasymmetrie, Ptosis, Lagophthalmus, Ex- oder Enophthalmus achten, um Fehlinterpretationen zu vermeiden.

MERKE Gibt ein Patient Doppelbilder an, so gilt, dass der Abstand der Doppelbilder bei Blick in Zugrichtung des paretischen Augenmuskels am größten ist (➤ Tab. 1.1).

Tab. 1.1 Augenmuskelnerven, äußere Augenmuskeln und Befunde bei Doppelbildern/Paresen (nach Mummenthaler 1997)

Hirnnerv	Muskel	Hauptfunktion	Primäre Abweichung des paretischen Bulbus	Maximum der Doppelbilder beim Blick nach	Stellung und Art der Doppelbilder
III	M. rectus medialis	Adduktion	temporal	nasal	nebeneinander, gekreuzt
	M. rectus superior	Elevation (v. a. bei Abduktion)	unten + temporal	oben + temporal	schräg
	M. rectus inferior	Senkung (v. a. bei Abduktion)	oben + temporal	unten + temporal	schräg
	M. obliquus inferior	Elevation (v. a. bei Adduktion)	unten + nasal	oben + nasal	schräg
IV	M. obliquus superior	Senkung (v. a. bei Adduktion)	oben + nasal	unten + nasal	schräg
VI	M. rectus lateralis	Abduktion	nasal	temporal	nebeneinander, ungekreuzt

FRAGE
Bei Augenmuskelparesen versucht der Patient durch kompensatorische Kopfhaltungen, die ihn störende Diplopie zu vermeiden. Wie sieht die **kompensatorische Kopfhaltung** bei einer **linksseitigen Trochlearisparese** aus?

PLUS Bielschowsky-Zeichen: Neigt der Patient mit einer Trochlearisparese den Kopf zur betroffenen Seite, weicht der Bulbus nach oben und innen ab.

Antwort Bei einer linksseitigen Trochlearisparese weicht das linke Auge nach oben und innen ab, sodass man eine kompensatorische Kopfneigung zur rechten Schulter, Senkung des Kinns und Drehung des Kopfes nach rechts beobachtet (zur „gesunden Seite").

MERKE Kompensatorische Kopfhaltung bei Augenmuskelparesen:
- Kopf nach links oder rechts gedreht: VI-Parese (selten III)
- Kopf gehoben/gesenkt: Parese M. rectus superior/inferior
- Kopf zur Schulter geneigt, Gesicht zur gleichen Schulter gedreht, Kinn gesenkt: IV-Parese

FRAGE
Aufgrund der hohen Dichte klinisch relevanter Strukturen im Hirnstamm sind die klinischen Bilder einer **Hirnstammläsion** sehr variabel. Nennen Sie **typische Zeichen,** die auf eine Schädigung in den drei Hirnstammebenen hinweisen können.

Antwort Am wichtigsten sind der Grad der Vigilanzstörung und folgende Zeichen:
- **mesenzephale Schädigung:** Koma, Bulbusdivergenz, Upbeat-Nystagmus, Ausfall des okulozephalen Reflexes (OCR), vertikale Blickparese, Parinaud-Syndrom oder INO, Strecksynergismen, Hemi- oder Tetraparese, Maschinenatmung
- **pontine Schädigung:** Koma, Ausfall des Kornealreflexes, und OCR, Bulbusdivergenz, VII-Parese, horizontaler Spontannystagmus, horizontale

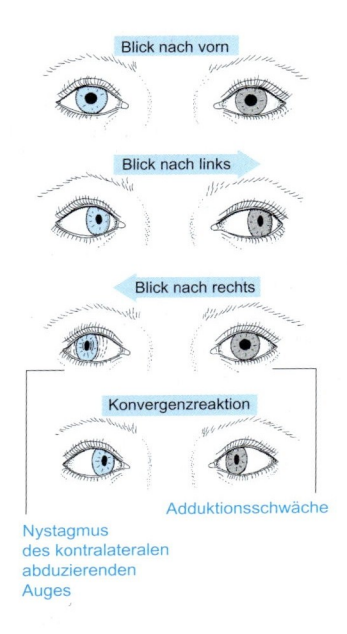

Abb. 1.1 Internukleäre Ophthalmoplegie links [L190]

Blickparese, Ocular-tilt-Reaktion, Hemi- oder Tetraparese, Locked-in-Syndrom, unregelmäßige Atmung
- **Medulla-oblongata-Schädigung:** Vigilanz meist erhalten, Horner-Syndrom, selten Downbeat-Nystagmus, Ocular-tilt-Reaktion, Ausfall des Würgereflexes, Schluckstörung, XI- und XII-Parese, Hemiataxie, dissoziierte Sensibilitätsstörung

FRAGE
Was versteht man unter einer **internukleären Ophthalmoplegie (INO)**?

Antwort Die INO ist eine Störung des konjugierten Seitenblicks mit
- **Adduktionshemmung** des nach nasal bewegten Auges bei erhaltener Konvergenzreaktion und
- **dissoziiertem Nystagmus** mit größerer Amplitude des abduzierten Auges.

Die INO (> Abb. 1.1) entsteht durch Läsion im **Fasciculus longitudinalis medialis,** über den das Abduzens- und Okulomotoriuskerngebiet in der pontomesenzephalen Haube verbunden ist. Diese Verbindung ermöglicht beim Seitwärtsblick eine Konjugation von Abduktion des einen und Adduktion des anderen Auges. Für Seitwärtswendungen der Augen wird der Impuls von den kortikalen Augenfeldern an den kontralateralen Abduzenskern geleitet, der seinerseits ipsilateral den M. rectus lateralis aktiviert. Gleichzeitig wird für die konjugierte Seitwärtsbewegung beider Augen via Fasciculus longitudinalis medialis über den kontralateralen Okulomotoriuskern der M. rectus medialis der Gegenseite mit aktiviert. Bei der INO ist diese Verbindung, z. B. im Rahmen einer **Multiplen Sklerose,** bei **Hirnstamminfarkten** oder -**blutungen** und bei der **Wernicke-Enzephalopathie,** gestört.

PLUS Eineinhalb-Syndrom: **Horizontale Blickparese** zur Herdseite (zur Seite des Auges mit Adduktionshemmung, „Ein") + **INO** zur Gegenseite („Einhalb") → ipsilaterales Auge keine horizontale Bewegung; kontralaterales Auge kann abduzieren. Konvergenz und vertikale Bewegungen erhalten. Ursache: Hirnstamminfarkte, MS.

1 Neurologische Diagnostik

MERKE
- Horizontale Blickparesen entstehen bei **Läsionen der paramedianen pontinen Formatio reticularis,** vertikale Blickparesen sprechen für eine **mesenzephale Läsion.**
- **Großhirnläsion:** ipsiversive Blickdeviation („schaut Herd an"), transiente kontraversive Blickparese.
- **Hirnstammläsion:** kontraversive Blickdeviation („schaut vom Herd weg"), ipsiversive Blickparese.

FRAGE
Welche **physiologischen Nystagmusformen** kennen Sie?

Antwort Bei den physiologischen Nystagmusformen unterscheidet man den erschöpflichen **Endstellnystagmus** bei exzentrischen Blickpositionen (> 40° Seitblick) und den **optokinetischen Nystagmus** bei Fixierung sich schnell bewegender Objekte („Eisenbahnnystagmus").

FRAGE
Welche **pathologischen Nystagmusformen** sind Ihnen bekannt?

PLUS Der seltene Downbeat-Nystagmus mit Schlagrichtung nach unten kann ein Hinweis auf einen Prozess im Bereich des Foramen magnum sein, z. B. bei der Arnold-Chiari-Fehlbildung.

Antwort Pathologische Nystagmusformen entstehen durch **periphere Läsionen** im Bereich des N. vestibularis oder des Labyrinths sowie durch **zent-**

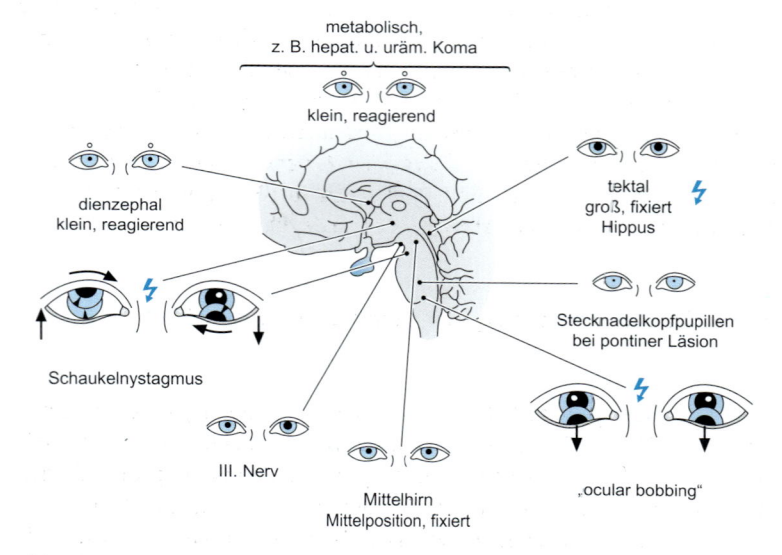

Abb. 1.2 Synopsis von Störungen der Pupillo- und Okulomotorik und deren topografische Wertigkeit [L127]
Anmerkungen:
Schaukelnystagmus (Seesaw-N.) → konjugierte, pendelförmige oder ruckartige oszillierende Torsionen beider Bulbi mit schaukelnder Aufwärts- und Abwärtsbewegung der Augen. Läsionsort im Dienzephalon
Ocular Bobbing → intermittierende rasche, konjugierte Abwärtsdeviation mit langsamer Rückstellung. Läsionsort im Bereich des pontomedullären Übergangs, Zerebellum

rale **Läsionen** im Hirnstamm oder Kleinhirn. Man unterscheidet den **Spontannystagmus** in Ruhestellung, den **Blickrichtungsnystagmus** beim Blick in eine spezielle Richtung und den **Lagerungsnystagmus,** der nur in bestimmten Körperlagen auftritt (➤ Abb. 1.2).

FRAGE
Wo würden Sie anatomisch eine Läsion bei einem Patienten mit linksseitiger homonymer Hemianopsie und bei einem Patienten mit bitemporaler Hemianopsie vermuten?

Antwort Eine linksseitige **homonyme Hemianopsie** kann durch Läsionen des rechten Tractus opticus, des rechten Corpus geniculatum laterale, der rechten Radiatio optica oder der rechten okzipitalen Sehrinde entstehen.

Eine **bitemporale Hemianopsie** (Scheuklappenphänomen) entsteht durch Läsion des zentralen Teils des Chiasma opticum, in dem die Fasern der nasalen Retinahälften und somit der temporalen Gesichtsfelder verlaufen. Eine solche Läsion entsteht z.B. bei einem Hypophysentumor, der das Chiasma komprimiert.

PLUS Zentralskotom findet sich bei Retina-/Makulaerkrankungen, N.-opticus-Läsionen, Okzipitalpolläsion (bds. Skotom). „**Tunnelblick**" bei Papillenödem, Glaukom, Retinopathie, Migräne mit Aura.

FRAGE
Was unterscheidet **Fremdreflexe** von **Muskeleigenreflexen,** und welche Fremdreflexe kennen Sie?

Antwort Im Gegensatz zu Muskeleigenreflexen liegen bei Fremdreflexen die sensiblen Rezeptoren nicht im Erfolgsorgan. Es handelt sich nicht um mono- sondern um **polysynaptische Reflexbögen.** Sie haben eine längere Refraktärzeit als Muskeleigenreflexe und sind erschöpfbar. Klinisch relevant sind der **Kornealreflex,** der afferent vom N. trigeminus und efferent vom N. facialis vermittelt wird, und die **Bauchhautreflexe,** die von den Nervenwurzeln Th7–Th12 vermittelt werden. Seltener geprüfte Fremdreflexe sind der **Würgereflex** (N. IX), der **Kremasterreflex** (L1/2), der **Anal-** (S2–4) und der **Plantarreflex** (L5/S2).

FRAGE
Wann spricht man von „**gesteigerten Muskeleigenreflexen**"?

Antwort Mit „gesteigert" bezeichnet man einen pathologischen Reflexbefund. Dieser liegt z.B. vor bei Seitendifferenzen (rechts/links), unerschöpflichen Kloni oder sehr lebhaften Muskeleigenreflexen **und** bei pathologischen Reflexen, wie z.B. dem Babinski-Phänomen. Außerdem können Reflexe, die normalerweise nicht oder nur schwach auslösbar sind, bei pathologischer Steigerung des Reflexniveaus gut nachweisbar sein, wie z.B. der Trömner-Reflex.

FRAGE
Sie finden bei einem Patienten ein positives **Babinski-Phänomen.** Welche lokalisatorische Bedeutung messen Sie dem bei? Nennen Sie weitere Reflexe der sogenannten Babinski-Gruppe.

Antwort Das Babinski-Phänomen äußert sich in einer **tonischen Dorsalbewegung** der Großzehe und einer Spreizung der übrigen Zehen bei Bestreichen der lateralen Fußsohle von der Ferse nach vorne, wobei die Dorsalextension der Großzehe das Entscheidende ist. Das Babinski-Zeichen deutet auf eine Störung im Verlauf der Pyramidenbahn (Tractus corticospinalis) hin. In der akuten Phase einer Pyramidenbahnläsion kann es fehlen.

Zur **Babinski-Gruppe** gehören das **Oppenheim-Zeichen** (Streichen über die Tibiakante von proximal nach distal) und das **Gordon-Zeichen,** bei dem man durch Kneten der Wade eine Dorsalextension der Großzehe auslösen kann. Die gleiche Reaktion kann man durch Bestreichen der lateralen Fußoberseite hervorrufen (sog. Chaddock-Zeichen). Bei aktivem Hochziehen des Knies gegen Widerstand kommt es zur Supination des Fußes mit Dorsalextension der Großzehe (Strümpell-Zeichen).

MERKE Pyramidenbahnzeichen finden sich bei Schädigungen im Verlauf des ersten motorischen Neurons.

FRAGE
Wie unterscheiden sich eine **zentrale** und **periphere Lähmung** klinisch?

Antwort Die **zentrale** Lähmung ist gekennzeichnet durch:
- **Paresen** synergistischer Muskelgruppen mit Massenbewegungen und Störung der Feinmotorik
- **spastische Tonuserhöhung** der Muskeln im betroffenen Bereich
- **gesteigerte Muskeleigenreflexe** mit Kloni und abgeschwächten oder **fehlenden Fremdreflexen**
- keine wesentliche Atrophie
- **pathologische Reflexe** der Babinski-Gruppe

Im Unterschied dazu findet man bei **peripheren** Lähmungen:
- **Paresen** einzelner Muskeln oder Muskelgruppen, die von einem Nerv oder Segment versorgt werden
- Herabsetzung des Tonus der betroffenen Muskeln
- abgeschwächte oder **erloschene Muskeleigenreflexe**
- neurogene Muskelatrophie
- Fehlen von Pyramidenbahnzeichen

FRAGE
Wie können Sie das Ausmaß einer **Parese quantifizieren?**

Antwort Durch Bewertung der groben Kraft einzelner Muskelgruppen nach Kraftgraden von 0 bis 5 (➤ Tab. 1.2). Latente Paresen kann man durch den Arm- oder Beinvorhalteversuch (> 10 s) erkennen. Beim **Armvorhalteversuch,** bei dem der Patient mit geschlossenen Augen beide Arme gestreckt in Supinationsstellung vorhält, zeigt der paretische Arm eine langsame Absinktendenz und Pronationsneigung. Beim **Beinvorhalteversuch** sinkt das paretische Bein vorzeitig langsam zur Horizontallage ab.

1.1 Klinische Untersuchung

Tab. 1.2 Quantifizierung der Kraftgrade

Kraftgrad	
0	keine Muskelaktivität
1	sichtbare Muskelkontraktion ohne Bewegungseffekt
2	Bewegungseffekt bei Ausschaltung der Schwerkraft
3	Bewegung gegen die Schwerkraft
4	Bewegung gegen Widerstand möglich
5	normale Muskelkraft

Eine Parese ist eine inkomplette, eine Plegie eine komplette Lähmung.

MERKE

FRAGE
Grenzen Sie **Rigor** und **Spastik** voneinander ab.

Antwort Beim **Rigor** findet sich ein gleichmäßiger, wächserner Widerstand auf passive Bewegungen der Extremitäten sowohl in den Agonisten als auch den Antagonisten. Unter Umständen findet man ein Nachgeben und Wiederzunehmen des Widerstandes in vielen kleinen „Rucken": das sogenannte **Zahnrad-Phänomen.** Zusätzlich kann der Patient die Muskulatur anders als bei der Spastik nicht entspannen. Auch in Ruhe erschlafft sie nicht.

Eine **spastische Tonuserhöhung** äußert sich klinisch durch einen federnden Widerstand auf passive Bewegungen, der umso stärker ist, je schneller man die Bewegung durchführt. Der Tonus nimmt zu Beginn der Bewegung zu und lässt dann plötzlich nach, was man als **Taschenmesserphänomen** bezeichnet. Eine Spastik ist in der Regel an den Armen in den Beugern stärker als in den Streckern, an den Beinen in den Streckern stärker als in den Beugern ausgeprägt.

FRAGE
Nennen Sie Symptome, die auf eine **Störung des Kleinhirns** hinweisen.

Antwort Bei einer zerebellären Störung findet man in unterschiedlicher Ausprägung:
- **Rumpfataxie:** ruhiges aufrechtes Sitzen nicht möglich und **Stand-** und **Gangataxie** mit gestörter Extremitätenmotorik, breitbasigem Gang, unsicherem Stand im Romberg-Test
- **Intentionstremor:** bei Zielbewegungen
- **pathologisches Rebound-Phänomen:** Antagonisten werden nicht rechtzeitig zur Abbremsung überschießender Bewegungen eingesetzt
- **Dysdiadochokinese:** rasch alternierendes Innervieren von Agonisten und Antagonisten erschwert und ungeschickt
- **Dyssynergie:** fehlende Koordination verschiedener Muskeln und Muskelgruppen
- **Dysmetrie:** überschießende Zielbewegungen (Hypermetrie)

PLUS Bei Schädigung des Kleinhirnwurms: ausgeprägte Rumpf- und Gangataxie, fehlende VOR-Suppression. Bei Hemisphärenschädigung: ipsilaterale Gliedmaßenataxie.

- **Muskelhypotonie**
- **zerebelläre Dysarthrie:** langsame, abgehackte, „skandierende" Sprache
- **Augenbewegungsstörungen:** Nystagmus, fehlende Suppression des vestibulo-okulären Reflexes (VOR), hypo-/hypermetrische Sakkaden

FRAGE
Wie unterscheiden Sie klinisch eine **spinale** oder **sensible** von einer **zerebellären Ataxie**?

Antwort Anders als die zerebelläre Ataxie ist die spinale oder auch sensible Ataxie auf eine Störung der propriozeptiven spinalen Bahnen zurückzuführen. Der daraus resultierende Ausfall der Tiefensensibilität kann durch optische Kontrolle kompensiert werden. Bei der klinischen Untersuchung findet man eine Zunahme der spinalen Ataxie mit Schwanken und Fallneigung bei Augenschluss im **Romberg-Test.** Im Gegensatz dazu hat die optische Kontrolle bei der zerebellären Ataxie, der eine zentrale Störung der Koordination von Motorik und Gleichgewicht zugrunde liegt, wenig bis keinen Einfluss auf die Stand- und Gangsicherheit.

FRAGE
Wann spricht man von einer sogenannten **dissoziierten Empfindungsstörung?**

PLUS Erkrankungen mit dissoziierter Empfindungsstörung: Thalamus-Läsion, Brown-Séquard-, Wallenberg-Syndrom, (Tractus spinoth. lat.) intramedullärer Tumor, A.-spinalisanterior-Syndrom, Tabes dorsalis und Syringomyelie.

Antwort Eine dissoziierte Empfindungsstörung liegt vor, wenn bei intakter Berührungsempfindung **Schmerz-** und **Temperaturreize nicht wahrgenommen** werden. Eine Läsion der vorderen Kommissur des Rückenmarks, der grauen Substanz oder des Tractus spinothalamicus lateralis bei intakten Hintersträngen betrifft meist nur die Temperatur- und Schmerzempfindung, während Tast-, Berührungs- und Vibrationsempfinden intakt bleiben. Der **ungekreuzte** Verlauf der Bahnen für Tast-, Berührungs- und Vibrationsempfindung im Hinterstrang und der **gekreuzte** Verlauf der Schmerzleitungsbahn bilden die anatomische Grundlage des Phänomens. Ursächlich in Frage kommen z. B. ein intramedullärer Tumor oder eine Syringomyelie.

FRAGE
Sie sehen einen Patienten mit einer **Sprachstörung.** Wie untersuchen Sie ihn systematisch?

PLUS Bei akuter Sprachstörung ist differenzialdiagnostisch zu denken an: Hirninfarkt, -blutung, Herpes-simplex-Enzephalitis, postiktalen Zustand, Migräne mit Aura.

Antwort Bei Verdacht auf eine erworbene Sprachstörung vergewissere ich mich zuerst, ob keine Vigilanzminderung, kein gravierender Intelligenzdefekt oder eine Hörstörung vorliegt. Dann prüfe ich zusätzlich zur üblichen neurologischen Untersuchung Teilfunktionen der Sprache wie die **Spontansprache, Benennen von Gegenständen, Schreiben** sowie das gesprochene und gelesene **Sprachverständnis** und das **Nachsprechen.**

1.2 Apparative Diagnostik und Labor

Tab. 1.3 Aphasie-Syndrome

	Spontansprache	Sprachverständnis	Nachsprechen
Broca-Aphasie	nicht flüssig	intakt	gestört
Wernicke-Aphasie	flüssig	gestört	gestört
Globale Aphasie	minimal	gestört	gestört
Amnestische Aphasie	flüssig	intakt	intakt
Leitungsaphasie	flüssig	intakt	schwer gestört
Transkortikal-sensorische Aphasie	flüssig	gestört	gut erhalten
Transkortikal-motorische Aphasie	nicht flüssig	gestört	gut erhalten

FRAGE
Welche Formen der sogenannten **Standard-Aphasien** unterscheidet man?

Antwort Je nach Aphasietyp sind die Teilfunktionen der Sprache unterschiedlich beeinträchtigt (➤ Tab. 1.3):
- Die motorische oder auch **Broca-Aphasie** zeichnet sich durch einen weitgehenden Verlust der Spontansprache, Telegrammstil sowie Paraphasien bei erhaltenem Sprachverständnis aus.
- Bei der **sensorischen Aphasie** (Wernicke-Aphasie) findet sich eine Störung des Sprachverständnisses. Gleichzeitig zeigen die Patienten eine flüssige, gut artikulierte Spontansprache mit Paraphasien und Neologismen.
- **Amnestische Aphasie:** Wortfindungsstörungen ohne Substantiva mit semantischen Paraphasien. Die Sprache ist flüssig und das Sprachverständnis gut.
- Bei der **globalen Aphasie** sind Sprachproduktion und -verständnis gestört und eine verbale Kommunikation ist kaum möglich.

PLUS Semantische Paraphasie = Wortverwechslungen. Neologismen = unverständliche Wortneubildungen.

FRAGE
Was ist ein **Neglect** und wie kommt es dazu?

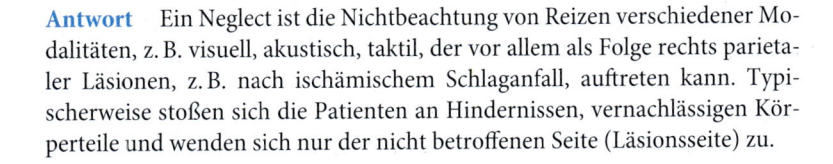

Antwort Ein Neglect ist die Nichtbeachtung von Reizen verschiedener Modalitäten, z. B. visuell, akustisch, taktil, der vor allem als Folge rechts parietaler Läsionen, z. B. nach ischämischem Schlaganfall, auftreten kann. Typischerweise stoßen sich die Patienten an Hindernissen, vernachlässigen Körperteile und wenden sich nur der nicht betroffenen Seite (Läsionsseite) zu.

PLUS Neglectuntersuchung bedside: Patienten von beiden Seiten ansprechen. Text lesen lassen. Simultan Reize darbieten: Extinktionsphänomen = auf der betroffenen Seite wird der Reiz nicht wahrgenommen.

1.2 Apparative Diagnostik und Labor

FRAGE
Welche **Kontraindikationen** für eine **EMG**-Untersuchung kennen Sie?

Antwort An Kontraindikationen für die Durchführung einer Nadelelektromyografie sind **Gerinnungsstörungen** einschließlich einer **Thrombozytope-**

nie und **Antikoagulanzientherapie** mit einem Quick < 40 % zu nennen. Außerdem sollte man niemals in unmittelbarer Nähe von **infizierten Wunden** Nadeln einbringen.

FRAGE
Was versteht man unter der sogenannten **F-Welle?** Können Sie etwas zu deren Entstehung und Bedeutung sagen?

PLUS Die F-Welle wurde erstmals von einem Fußmuskel abgeleitet.

Antwort Die F-Welle ist eine **physiologische motorische Spätantwort,** die nach Reizung eines Nervs auftritt. Nach elektrischer Reizung z. B. des N. tibialis im Bereich des Innenknöchels wird der Impuls nicht nur orthodrom, sondern auch antidrom fortgeleitet. Hierdurch kommt es zur retrograden Erregung einiger α-Motoneurone im Vorderhorn des Rückenmarks, von wo der Impuls zum Muskel zurückgeleitet wird. Die daraus resultierende kleine Rückschlagwelle wird als F-Welle bezeichnet. Sie ist somit ein Maß für die Integrität proximaler Nervenabschnitte.

FRAGE
Was ist ein **Leitungsblock?**

Antwort Durch pathologische Veränderungen an Nervenfasern kommt es zu einer Veränderung oder einem Abbruch eines fortgeleiteten Aktionspotenzials, was man elektroneurografisch messen kann und als Leitungsblock bezeichnet. Distal des Leitungsblocks ist die Fortleitung erhalten. Leitungsblöcke findet man bei demyelinisierenden Neuropathien aber auch nach druckinduzierter Demyelinisierung.

FRAGE
Bei welchen Fragestellungen ist das **EEG** relevant?

PLUS Beim EEG achtet man auf den Grundrhythmus, Herdbefunde und epilepsietypische Potenziale.

Antwort Das EEG kommt an erster Stelle in der Diagnostik von **Epilepsien,** aber auch zur Einschätzung der Gehirntätigkeit im **Koma,** zur **Hirntoddiagnostik** und bei diffusen zerebralen Prozessen wie Intoxikationen, Enzephalitiden und Stoffwechselkrankheiten zum Einsatz.

MERKE Für die Grundtätigkeit im EEG gilt: BeATe D., Tel. **24 12 6 3,** (β-Wellen um die 24 Hz, α-Wellen um die 12 Hz, θ-Wellen 6 Hz, δ-Wellen 3 Hz).
Ein negatives EEG schließt eine Epilepsie nicht aus!

FRAGE
Welche **EEG-Provokationsmethoden** kennen Sie, und wofür können sie nützlich sein?

Antwort Provokationsmethoden wie z. B. die **Hyperventilation, Photostimulation** und das **Schlafentzugs-EEG** senken die zerebrale Erregbarkeitsschwelle und können epilepsietypische Potenziale oder Herdbefunde verdeutlichen, die im normalen EEG nicht sichtbar sind. Insbesondere bei der Erstdiagnose einer Epilepsie und ihrer differenzialdiagnostischen Einordnung können die Provokationsuntersuchungen nützlich sein.

FRAGE
Zu welchen **Komplikationen** kann es nach einer Lumbalpunktion kommen?

Antwort Die gefährlichste Komplikation einer Lumbalpunktion ist die **Einklemmung** des Hirnstamms durch die plötzliche Entlastung bei intrakranieller Druckerhöhung. **Postpunktionelle Beschwerden** wie Kopfschmerzen kommen bei Verwendung atraumatischer Nadeln seltener vor.

MERKE

- Hirndruck und Blutungsgefahr (Heparin, Marcumar) sind Kontraindikationen für eine Lumbalpunktion!
- Um der Gefahr einer Einklemmung vorzubeugen, klärt man im Allgemeinen vor Lumbalpunktion das Vorliegen erhöhten Hirndrucks mit CT ab. Der fehlende Nachweis einer Stauungspapille im Ophthalmoskop ist nicht ausreichend.

FRAGE
Wie sieht ein **normaler Liquorbefund** aus?

Antwort
- Aussehen: wasserklar
- Zellzahl: < 5/µl
- Zellbild: ⅔ Lymphozyten, ⅓ Monozyten
- Gesamteiweiß: < 45 mg/dl
- Glukose: 50 % des Serum-Glukose-Wertes
- Laktat: 1,2–2,1 mmol/l
- kein Nachweis oligoklonaler Banden

FRAGE
Wie können Sie unterscheiden, ob eine Liquorprobe artifiziell, also durch die Punktion bedingt, blutig ist, oder ob es sich um eine tatsächliche Blutbeimengung im Liquor handelt?

Antwort Artifizielle Blutbeimengung erscheint oft schlierig; die Blutfärbung des Liquors nimmt im Verlauf der Punktion ab. Bei der **Dreigläserprobe** ist im dritten Röhrchen deutlich weniger Blut als im ersten. Bleibt die Blutfärbung während der gesamten Liquorentnahme konstant, handelt es sich eher um eine genuine Blutbeimengung des Liquors, z. B. im Rahmen einer Subarachnoidalblutung. Bei genuiner Blutbeimengung färbt sich der Liquor ungefähr 4 Stunden nach der Blutung durch Zerfall der Erythrozyten gelblich (xanthochrom). Man sollte daher unmittelbar nach der Punktion eine Liquorprobe zentrifugieren und den Überstand auf **Xanthochromie** untersuchen.

FRAGE
Was sind **„oligoklonale Banden"** (OKB)?

Antwort Sind im Kompartiment Liquor aktivierte B-Zellklone vorhanden, die vermehrt IgG produzieren, lässt sich im Gegensatz zum Serum in der isoelektrischen Fokussierung ein spezifisches Bandenmuster aufweisen, das mit hoher Sensitivität Entzündungen anzeigt, die sich ausschließlich im Nervensystem manifestieren. Mittels dieser sogenannten oligoklonalen Banden wird also qualitativ eine **humorale Immunreaktion des Nervensystems** durch Nachweis oligoklonaler IgG-Fraktionen nachgewiesen. OKB sind bei zahlreichen Infektionen wie z. B. HSV-Enzephalitis, Neuroborreliose, Neurosyphilis, aber auch entzündlichen Erkrankungen wie der MS nachweisbar.

KAPITEL 2

S. v. Stuckrad-Barre

Neurovaskuläre Erkrankungen

2.1 Zerebrale Ischämie

FRAGE
Was versteht man unter dem Begriff „**Schlaganfall**"?

Antwort Unter dem Begriff „Schlaganfall" werden fokale zerebrale Ischämien (80 %) und intrazerebrale Blutungen (20 %) inkl. der SAB als akute zerebrovaskuläre Erkrankungen zusammengefasst.

PLUS Stroke, third in death, first in disability.

FRAGE
Was unterscheidet die TIA vom **manifesten Schlaganfall?**

Antwort Wenn die Symptome nur Minuten oder Stunden anhalten spricht man im Klinikjargon von einer sogenannten transitorisch ischämischen Attacke oder TIA. Bei dauerhaft anhaltenden Symptomen spricht man vom vollendeten Schlaganfall. Durch die MRT weiß man, dass auch bei der TIA morphologische Änderungen stattfinden, sodass sie ebenfalls als Schlaganfall einzuordnen ist. Das Schlaganfallrisiko nach einer TIA beträgt in den ersten Wochen bis zu 15 %, sodass eine umfassende Diagnostik und Sekundärprophylaxe direkt eingeleitet werden muss.

TIPP Vorsicht: Begriffe wie Apoplex, Insult oder Hirnschlag unbedingt vermeiden. Prüfer reagieren da allergisch. Ischämischer Hirninfarkt ist der derzeit gültigste Ausdruck.

FRAGE
Kennen Sie **Differenzialdiagnosen zur TIA?**

Antwort Vorübergehende fokale neurologische Defizite findet man bei:
- fokalen epileptischen Anfällen mit postiktaler Parese (Todd-Parese)
- Hypoglykämie
- Migräne mit Aura
- transienter globaler Amnesie über wenige Stunden bis Tage ohne weitere fokalneurologische Ausfälle
- labyrinthären Läsionen, wie dem benignen peripheren paroxysmalen Lagerungsschwindel oder Morbus Menière
- vasovagaler Synkope

TIPP Immer nur DD aufzählen, die man kennt, da Prüfer Erwähntes aufgreifen und in die Tiefe fragen.

FRAGE
Nennen Sie die wichtigsten **zerebrovaskulären Risikofaktoren** und ihre Bedeutung in der Behandlung von zerebralen Ischämien.

PLUS Die gleichzeitige Prävalenz mehrerer Risikofaktoren führt nicht zu einer additiven, sondern exponentiellen Risikozunahme für Ischämien. Deshalb: Risikofaktoren immer kombiniert behandeln.

Antwort Man unterscheidet Risikofaktoren mit **gesichertem** und solche mit **vermutetem Kausalzusammenhang** (> Tab. 2.1). Die Behandlung von vaskulären Risikofaktoren spielt in der Primär- und Sekundärprävention von Schlaganfällen eine große Rolle. So reduziert eine konsequente antihypertensive Therapie das Schlaganfallrisiko um 30–45 %. Rauchen erhöht das Schlaganfallrisiko um den Faktor 1,8 und eine regelmäßige körperliche Betätigung und Reduktion des Körpergewichts auf Normalgewicht reduzieren das Schlaganfallrisiko um 30 %.

Tab. 2.1 Zerebrovaskuläre Risikofaktoren

Risikofaktoren mit gesichertem Kausalzusammenhang		Risikofaktoren mit vermutetem Kausalzusammenhang	
Therapeutisch nicht beeinflussbar	Therapeutisch z. T. beeinflussbar	Therapeutisch z. T. beeinflussbar	Therapeutisch nicht beeinflussbar
• Alter • Geschlecht • familiäre Belastung • ethnische Zugehörigkeit	• arterieller Hypertonus • Diabetes mellitus • kardiale Erkrankungen • Lipide • Nikotinabusus • vorangegangene TIA • Karotisstenose	• Lebensumstände, Stress, Bewegungsmangel, Ernährung • Alkohol • Drogen • orale Kontrazeption • Migräne • Östrogensubstitution (Menopause)	• Klima • Jahreszeit

FRAGE
Was meint der Neurologe, wenn er von **vorderer** und **hinterer Strombahn** spricht?

PLUS Der Anteil der Durchblutungsstörungen der hinteren Strombahn an der Gesamtheit zerebraler Ischämien beträgt zwischen 15–25 %.

Antwort Als **vordere Strombahn** bezeichnet man das **A. carotis**-Stromgebiet (ACI). Die ACI versorgt über A. cerebri media (MCA) und die A. cerebri anterior (ACA) die Frontallappen, die Parietallappen, Anteile des Temporallappens, Basalganglien und die Capsula interna. Als **hintere Strombahn** bezeichnet man das vertebrobasiläre und das Stromgebiet der **A. cerebri posterior** (PCA). Eine Durchblutungsstörung der hinteren Strombahn führt zu Hirnstamm-, Kleinhirn- und Okzipitallappen-Syndromen.

FRAGE
Skizzieren Sie, ausgehend von A. carotis interna und A. vertebralis, schematisch die **arterielle zerebrale Durchblutung.**

Antwort > Abb. 2.1, > Abb. 2.2.

FRAGE
Welches Gefäß ist am häufigsten von **zerebralen Ischämien** betroffen? Nennen Sie die typische Klinik dazu.

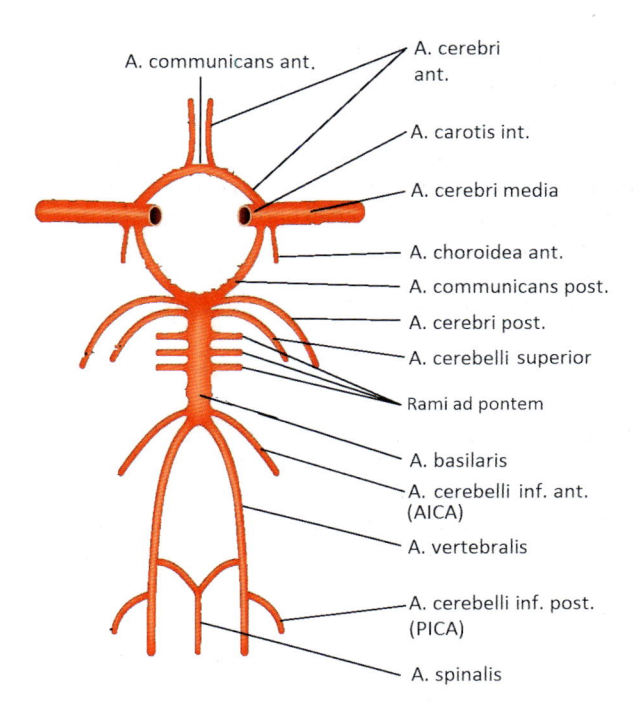

Abb. 2.1 Arterielle Versorgung der inneren Gehirnstrukturen [E885]

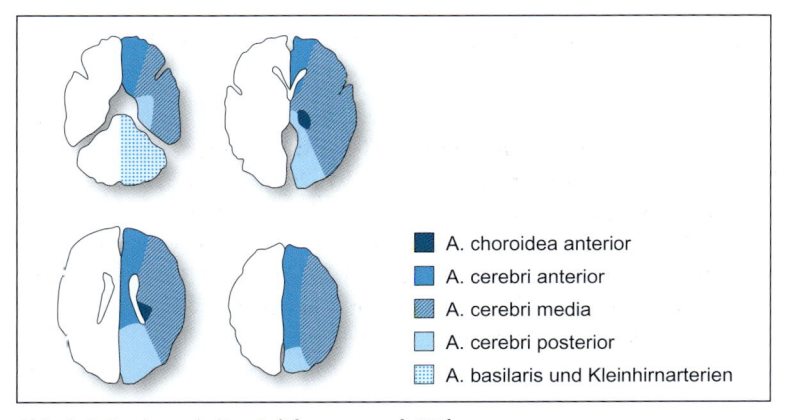

Abb. 2.2 Zerebrovaskuläre Gefäßversorgung [L141]

Antwort Ischämische Infarkte treffen am häufigsten die **A. cerebri media** (> 50%). Dem ausgedehnten Versorgungsgebiet entsprechend, ist das klinische Bild – je nach Infarktgröße – durch eine Kombination aus kontralateraler sensomotorischer Hemiparese, ggf. ipsilateraler Blickwendung („zum Herd"), fazialer Parese und neuropsychologischen Störungen wie z. B. Aphasie oder Neglect geprägt.

2 Neurovaskuläre Erkrankungen

FRAGE
Kennen Sie andere lokalisatorisch „relativ sichere" klinische **Symptome,** die Ihnen Hinweise auf das **betroffene Gefäßgebiet** geben können?

Antwort Zu den relativ sicheren lokalisatorischen, klinischen Zeichen zählen:
- **Kombination von Hemiparese und kontralateraler, konjugierter Blickwendung** („Patient sieht Herd/Infarkt an") spricht für das Versorgungsgebiet der MCA (➤ Abb. 2.2).
- **Aphasie** spricht für das Stromgebiet der MCA (Cave: Verwechslung mit Dysarthrie).
- **Amaurosis fugax** spricht für das Stromgebiet der A. carotis (Cave: Verwechslung mit homonymer Hemianopsie).
- **Dyskonjugierte Augenmotilitätsstörung** spricht für das Stromgebiet der A. basilaris.
- **Gekreuzte Symptomatik** (ipsilaterale Hirnnervenparese, kontralaterale sensomotorische Hemisymptomatik) spricht für einen Hirnstamminfarkt.
- **Akute Tetraparese** spricht für das Stromgebiet der A. basilaris.
- **Nystagmus, Drehschwindel** sprechen für die hintere Strombahn.

MERKE Hirnstammsymptome = **4 Ds** (Diplopie, Dysarthrie, Dysphagie, Dizziness) + gekreuzte sensomotorische Symptome!

FRAGE
Können Sie etwas zur **Ätiologie** und **Pathogenese** ischämischer Schlaganfälle sagen?

Antwort Die Ursachen ischämischer Schlaganfälle umfassen thrombembolische, mikroangiopathische und hämodynamische Ursachen. Ätiopathogenetisch unterscheidet man die in ➤ Abb. 2.3 dargestellten Ursachen.

MERKE Eine sorgfältige ätiologische Einordnung ist wichtig für die Therapie.

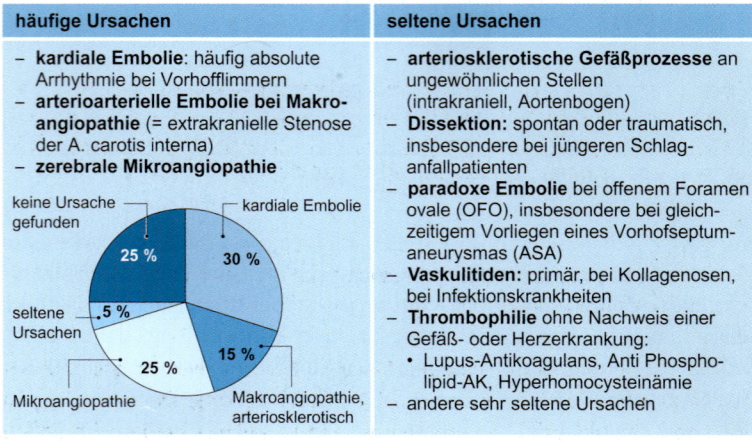

häufige Ursachen	seltene Ursachen
– **kardiale Embolie**: häufig absolute Arrhythmie bei Vorhofflimmern – **arterioarterielle Embolie bei Makroangiopathie** (= extrakranielle Stenose der A. carotis interna) – **zerebrale Mikroangiopathie**	– **arteriosklerotische Gefäßprozesse** an ungewöhnlichen Stellen (intrakraniell, Aortenbogen) – **Dissektion**: spontan oder traumatisch, insbesondere bei jüngeren Schlaganfallpatienten – **paradoxe Embolie** bei offenem Foramen ovale (OFO), insbesondere bei gleichzeitigem Vorliegen eines Vorhofseptumaneurysmas (ASA) – **Vaskulitiden**: primär, bei Kollagenosen, bei Infektionskrankheiten – **Thrombophilie** ohne Nachweis einer Gefäß- oder Herzerkrankung: • Lupus-Antikoagulans, Anti Phospholipid-AK, Hyperhomocysteinämie – andere sehr seltene Ursachen

Pie chart: keine Ursache gefunden 25 %, kardiale Embolie 30 %, Makroangiopathie, arteriosklerotisch 15 %, Mikroangiopathie 25 %, seltene Ursachen 5 %.

Abb. 2.3 Übersicht Ätiologie zerebraler Ischämien [T533, L141]

2.1 Zerebrale Ischämie

FRAGE
Was sind **lakunäre Infarkte?** Nennen Sie mir klinische Zeichen, die auf einen lakunären Infarkt hinweisen.

Antwort Lakunäre Infarkte sind **kleine subkortikale Ischämien,** die auf einen mikroangiopathischen Verschluss kleiner perforierender Arterien (Basalganglien-, Thalamusarterien, Rr. ad pontem) zurückzuführen sind. Wichtige klinische Kriterien für das Vorliegen von lakunären Syndromen sind:
- Fehlen von kortikalen Symptomen wie Aphasie, Apraxie, Neglect und Akalkulie
- Fehlen von Hemianopsie oder Vigilanzstörung
- Hinweise auf eine subkortikale arteriosklerotische Enzephalopathie

Typische Lokalisationen sind **Basalganglien, Thalamus** und **Marklager.** Je nach Lokalisation und Größe kommt es zu unterschiedlichen Funktionsausfällen.

FRAGE
Nennen Sie typische **lakunäre Syndrome.**

Antwort Zu den häufigsten lakunären Syndromen zählen:
1. **isolierte motorische Hemisymptomatik** (pure motor stroke): rein motorische Halbseitensymptomatik (meist armbetont) bei Schädigung der Brückenbasis, Capsula interna, Corona radiatia
2. **isolierte sensible Hemisymptomatik** (pure sensory stroke): kontralateral ausschließlich sensible Ausfälle (evtl. mit Tiefensensibilitätsstörung) bei Thalamusläsionen
3. **ataktische Hemiparese:** Ataxie und beinbetonte Hemiparese bei Infarkten der Brückenbasis oder der Capsula interna
4. **Dysarthria-clumsy-Hand-Syndrom:** Dysarthrie und kontralaterale Feinmotorikstörung bei Läsionen in Brückenbasis oder Capsula interna
5. **„sensorimotor stroke":** sensomotorische Hemiparese ohne Bewusstseinsstörung und ohne kortikale Syndrome bei Infarkten im Thalamus oder in der Capsula interna (posteriorer Anteil)

PLUS Ca. 20 % der klinisch manifesten Schlaganfälle werden durch lakunäre Infarkte verursacht.

FALLBEISPIEL
Ein 72-jähriger Patient klagt seit Wochen wiederholt über vorübergehende Sehstörungen. Am Aufnahmetag hatte sich akut eine Schwäche des rechten Armes und Beines entwickelt. Seiner Frau ist aufgefallen, dass ihm beim Trinken alles wieder aus dem rechten Mundwinkel herausläuft und er nicht mehr sprechen kann.

FRAGE
Fassen Sie die Symptomatik zusammen. Woran denken Sie? Worauf achten Sie bei der weiteren Untersuchung?

Antwort Der Patient hat eine **rechtsseitige Hemiparese,** die auch die Gesichtsmuskulatur einschließt, sowie eine **Sprachstörung.** Der akute Beginn der Symptomatik spricht am ehesten für ein vaskuläres Ereignis im linken Media-Stromgebiet. Bei der Untersuchung achtet man besonders auf etwaige

PLUS DD des Hirninfarkts: intrakranielle Blutung, zerebrale Vaskulitis, Hirnvenen- und Sinusthrombose, SAB, Migräne, postiktale Parese, HSV-Enzephalitis, Hypoglykämie.

Blickdeviationen, Schluckstörungen, das Ausmaß der Paresen, Reflexdifferenzen, pathologische Reflexe (Babinski-Zeichen) sowie sensible Ausfälle. Weiterhin muss man das kardiovaskuläre System untersuchen (Arrhythmien, RR, periphere Pulse, Karotisströmungsgeräusch) und fremdanamnestisch kardiale und andere Vorerkrankungen sowie Risikofaktoren erfragen.

FRAGE
Entsprechend Ihrer Verdachtsdiagnose finden Sie eine Hemiparese und Hemihypästhesie rechts. Der Blutdruck beträgt 190/110 mmHg. Der Patient hat seit Jahren einen arteriellen Hypertonus. Wie gehen Sie weiter vor?

Antwort Der wichtigste Schritt in der initialen Infarktdiagnostik ist eine kraniale Bildgebung, zumeist in Form einer **kranialen Computertomografie** (CCT) ohne Kontrastmittel, um eine Blutung auszuschließen oder Hinweise für einen bereits demarkierten Infarkt zu bekommen (➤ Abb. 2.4). Die Erhebung von Routinelaborparametern wie Blutzucker, Elektrolyten, BB, Thrombozyten, PTT, INR, Quick, Nieren-, Leberwerten, Leukozyten und BSG sowie EKG, Pulsoxymetrie und Röntgen-Thorax gehört zu den Basisuntersuchungen. Elektiv wird man eine **Doppler- und Duplexuntersuchung** der extra- und intrakraniellen Gefäße durchführen, um Hinweise auf hämodynamisch relevante Stenosen, Makroangiopathie oder auch eine Dissektion zu erlangen.

MERKE Die CCT ist die wichtigste apparative Untersuchung bei Schlaganfallpatienten. Lediglich im Einzelfall sind z. B. kraniale MRT oder Angiografie erforderlich.

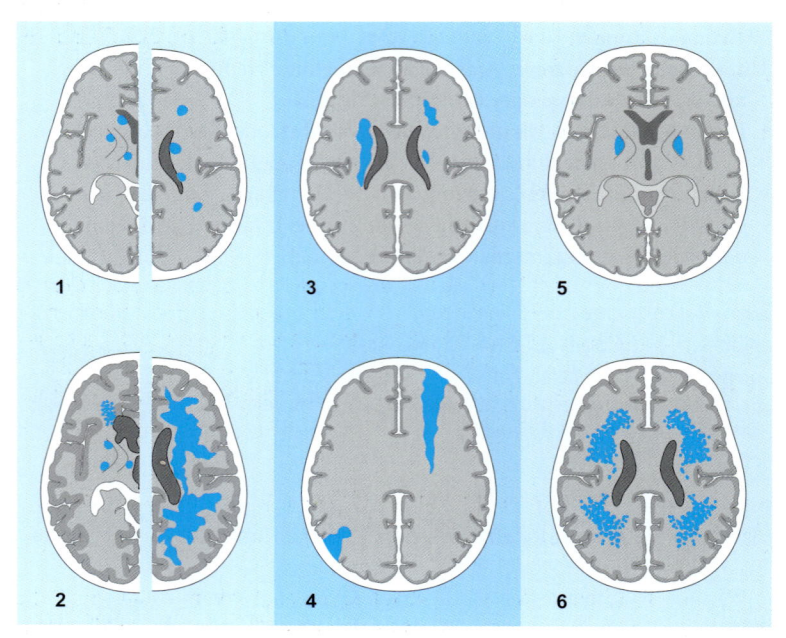

Abb. 2.4 Infarkttypen im CCT. 1, 2: typische Läsionen bei Mikroangiopathie. 3: hämodynamisch verursachter subkortikaler Hirninfarkt. 4: Grenzzoneninfarkte. 5: bilaterale Stammgangliennekrose nach globaler Hypoxämie. 6: diffuse Marklagerschädigung [L141].

2.1 Zerebrale Ischämie

FRAGE
Im CCT bestätigt sich der Verdacht eines **linkshemisphärischen Mediainfarkts**. Welche **Therapie** leiten Sie ein?

Antwort Der ischämische Hirninfarkt ist ein **Notfall.** Bei allen Infarktpatienten, die außerhalb des Lysefensters von 6 Stunden kommen, sollte eine konsequente **Basistherapie** erfolgen:
1. optimale Oxygenierung, ggf. O_2-Sonde oder Intubation bei Bewusstseinsstörung
2. Blutdruckmonitoring, hypertensive Blutdruckwerte in der Akutphase nur bei kritischen Werten senken
3. regelmäßige Blutzuckerkontrollen, Behandlung ab Serum-Glukosespiegel von > 200 mg/dl
4. Körpertemperatur: Kontrolle und ab > 37,5 °C behandeln
5. Elektrolytkontrolle, ggf. Substitution
6. regelmäßige neurologische Kontrollen

RR bei Ischämien nur bei > **220 mmHg** systolisch vorsichtig senken!

PLUS Therapie-Prinzip beim ischämischen Infarkt: **1.** Basistherapie wie RR, Körpertemperatur, **2.** evtl. Rekanalisierung, **3.** frühe Sekundärprophylaxe, **4.** Vermeidung von Komplikationen. Komplikationsvermeidung durch frühe Krankengymnastik, Logopädie und intensive Pflege auf einer Stroke-Unit.

MERKE

FRAGE
Nennen Sie typische **Infarktfrühzeichen,** die in der **CCT** beim akuten ischämischen Hirninfarkt zu sehen sein können.

Antwort Bei größeren Territorialinfarkten sind in der CT in vielen Fällen bereits 2–6 Stunden nach dem Ereignis **typische Infarktfrühzeichen** abgrenzbar (> Abb. 2.5):
- Hyperdensität der MCA („dense media sign")
- fokaler Dichteausgleich zwischen grauer und weißer Substanz
- fokales Verstreichen der Rindenfurchen
- Hyperdensität im Linsenkern

FALLBEISPIEL
Sie sehen eine 73-jährige Dame, die mit einer leichten Hemiparese links eingeliefert wird. Das Ereignis liegt 3,5 Stunden zurück. In der CCT zeigt sich außer älteren kleinen Infarkten in den Stammganglien links keine Ischämie. Sie erfahren von Ihrem Kollegen, dass die Patientin 1. eine 50 % Abgangsstenose der A. carotis interna links, 2. eine absolute Arrhythmie bei Vorhofflimmern und 3. ein offenes Formane ovale hat.

FRAGE
Welche der drei genannten ist die wahrscheinlichste Ursache der aktuellen Symptomatik?

Antwort Die Stenose der ACI liegt auf der linken Seite und kann somit die aktuelle rechtshemisphärisches Symptomatik (Hemiparese links) nicht erklären. Das offene Foramen ovale ohne septales Aneurysma geht nicht mit einem erhöhten Schlaganfallrisiko einher, sodass die **absolute Arrhythmie** bei Vorhofflimmern die Ursache ist.

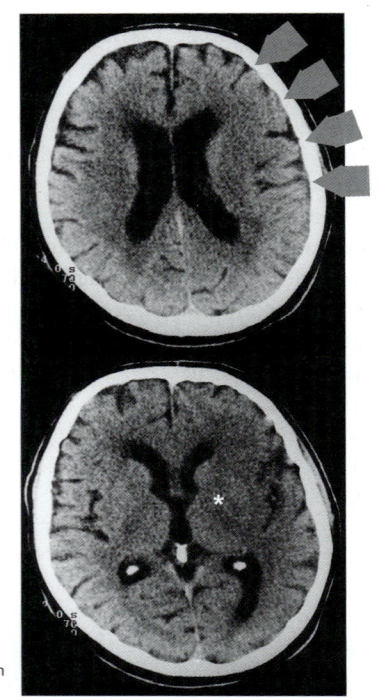

* fokaler Dichteausgleich zwischen grauer und weißer Substanz; Ursache: ischämisches Ödem (Zunahme H₂O 1% = 2–3 HE, 2–3% in 4 h, erst an 4 HE sichtbar)

Fokales Verstreichen der Rindenfurchen

Abb. 2.5 Frischer Territorialinfarkt im linken Mediastromgebiet mit Infarktfrühzeichen (Aufhebung der Markrindendifferenzierung frontal und temporal, beginnende Schwellung mit Kompression des linken Seitenventrikels und fehlende Abgrenzung insbesondere der lateralen Stammganglien). Hyperdensität der A. cerebri media nicht abgebildet [T533; T535]

FRAGE
Warum zeigt das CCT keinen Infarkt?

Antwort Frühzeichen eines ischämischen Infarkts können in den ersten 3 Stunden nach Ereignis nachweisbar sein, ein klar abgrenzbarer Infarkt ist aber häufig erst nach 24 Stunden nachweisbar. Hier ist die diffusionsgewichtete Kernspintomografie dem CT überlegen, da sie frische Ischämien sensitiver darstellt und von alten differenzieren kann.

FRAGE
Besteht aufgrund des Vorhofflimmerns bei der Patientin eine Indikation für eine **Vollheparinisierung?**

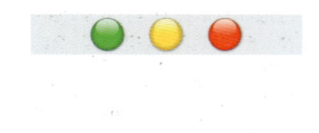

PLUS Patienten mit Vorhofflimmern haben ein fünffach erhöhtes Schlaganfallrisiko.

Antwort Bei Patienten mit Vorhofflimmern besteht nach einer zerebralen Ischämie, wie bei der Patientin, die Indikation für eine Antikoagulation. In der Akutphase profitieren sie allerdings nicht von einer intravenösen Heparintherapie. Die frühe Sekundärprävention wird zunächst mit einem Thrombozytenaggregationshemmer (ASS 300 mg pro Tag) durchgeführt, nach etwa 5 Tagen kann – nach erneutem Blutungsausschluss mit CCT – eine orale Antikoagulation mit Marcumar (INR 2–3) eingeleitet werden.

2.1 Zerebrale Ischämie

FRAGE
Erläutern Sie die Begiffe **„time is brain"** und **„therapeutisches Fenster"**. Was versteht man darunter?

Antwort Der Behandlungserfolg beim Schlaganfall steht in direkter Korrelation zur verstreichenden Zeit seit dem Ereignis. Je besser die Rettungskette vom Notruf bis zum Ablauf auf der Stroke Unit organisiert ist, desto höher der Behandlungserfolg, was mit „time is brain" umschrieben wird. Die Chance einer erfolgreichen Gefäßrekanalistaion ist am höchsten in den **ersten 90 Minuten** nach Symptombeginn.

Das sog. „therapeutische Fenster" umschreibt den Zeitraum, in dem man eine Lysetherapie mit rtPA durchführen darf, diese beträgt derzeit **0–4,5 Stunden nach Symptombeginn**.

PLUS Door to needle time: Zeitpunkt zwischen Aufnahme und rekanalisierender Therapie. Das Stroke-Unit-Konzept der letzten Jahre hat zu einer Verbesserung des Outcomes beim Schlaganfall geführt.

FRAGE
Welche **therapeutischen Möglichkeiten** gibt es **neben der Basistherapie** bei der Behandlung des akuten Schlaganfalls?

Antwort Neben der Basistherapie gibt es folgende therapeutische Möglichkeiten:
- **Rekanalisierung** mittels systemischer i. v. Thrombolyse mit rtPA im 3-Stunden-Fenster oder intra-arterieller Thrombolyse mit Pro-Urokinase im 6-Stunden-Fenster nach Symptombeginn bei angiografischem Verschlussnachweis (nur in spezialisierten Zentren)
- **frühe Sekundärprophylaxe** mit Thrombozytenaggregationshemmern (ASS), Heparin subkutan sowie ggf. eine Vollheparinisierung in Einzelfällen, bei denen eine Emboliequelle mit erhöhtem Rezidivrisiko vorliegt (z. B. flottierender intrakradialer Thrombus)
- **spezielle intensivmedizinische Behandlung** mit evtl. medikamentöser hirndrucksenkender Therapie (z. B. mit Glyzerol), Intubation und Beatmung, dekompressiver Hemikraniektomie bei raumfordernden Hirninfarkten

PLUS Dosierung bei Lysetherapie: rtPA, 0,9 mg/kg/KG innerhalb eines 3-Stunden-Fensters (evtl. bis 4,5 Stunden). Für die intravenöse Applikation von Heparin in der Sekundärprophylaxe konnte bisher kein eindeutig positiver Effekt gezeigt werden.

PLUS Kriterien für Lysebehandlung im 0-bis-4,5-Stunden-Fenster: Blutungsausschluss per CCT/MRT, frühe Infarktzeichen < 1/3 des Mediaterritoriums, keine OP in letzten 3 Monaten, keine maligne Grunderkrankung, RR < 185/110.

FRAGE
Mit welchen **Komplikationen** müssen Sie beim **ischämischen Hirninfarkt** rechnen, und wie behandeln Sie diese?

Antwort ➤ Tab. 2.2.

PLUS Klinische Zeichen eines malignen Media-Infarkts sind fixierte Blickdeviation, Hemiplegie und Vigilanzstörung.

FRAGE
Welche **Klinik** erwarten Sie bei einem **Verschluss der distalen A. vertebralis**?

Antwort Das genannte Gefäß versorgt die dorsolaterale Medulla oblongata, sodass klinisch ein Medulla-oblongata-Syndrom zu erwarten wäre, das nach seinem Erstbeschreiber auch **Wallenberg-Syndrom** genannt wird. Kli-

PLUS Eine gefährliche Komplikation ist das Fortschreiten zur Basilaristhrombose.

Tab. 2.2 Prävention und Behandlung häufiger Komplikationen des akuten ischämischen Hirninfarkts (modifiziert nach Nabavi und Ringelstein 2004)

Komplikation	Prävention und Therapie
Aspiration/ Pneumonie	• gezielte Schluckdiagnostik, Logopädie • Ernährung über Magensonde oder PEG bei relevanter Dysphagie • frühzeitige Mobilisation • Schutzintubation bei schwerer Vigilanzminderung, Dysphagie • Antibiose
Harnwegsinfekt	• kontrollierte Volumentherapie • Antibiose
Epileptische Anfälle	• antikonvulsive Therapie nach 1. Anfall • prophylaktische antiepileptische Therapie nicht sinnvoll
Phlebothrombose/Lungenembolie	• Kompressionsstrümpfe • kontrollierte Volumentherapie • frühzeitige Mobilisierung • Low-dose Heparin s. c.
Hirnödem	• Osmotherapeutika bei drohender Herniation (Glyzerin, Mannitol) • Hypokapnie durch Hyperventilation (pCO$_2$ 30–35 mmHg) für < 24 h bei drohender Herniation • dekompressive Kraniektomie: frühe Indikationsstellung in Abhängigkeit von Rehabilitationsprognose, biolog. Alter und mutmaßlichem Patientenwillen

nisch kann das Wallenberg-Syndrom diagnostiziert werden, wenn mindestens vier der folgenden Zeichen vorliegen:
- **ipsilaterales Horner-Syndrom** mit Miosis und Ptosis (absteigende sympathische Bahnen)
- **Hypästhesie der ipsilateralen Gesichtshälfte** V1 – V3 (Ncl. nervi V), Drehschwindel und Blickrichtungsnystagmus zur Gegenseite (Ncl. n. VIII)
- **ipsilaterale kaudale Hirnnervenausfälle** (Ncl. n. IX, X)
- **ipsilaterale Hemiataxie** (Tractus spinocerebellaris oder PICA-Territoriums im Kleinhirn)
- **Stand- und Gangataxie** (siehe Hemiataxie)
- kontralaterale Beeinträchtigung der Schmerz- und Temperaturempfindung (**dissoziierte Empfindungsstörung**) an Extremitäten und Stamm (Tractus spinothalamicus)

FRAGE
In die Notaufnahme kommt ein Patient mit über 2 Stunden zunehmenden Kopfschmerzen, Vigilanzstörung, Hirnstammsymptomatik und Tetraparese. Was unternehmen Sie als Aufnahmearzt?

PLUS rt-PA überführt Plasminogen in die aktive Form Plasmin, das Fibrin proteolytisch spaltet.

Antwort Die Symptomatik spricht für ein **ischämisches Ereignis** im **hinteren Kreislauf,** insbesondere muss an eine Basilaristhrombose gedacht werden. Daher muss sofort ein **kraniales CT** zum Blutungsausschluss durchgeführt werden. Bestätigt sich der Verdacht einer Basilaristhrombose, besteht die Möglichkeit zur **intra-arteriellen Lyse** mittels Angiografie. Dabei wird über einen Katheter intra-arteriell Gewebe-Plasminogenaktivator rt-PA in oder vor den Thrombus injiziert, um ihn zu fraktionieren.

Klinische Zeichen der Basilaristhrombose sind: progrediente Vigilanzstörung, Doppelbilder, Schwindel, Nystagmus, Paresen kaudaler Hirnnerven, Tetraparese und Babinski-Zeichen. Typisch ist ein „stotternder" Verlauf.

MERKE

FRAGE
Bei der Basilaristhrombose gilt die **intra-arterielle Katheterlyse** in spezialisierten Zentren als etabliertes Verfahren. Wann ist diese Methode indiziert?

Antwort Eine intra-arterielle Lysetherapie ist derzeit die einzige therapeutische Option bei vertebrobasilären Verschlüssen. Deshalb sind die **Kontraindikationen als relativ anzusehen** und müssen im Einzelfall diskutiert werden. Es gelten folgende **Indikationen**:
- nachgewiesener Basilarisverschluss, einseitiger Vertebralisverschluss mit ungenügender Kollateralisierung oder beidseitiger Vertebralisverschluss
- klinisches Hirnstammsyndrom mit Vigilanzminderung oder progredienter Symptomatik
- zu erwartendes schweres neurologisches Defizit (letaler Ausgang, Locked-in-Syndrom)

PLUS Die unbehandelte Basilaristhrombose hat eine Letalität von 90–100 %. Bei fluktuierendem Beginn kann das Lyse-Zeitfenster bis zu 12 h betragen, nach einer Komadauer > 4 h ist ein günstiges Outcome unwahrscheinlich.

FRAGE
Was ist das **Basilariskopfsyndrom**?

Antwort Das Basilariskopfsyndrom (top of the basilar-syndrome) entsteht bei meist kardial-embolischen **Verschlüssen der distalen A. basilaris.** Es kommt zu einer Infarzierung von Mesenzephalon, Thalamus und Teilen des Okzipital- und Temporallappens. **Klinisch** wegweisend ist eine Kombination aus:
- Vigilanzstörung, evtl. symptomatischer Psychose mit Agitiertheit, Verwirrtheit, visuellen Halluzinationen
- Gesichtsfelddefekten (z. B. Hemianopsie, bis hin zur kortikalen Blindheit)
- Pupillenstörungen (z. B. Pin-point-Pupillen)
- Augenbewegungsstörungen (z. B. vertikale Blickparese)
- Fehlen von Paresen

FRAGE
Welche Untersuchungen gehören zur **kardialen Diagnostik** nach TIA oder **Schlaganfall**?

Antwort Nach kardialer Untersuchung mittels **Stethoskop** (Herzgeräusch, Arrhythmie, 3. Herzton?) sind das in erster Linie **RR-Messung** an beiden Armen, **EKG** (Vorhofflimmern?), **Langzeit-EKG** (intermittierendes Vorhof-

PLUS Kardial-embolische Infarkte haben in Bezug auf Schwere des Ereignisses, Mortalität und Langzeitergebnis eine schlechtere Prognose als lakunäre Infarkte.

flimmern?), **Röntgen-Thorax** (Herzgröße, Lungenstauung?) und **Echokardiografie**. Das transösophageale ist dem transthorakalen Herzecho überlegen, da man den linken Vorhof und den Aortenbogen mit eventuellen Thromben oder Plaques besser beurteilen kann. Die Koronarangiografie oder Stressechokardiografie zum Ausschluss einer KHK (Myokardinfarkt als häufige Todesursache nach Schlaganfall) sind im Einzelfall zu diskutieren, werden aber nicht routinemäßig eingesetzt.

FRAGE
Stichwort „Herz und Hirn": Unter welchen Voraussetzungen ist der Befund eines **offenen Foramen ovale** (PFO) bei der diagnostischen Einordnung von ischämischen Schlaganfällen relevant?

PLUS 20–30 % der ischämischen Hirninfarkte sind durch kardiogene oder aorto-arterielle Embolien verursacht.

Antwort Die Rate von nachgewiesenen PFOs nach einem Schlaganfall schwankt zwischen 10 und 50 %. Inwiefern die paradoxe Embolie tatsächlich durch ein postpartal nicht geschlossenes PFO bedingt ist, ist bislang noch unklar. Ein PFO alleine ist kein Risikofaktor für einen Schlaganfall. Ist das PFO allerdings mit einem septalen Aneurysma kombiniert, besteht ein deutlich erhöhtes Schlaganfallrisiko. In diesen Fällen sollte eine orale Antikoagulation auf einen INR-Wert von 2–3 mit Marcumar eingeleitet werden. Erst wenn es unter optimalen INR-Werten zu weiteren TIAs oder Ischämien kommt, besteht die Indikation z. B. für einen Verschluss mittels OP oder Schirmchen.

MERKE Emboliequellen: **kar**diogen, **par**adox, **ar**terio-arteriell!

2.2 Intrazerebrale Blutung

FALLBEISPIEL
Ein 75-jähriger Patient fällt bei der Gartenarbeit plötzlich auf die rechte Seite. Er hat starke Kopfschmerzen, ruft noch um Hilfe und wird vom Notarzt 15 Minuten später somnolent mit einer Schwäche des rechten Armes und Beines aufgefunden.

FRAGE
Woran denken Sie als herbeigerufener Notarzt?

PLUS Eine zuverlässige Einordnung der DD intrazerebrale Blutung vs. Ischämie ist nicht klinisch, sondern nur durch CT u./o. MRT möglich!

Antwort Das plötzliche Auftreten der geschilderten Parese der rechten Körperhälfte bei einem älteren Patienten lässt an ein akutes vaskuläres Ereignis denken. In der Altersgruppe kommt sowohl ein ischämischer Hirninfarkt als auch eine intrazerebrale Blutung infrage. Neben basistherapeutischen Maßnahmen muss der Patient schnell in eine Klinik mit CT gebracht werden, um Klarheit zu erlangen.

2.2 Intrazerebrale Blutung

FRAGE
Sie bekommen folgendes CCT (➤ Abb. 2.6) des Patienten. Was sehen Sie und worum handelt es sich?

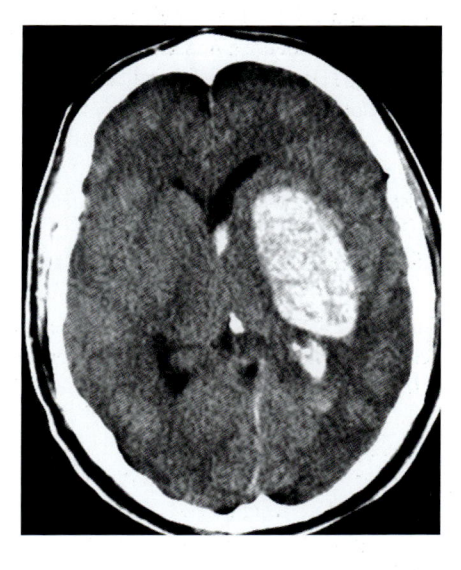

Abb. 2.6 siehe Antwort [T533]

Antwort Man sieht eine große relativ scharf begrenzte, sich hyperdens darstellende Raumforderung, die einer akuten intrazerebralen Massenblutung in den Stammganglien links mit diskretem Anschluss an das Ventrikelsystem trigonal links sowie in Höhe des Foramen Monroi links entsprechen könnte. Es handelt sich um die typische Lokalisation einer hypertensiven Massenblutung (Aa. lenticulostriatae).

FRAGE
Wie kommt es pathogenetisch zu solchen Blutungen?

Antwort Zu den häufigsten Ursachen intrazerebraler Blutungen zählt die **hypertensive Massenblutung,** die man als **primäre intrazerebrale Blutung (ICB)** bezeichnet. Daneben gibt es **sekundäre ICB** bei **Gefäßfehlbildungen** wie arteriovenösen Malformationen, arteriellen oder mykotischen Aneurysmen und Kavernomen. Auch **Gerinnungsstörungen** (z. B. durch Antikoagulanzien), **Tumoren, Amphetamine** oder **Kokain** und die zerebralen **Amyloidangiopathien** können zu intrazerebralen Blutungen führen. Typischerweise sind die **sekundären ICB lobär** („atypische Blutung") gelegen, während die **primären ICB putaminal** oder **thalamisch** lokalisiert sind („typische Blutung").

PLUS Iatrogene ICB: jährliches Risiko unter Marcumar ca. 1–2 %, unter ASS etwa 1 ‰. Multiple ICB v. a. bei Amyloidangiopathie, SVT, Gerinnungsstörungen und Vaskulitis. Hypertonie und Amyloidangiopathie sind die häufigsten Ursachen.

PLUS Kleinhirnblutungen können zu Schwindel, Ataxie, Übelkeit und Erbrechen führen, verlaufen oft biphasisch durch sekundäre Kompression des Hirnstamms.

2 Neurovaskuläre Erkrankungen

FRAGE
Können Sie noch kurz etwas zur Prognose von ICB auch im Vergleich mit dem ischämischem Hirninfarkt sagen?

Antwort Im Vergleich zum Hirninfarkt ist die Prognose der ICB deutlich schlechter. Die 30-Tage-Mortalität liegt zwischen 20 und 50 %. Prognostisch ungünstig sind ein primär großes Blutvolumen, frühe Vigilanzminderung, hohes Alter sowie zentrale Lage der Blutung und Ventrikeleinbruch.

2.3 Subarachnoidalblutung (SAB)

FALLBEISPIEL
In der Notaufnahme sehen Sie einen 45-jährigen Patienten, der seit einigen Stunden über heftigste plötzlich aufgetretene Kopfschmerzen klagt. Sie untersuchen den Patienten und stellen einen deutlichen Meningismus, aber sonst keine neurologischen Ausfälle fest. Im Laufe der Untersuchung wird der Patient zunehmend somnolent.

FRAGE
Woran denken Sie?

PLUS Leitsymptom der SAB: „Vernichtungskopfschmerz", „thunderclap-headache". 10–15 % der Patienten versterben vor der Klinikeinlieferung.

Antwort Die akuten starken Kopfschmerzen mit der geschilderten Nackensteifigkeit sind Leitsymptome der **Subarachnoidalblutung (SAB)**, bei der es auch zu einer Vigilanzstörung kommen kann. Als Ursache liegt in 80 % der Fälle eine Blutung aus einem Aneurysma der basalen Hirnarterien und seltener die Ruptur eines arteriovenösen Angioms vor.

FRAGE
Welche **diagnostischen Maßnahmen** leiten Sie ein?

PLUS Statt der oft nicht eindeutigen Drei-Gläser-Probe hilft die Xanthochromie des Liquors nach Zentrifugation weiter: Diese ist bei der SAB nach 3 Stunden bis ca. 2 Wochen nachweisbar.
Die höchste Nachweisgenauigkeit hat die **Katheterangiografie in DSA-Technik**.

Antwort Bei klinischem Verdacht sollte zunächst ein **Nativ-CT** durchgeführt werden. Ist das CT unauffällig, führt man bei begründetem Verdacht eine **Lumbalpunktion** durch. Der Liquor ist bei 95 % der Patienten mit SAB frisch blutig. Bereits > 3 Stunden nach der Blutung ist der Überstand nach Zentrifugation bei SAB xanthochrom, bei artefizieller Blutbeimengung dagegen klar. Aufgrund des hohen Risikos einer Rezidivblutung in den ersten 72 Stunden sollte man weiterhin zügig eine **zerebrale Angiografie** veranlassen, um die Blutungsquelle zu lokalisieren und evtl. operativ oder interventionell mittels Coiling ausschalten zu können.

MERKE Ein unauffälliges CT schließt eine SAB nicht sicher aus. Bei dringendem klinischem Verdacht und unauffälligem CT sollte eine LP durchgeführt werden. Normale CT- und Liquorbefunde machen eine SAB extrem unwahrscheinlich.

2.3 Subarachnoidalblutung (SAB)

FRAGE
Kennen Sie Kriterien, nach denen man eine SAB einteilen kann?

Antwort Bei Patienten mit SAB hat sich die klinische Schweregradeinteilung nach Hunt und Hess (➤ Tab. 2.3) bewährt. Ziel dieser Einteilung ist es, dem jeweiligen Zustand des Patienten die adäquate Therapie zukommen zu lassen.

Tab. 2.3 Schweregrade der Subarachnoidalblutung nach Hunt und Hess

Grad	Klinik
I	keine oder geringe Kopfschmerzen und leichte Nackensteifigkeit
II	mäßiger bis schwerer Kopfschmerz, Nackensteifigkeit, Hirnnervenparesen
III	Somnolenz, Verwirrtheit, leichtere fokalneurolog. Symptome
IV	Sopor, mäßige bis schwere Ausfälle, vegetative Störungen
V	Koma, Strecksynergismen

FRAGE
Wie gehen Sie bei der SAB **therapeutisch** vor?

Antwort Die SAB ist ein **absoluter Notfall,** und die Behandlung sollte möglichst in einem Zentrum mit Neurochirurgie, Neuroradiologie und Intensivmedizin erfolgen. Zur Therapieentscheidung ist nach Diagnosesicherung per CCT die **zerebrale Angiografie** zum Nachweis oder Ausschluss einer Blutungsquelle notwendig. Hauptziel ist die Verhinderung einer Nachblutung durch operative Ausschaltung der Blutungsquelle und Vermeidung und Behandlung von Komplikationen wie Vasospasmus, Hydrozephalus und Hirndruck.

Die Aneurysmaausschaltung kann endovaskulär mittels Coiling oder neurochirurgisch durch Clipping des Aneurysmas erfolgen. Die Langzeitergebnisse für eine endovaskuläre Versorgung rupturierter Aneurysmen sind besser als für die Operation. Die Indikation muss anhand von Klinik, Lage und Größe des Aneurysmas interdisziplinär zwischen Neurologen, Neuroradiologen und Neurochirurgen erfolgen.

PLUS Aneurysma-Lokalisation: R. communicans anterior, ACA (40 %) > ACI (30 %) > MCA (20 %) > A. basilaris, Vertebralarterien (10 %).

FRAGE
Nun ist ihr Patient geclippt und 3 Tage später extubiert worden. Nachdem es ihm zunächst gut ging, klagt er am 8. postoperativen Tag über Kopfschmerzen. Als Sie ihn im Nachtdienst untersuchen ist er nicht kontaktfähig. Was machen Sie, und woran denken Sie?

Antwort Mit einem Notfall-CT muss eine **Rezidivblutung** ausgeschlossen werden. Das Nachblutungsrisiko ist mit 4 % innerhalb der ersten 24-Stunden am höchsten. Weiterhin kommt differenzialdiagnostisch eine **intrakranielle Drucksteigerung** durch einen **Hydrocephalus aresorptivus,** der insbesondere innerhalb der ersten 3 Tage häufig beobachtet wird, infrage. Eine weitere Möglichkeit wären **Vasospasmen,** die typischerweise zwischen dem 3. und 5. Tag nach SAB und einem Maximum nach 1–2 Wochen auftreten und fokal-

PLUS Andere Komplikationen: Im Verlauf haben ca. 25 % der SAB-Patienten eine Hyponatriämie (zerebrales Salzverlustsyndrom), bis zu 30 % epileptische Anfälle. Häufigste kardiale Komplikation: (ventrikuläre) Arrhythmien.

neurologische Defizite z. B. durch vasospastische Infarkte verursachen können. Ein Vasospasmus kann nicht-invasiv mit der transkraniellen Doppler-Sonografie über eine Erhöhung der Flussgeschwindigkeit in den Hirnbasisarterien nachgewiesen werden.

2.4 Hirnvenen- und Sinusthrombosen (SVT)

FRAGE
Beschreiben Sie kurz die **Klinik** eines Patienten mit Hirnvenen- oder Sinusthrombosen (SVT).

PLUS Risikofaktoren für eine SVT: Schwangerschaft, Wochenbett, Ovulationshemmer, OP, lokale Infektion, Koagulopathie, Thrombophilie, Polyglobulie, Kollagenosen.

Antwort Man unterscheidet **blande** von **septischen SVT.** Beide Formen können Kopfschmerzen, epileptische Anfälle, variable fokal-neurologische Symptome wie Hemiparese und Hemihypästhesie, Vigilanzminderung und Stauungspapillen hervorrufen. Die septische SVT ist meist von Zeichen einer schweren bakteriellen Infektion begleitet. Typisch ist in beiden Fällen die große Variabilität der Symptome und der subakute Beginn.

MERKE Grundsatz: „Immer an eine SVT denken!"

FRAGE
Die SVT führt zu Symptomen, die auch bei einer Enzephalitis oder einem ischämischen Infarkt auftreten könnten. Wie gehen Sie **diagnostisch** vor, um eine SVT nachzuweisen bzw. auszuschließen?

PLUS In der zerebralen Angiografie ist bei SVT die venöse Phase verlängert. Man findet Venenabbrüche oder korkenzieherartig geschlängelte Venen.

Antwort Über die Anamnese wird man **prädisponierende Faktoren** wie z. B. kontrazeptive Therapie, Schwangerschaft oder lokale Infektionen (Otitis media) erfragen, um dann zügig ein kraniales **CT** nativ und mit Kontrastmittel mit der Frage nach Hirnödem, Infarkten oder Stauungsblutungen durchzuführen. Nach Kontrastmittelgabe kann man eventuell eine Aussparung im Sinus sagittalis superior entdecken **(Delta-Zeichen).** In der **Kernspintomografie** kann in den T1-gewichteten Bildern die Thrombose direkt nachgewiesen werden, in den T2-Bildern kann das Restlumen sichtbar sein. Zusätzlich können spezielle **Laboruntersuchungen** (Entzündungsparameter, Gerinnungsdiagnostik) weiterhelfen.

FRAGE
Wie gehen Sie nach dem Nachweis einer SVT vor?

PLUS Prädisponierende Faktoren einer blanden SVT: u. a. orale Kontrazeption, Postpartum, Kortikosteroide.

Antwort Neben Allgemeinmaßnahmen wie **Aufrechterhaltung und Kontrolle der Vitalfunktionen, Therapie von Komplikationen** wie Hirndruck oder Anfällen und **Beseitigung von auslösenden Faktoren** (z. B. operative Sanierung einer Mastoiditis) werden Patienten mit SVT im Allgemeinen mit intravenös verabreichtem, unfraktioniertem Heparin behandelt, wobei die Ziel-

PTT bei 80–90 s liegen sollte. Dies gilt auch bei nachgewiesenen Hirnvenen- und Sinusthrombosen mit intrazerebralen Stauungsblutungen. Septische bzw. infektös bedingte SVT werden je nach zugrunde liegender Krankheit antibiotisch behandelt. Nach der Akutphase wird die Behandlung auf eine antikoagulative Behandlung mit Marcumar umgestellt. Die Dauer der Behandlung hängt von der Grunderkrankung ab und beträgt mindestens 3 bis 6 Monate.

FRAGE
Können Sie etwas zu **intrazerebralen Blutungen bei der SVT** sagen? Unter welcher Vorstellung gibt man Heparin?

Antwort Bei Blutungen infolge von Sinusvenenthrombosen handelt es sich um **Stauungsblutungen** durch Obstruktion des venösen Abflusses. Typische Lokalisation ist das subkortikale Marklager mit bilateralen, mittelliniennahen Einblutungen. Die Behandlung mit Heparin ist nicht thrombolytisch, **verhindert aber eine Zunahme der Thrombose** und die Rethrombosierung von spontan wieder eröffneten Gefäßen. So kommt es zu einer Abnahme der gesamtvenösen Obstruktion und des kapillären Drucks, dessen Erhöhung zur Blutung geführt hat.

TIPP Ein typisches Beispiel dafür, wie ein Prüfer Schritt für Schritt in die Tiefe der Materie geht, um zu sehen, ob der Prüfling den Stoff auch wirklich verstanden hat.

2.5 Spinale Gefäßsyndrome

FRAGE
Schildern Sie, wie und wodurch es zum **Spinalis-anterior-Syndrom** kommt.

Antwort Ursachen eines Spinalis-anterior-Syndroms sind spinale **Makro- oder Mikrozirkulationsstörungen, Embolien,** ein **dissezierendes Aneurysma** der Aorta abdominalis oder eine mechanische Kompression durch einen medianen **Bandscheibenvorfall** oder **Trauma.** Häufig ist die Durchblutungsstörung in den Grenzzonen der arteriellen Versorgung im zervikothorakalen Übergang (C 7/8–Th 2) oder thorakolumbalen Übergang (Th 8–L 2) lokalisiert (➤ Abb. 2.7).

PLUS Die A. spinalis anterior wird aus Ästen der Aa. vertebrales, Zuflüssen aus dem Truncus thyreocervicalis und aus der A. radicularis magna (Adamkiewicz) versorgt.

FRAGE
Schildern Sie die **Klinik** des Spinalis-anterior-Syndroms.

Antwort Beim Spinalis-anterior-Syndrom kommt es zu **gürtelförmigen Parästhesien** und Schmerzen auf Höhe der Schädigung, einer **dissoziierten Empfindungsstörung** kaudal der Läsion (Tractus spinothalamicus lateralis) und einer akut über Stunden entstehenden **erst schlaffen** (spinaler Schock), **später spastischen Para- oder Tetraparese** (Tractus corticospinalis). Auf Höhe der Läsion treten segmentale **atrophische Paresen** durch Vorderhornbeteiligung auf. Außerdem kommt es zu einer **Blasen- und Mastdarmlähmung und Impotenz** (vegetative Bahnen im Seitenstrang).

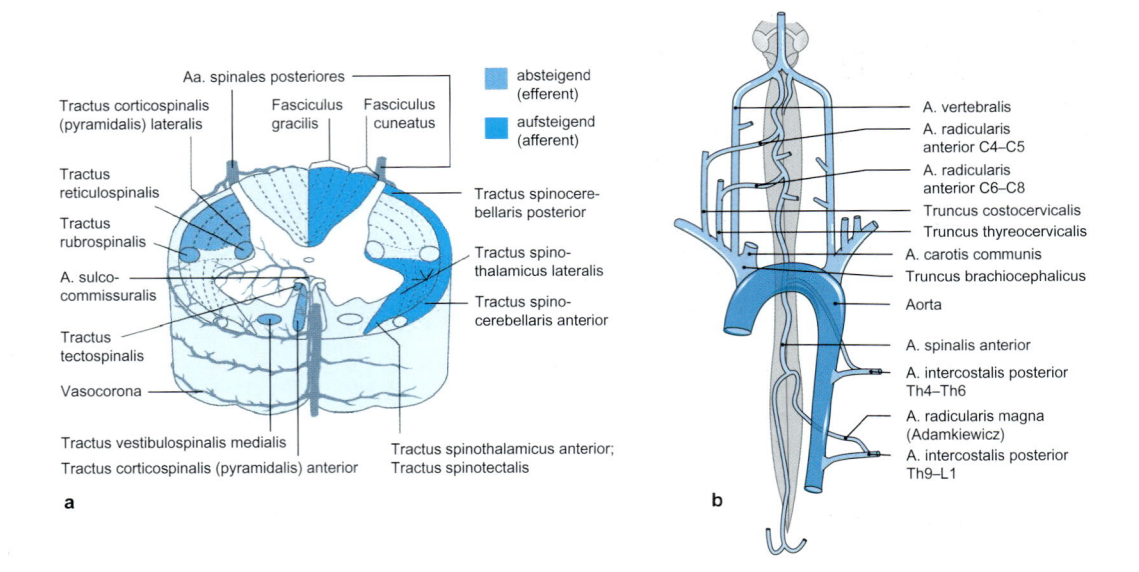

Abb. 2.7 Arterielle Blutversorgung des Rückenmarks a) Querschnitt durch das Rückenmark [L157]; b) Übersicht über den Gefäßverlauf [L141]

> **MERKE** Vibrationsempfinden und Propriozeption bleiben beim A.-spinalis-anterior-Syndrom ungestört, da die Hinterstränge von den Aa. spinales posteriores versorgt werden.

2.6 Zerebrale Vaskulitiden

FRAGE
Können Sie eine **Einteilung der Vaskulitiden** nennen?

PLUS Bei chronischen Kopfschmerzen und/oder Enzephalopathie mit Wesensänderung und bei jungen Patienten mit Hirninfarkten ohne Risikofaktoren immer an eine Vaskulitis denken.

Antwort Die Vaskulitiden sind eine heterogene Gruppe immunologisch vermittelter Erkrankungen, die durch eine entzündliche Infiltration der Gefäßwände mit Obliteration durch Nekrosen und Granulome charakterisiert sind. Eine mögliche Einteilung berücksichtigt die Größe der befallenen Gefäße (➤ Tab. 2.4).

PLUS Die Ursache der Vaskulitiden ist noch weitgehend unbekannt. Man vermutet immunologische Prozesse wie Immunkomplexablagerungen, Auto-AK und zelluläre Immunreaktionen.

2.6 Zerebrale Vaskulitiden

Tab. 2.4 Klassifikation der Vaskulitiden (nach Berlit 2002)

Vaskulitiden großer Arterien (einschließlich Aorta) mit Riesenzellen	• Arteriitis temporalis • Takayasu-Arteriitis
Vaskulitiden mittelgroßer Arterien	• Panarteriitis nodosa • Kawasaki-Syndrom • isolierte ZNS-Angiitis

Vaskulitiden kleiner Gefäße (Arteriolen, Kapillaren, Venen)	• Wegener-Granulomatose
	• Churg-Strauss-Syndrom
	• mikroskopische Panarteriitis
	• immunkomplexvermittelt, u. a.
	  – Morbus Behçet
	  – Purpura-Schoenlein-Henoch
	  – Kryoglobulinämie
	  – bei entzündlichen Darmerkrankungen

FRAGE
Welche Untersuchungen veranlassen Sie beim Verdacht auf eine zerebrale Vaskulitis?

Antwort
- **Labor-Screening: BSG,** BB, Leber- und Nierenwerten CRP, CK, Gerinnungsstatus, Elektrophorese und Rheumafaktor, **Urinuntersuchung** (U-Status, Elektrophorese, Eiweiß im 24-h-Sammelurin) und **Liquoruntersuchung**
- **spezifische Laboruntersuchungen:** Autoantikörper (ANA, ANCA), C3 und C4, Anti-Phospholipid-Antikörper, Anti-Doppelstrang-DNS-Antikörper, Immunelektrophorese
- **Kernspintomografie:** sensitivstes Verfahren für perivaskuläre Veränderungen
- **Andere:** Als invasivere diagnostische Maßnahmen kommen eine zerebrale Angiografie oder Biopsie (z. B. A. temporalis superficialis) in Betracht.
- Eingehende Untersuchung anderer Organsysteme wie Niere und Haut.

PLUS Vaskulitistypischer Angiografiebefund: multilokuläre Stenosen und Gefäßabbrüche.

PLUS ANCA-positive Vaskulitiden: Wegener-Granulomatose, Churg-Strauss-Syndrom und mikroskopische Panarteriitis.

FALLBEISPIEL
In Ihre Sprechstunde kommt eine 56-jährige Frau, die über chronische temporal bis okzipital betonte Kopfschmerzen und Sehstörungen klagt. Sie fühlt sich insgesamt krank und abgeschlagen, ihre Hosen sind ihr zu weit.

FRAGE
Was fragen Sie die Patientin noch, und welche Idee zu einer diagnostischen Einordnung haben Sie?

Antwort
Als Leitsymptom stehen Kopfschmerz und die Sehstörung im Vordergrund, sodass man genauer nach der Sehstörung fragen muss: Besteht sie permanent oder variiert sie? Außerdem frage ich genau nach, wie viel Gewicht sie verloren hat und ob eine Migräne bekannt oder in der Familie zu

TIPP Auch wenn man eine Verdachtsdiagnose hat, immer allgemein beginnen und die Symptome ordnen.

PLUS Diagnostische ACR-Kriterien: Alter > 50 Jahre, neuartige oder neu auftretende Kopfschmerzen, abnorme Temporalarterien (Druckdolenz, abgeschwächte Pulsation), BSG > 50 mm in der 1. Stunde, histologische Veränderungen (s. u.) bei Biopsie der Temporalarterie

finden ist. Nimmt man Alter, Geschlecht und das Leitsymptom der temporal betonten Kopfschmerzen zusammen, spricht die Kombination für eine **Arteriitis temporalis.**

FRAGE
Wie behandeln Sie eine Patientin mit Verdacht auf **Arteriitis temporalis?**

PLUS Steroidtherapie bereits bei klinischem Verdacht.

Antwort Wegen der Gefahr des Visusverlustes bei Befall der A. ophthalmica (ischämische Ophthalmopathie) sollte unverzüglich eine Therapie mit **Kortikosteroiden** (1 mg Prednisolon pro kg KG) eingeleitet werden Unter Steroidbehandlung bessern sich die Symptome innerhalb von Tagen, das Erblindungsrisiko liegt bei adäquater Therapie unter 2 %. Abhängig vom klinischen Verlauf, BSG und CRP wird die Steroiddosis innerhalb von 6–8 Wochen auf eine Erhaltungsdosis von 10–20 mg reduziert. Die Erhaltungstherapie sollte für mindestens 2 Jahre unter Verlaufsbeobachtung in niedriger und zuletzt alternierender 2-tägiger Gabe verabreicht werden.

2.7 Gefäßmalformationen

FRAGE
Durch moderne bildgebende Verfahren gibt es eine zunehmende Zahl von Patienten, bei denen zerebrale Malformationen als Zufallsbefund bei Routineuntersuchungen auffallen. Können Sie sich klinische Symptome vorstellen, die auf ein **arteriovenöses Angiom** hinweisen können?

Antwort Zerebrale arteriovenöse Angiome sind angeborene Gefäßkonvolute aus abnormen Venen und Arterien, die über AV-Kurzschlüsse in große Venen drainieren. Sie können klinisch manifest werden durch:
- subarachnoidale oder intraparenchymatöse, meist venöse Blutungen
- fokale oder generalisierte epileptische Anfälle
- rezidivierende fokale Ausfälle infolge eines Steal-Effekts, gelegentlich mit ischämischen Infarkten

FRAGE
Welche **Therapieoptionen** gibt es für arteriovenöse Malformationen (AVM)?

Antwort Die therapeutischen Möglichkeiten der arteriovenösen Malformationen haben das gemeinsame Behandlungsziel der Entfernung oder Obliteration der Malformation. Verwendete Verfahren sind die **mikrochirurgische Operation,** die **neuroradiologische Embolisation** mit Klebstoffen oder

Platin-Coils sowie die **stereotaktische Einzeitbestrahlung.** Die Therapieentscheidung für eines dieser Verfahren bedarf der **differenzierten individuellen Risikoabschätzung.** Während bei Patienten mit nachgewiesener AVM-Blutung die Entscheidung zu invasiver Intervention begründbar ist, ist der Nutzen eines invasiven Verfahrens für Patienten ohne stattgehabte AVM-Blutung im Vergleich zum Spontanverlauf ohne Therapie derzeit noch nicht gesichert.

KAPITEL 3

S. v. Stuckrad-Barre

Neuroinfektiologische Erkrankungen

3.1 Bakterielle Meningitis

FALLBEISPIEL
Im Nachtdienst sehen Sie einen 21-jährigen Patienten, der seit 24 Stunden über zunehmende Kopfschmerzen, Übelkeit und Erbrechen klagt. Seine Körpertemperatur beträgt 39,8 °C. Bei der Untersuchung stellen Sie eine ausgeprägte Nackensteifigkeit fest. Der Patient ist somnolent, jederzeit erweckbar, aber z. T. nicht voll orientiert.

FRAGE
Woran denken Sie?

Antwort Die klinischen Symptome mit **Kopfschmerzen, Meningismus** und **Fieber** zeigen die klassische **Trias** der bakteriellen Meningitis auf. Auch die rasche Entwicklung und die Begleitsymptome mit Verwirrtheitssyndrom und **Vigilanzstörung** sind mit dem Vorliegen einer **eitrigen Meningitis** vereinbar. **Differenzialdiagnostisch** muss man bei dieser Symptomkonstellation auch an eine virale Meningitis, parameningeale Eiterherde wie Hirnabszess oder subdurales Empyem aber auch eine Subarachnoidalblutung (SAB) und eine Sinusvenenthrombose denken.

Cave: Koma kann Meningismus maskieren!

MERKE

FRAGE
Welche **diagnostischen Maßnahmen** veranlassen Sie?

Antwort Erforderliche erste diagnostische Maßnahmen sind:
1. **Basislabor:** CRP, BSG, Blutbild und Blutkulturen
2. **Bildgebung:** Suche nach Hirndruckzeichen oder Kontrastmittel-Aufnahme der Meningen im CCT
3. **Liquorbefund:** Aussehen, Zellzahl, Zelldifferenzierung, Eiweiß, Glukose, Laktat und Grampräparat
4. Bei anhaltendem Verdacht nach Blut und Liquorgewinnung Gabe von Dexamethason (10 mg) und empirische i. v. Antibiotikagabe
5. Abklärung **prädisponierender Faktoren** wie Infektion der paranasalen Sinus, der Mastoidzellen oder HIV-Infektion

PLUS DD Meningismus: alle Formen der Meningitis, SAB, HWS-Erkrankungen, Tumoren und Blutungen in der hinteren Schädelgrube.

FRAGE
Sie erhalten folgenden Liquorbefund: 1.800 Zellen/μl mit vorwiegend granulozytärem Zellbild, Eiweiß 145 mg/dl, Glukose 25 mg/dl. Wie lautet Ihre Diagnose, und welche Therapie leiten Sie ein?

PLUS Dexamethason hemmt die Freisetzung inflammatorischer Mediatoren. Eine Reduktion der Letalität konnte für Pneumokokkenmeningitis gezeigt werden.

Antwort Eine granulozytäre Pleozytose mit 1.800 Zellen/ml, erniedrigte Glukose und erhöhtes Eiweiß sprechen für eine **akute bakterielle Meningitis**. Vor Behandlung muss man zur Diagnosesicherung Liquor und Blutkulturen für den bakteriologischen **Erregernachweis** und eine Gramfärbung asservieren, um nach initialer Blindtherapie gezielt behandeln zu können. Erwachsene mit einer ambulant erworbenen bakteriellen Meningitis erhalten vor der Antibiose die erste Dosis einer adjuvanten Dexamethason-Behandlung (4 × 10 mg i.v. für 4 Tage), da hierdurch die Letalität insbesondere bei der Pneumokokkenmeningitis gesenkt werden kann. Die **initiale Antibiotikatherapie** richtet sich nach dem wahrscheinlichen Erregerspektrum. Bei Verdacht auf eine ambulant erworbene Meningitis wird ein **Cephalosporin** der 3. Generation wie z. B. Ceftriaxon (1 × 2 g/Tag i.v. für 14 Tage) in Kombination mit **Ampicillin** (6 × 2 g/Tag i.v. für 14 Tage), um zusätzlich Listeria monocytogenes mit abzudecken, empfohlen (➤ Tab. 3.1). Außerdem sollte der Patient zur Überwachung und Vermeidung intrakranieller und systemischer Komplikationen auf einer **Intensivstation** aufgenommen werden.

Tab. 3.1 Initiale empirische Antibiotikatherapie bei der bakteriellen Meningitis bei Erwachsenen ohne Erregernachweis (nach Pfister 2002)

Klinische Konstellation	Häufigste Erreger	Empfohlenes Antibiotikaregime
Gesunde Erwachsene, keine Abwehrschwäche, ambulant erworben	S. pneumoniae, N. meningitidis, L. monocytogenes (selten)	Cephalosporin[a] + Ampicillin[b]
Nosokomial (z. B. nach neurochirurgischer OP oder SHT)	Staphylokokken, gramnegative Enterobakterien	Meropenem + Vancomycin[c]
Ventrikulitis, Shuntinfektion	Staph. epidermidis, Staph. aureus, gramnegative Enterobakterien	Cephalosporin + Vancomycin[c]
Abwehrgeschwächte und ältere Patienten	L. monocytogenes, gramnegative Enterobakterien, P. aeruginosa, Pnemokokken	Cephalosporin + Ampicillin

[a] 1 × 2–4 g/Tag Ceftriaxon oder 3 × 2 g Cefotaxim/Tag
[b] Wirksamkeit gegen Listerien
[c] Dosierung nach Serumkonzentration, Richtwert 2 × 1 g

FRAGE
Die rasche Einleitung einer Steroid- und Antibiotikatherapie stellt die wichtigste und prognostisch entscheidende Behandlungsmaßnahme dar. Andererseits müssen Sie möglichst rasch einen Erregernachweis erreichen. Begründen Sie ihr diagnostisches Vorgehen in Abhängigkeit von der Klinik des Patienten bei dringendem Verdacht auf eine bakterielle Meningitis in der Akutsituation.

TIPP In dieser Frage geht der Prüfer noch mal auf das Fallbeispiel ein, um den für Ihn wichtigen Punkt des unterschiedlichen Vorgehens bei Meningitis mit und ohne Vigilanzminderung und/oder Fokalneurologie herauszuarbeiten.

Antwort Bei Patienten mit Verdacht auf eine bakterielle Meningitis, die weder eine Vigilanzminderung noch ein fokalneurologisches Defizit (z. B. Hemiparese) haben, sollte unmittelbar nach der klinischen Untersuchung

(Stauungspapille?) und Abnahme von Blutkulturen die **lumbale Liquoruntersuchung** angeschlossen werden. Danach sollte unmittelbar die empirische **Antibiotikatherapie** eingeleitet und ein **CCT** z. B. zum Ausschluss eines parameningealen Fokus wie z. B. einer Mastoiditis oder Sinusitis durchgeführt werden.

Bei Patienten mit einer **Vigilanzstörung** und/oder **fokalneurologischem Defizit,** wie im Fallbeispiel, wird unmittelbar nach der körperlichen Untersuchung und Abnahme von Blutkulturen die empirische Antibiotikatherapie begonnen, um durch das Warten auf die CT-Untersuchung keine Zeit zu verlieren. Danach erfolgt so rasch wie möglich ein **CCT** zum Ausschluss eines erhöhten intrakraniellen Drucks. Nur wenn das **CT keine Hinweise auf Hirndruck** zeigt und der Patient **keine klinischen Zeichen der Einklemmung** aufweist, wie z. B. eine einseitig erweiterte nicht lichtreagible Pupille, nimmt man eine Liquorpunktion vor (➤ Abb. 3.1).

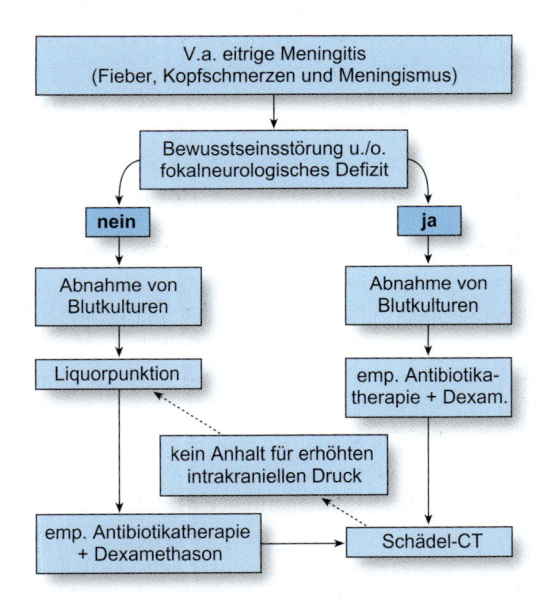

Abb. 3.1 Empfohlene Reihenfolge von Diagnostik und Therapie bei Patienten mit klinischem Verdacht auf bakterielle Meningitis (nach Leitlinien Dt. Ges. für Neurologie 2008) [M463, L141]

Die entscheidende diagnostische Maßnahme bei Verdacht auf eine Meningitis ist der Erregernachweis. Bei neurologischer Herdsymptomatik (z. B. Hemiparese), klinischem Verdacht auf erhöhten Hirndruck (Vigilanzminderung) oder Zustand nach epileptischen Anfällen muss vor der Lumbalpunktion ein CCT durchgeführt werden.

MERKE

FRAGE
Welche möglichen **Komplikationen** müssen Sie besonders bei der eitrigen Meningitis im Blick haben?

PLUS Ein Hirnödem mit rascher Entwicklung von Hirndruck kann in jedem Stadium der Erkrankung, auch in der Frühphase, auftreten.

PLUS Obligate Zusatzuntersuchungen wie CCT, NNH-CCT, Rö-Thorax, HNO-Unters., ggf. Herzecho dienen dem Nachweis von ursächlichen Begleiterkrankungen und Komplikationen.

Antwort Die Hälfte der erwachsenen Patienten mit einer bakteriellen Meningitis entwickelt in der Akutphase der Erkrankung Komplikationen unterschiedlichen Schweregrades. Die Komplikationen entwickeln sich in der Regel in der ersten Woche, gelegentlich nach 2 bis 3 Wochen. Im Verlauf können sich folgende **intrakranielle Komplikationen** entwickeln:
- Hirnödem mit Gefahr der Einklemmung
- zerebrale arterielle Gefäßkomplikationen: Vaskulitis, Vasospasmus
- Hydrozephalus
- septische Sinusthrombosen und kortikale Venenthrombosen
- Zerebritis (Hirnphlegmone)
- selten als Folge der Meningitis: Hirnabszess, subdurales Empyem

Häufigste **extrakranielle systemische Komplikationen** in der Akutphase sind:
- septischer Schock (10 %)
- Verbrauchskoagulopathie
- adult respiratory distress syndrome (ARDS)
- Arthritis (septisch und reaktiv)

FRAGE
Welche Maßnahmen ergreifen Sie bei einem Patienten mit **Meningokokkenmeningitis**?

Antwort Schon bei Verdacht auf eine Meningokokkenerkrankung sollte der Patient bis mindestens 24 Stunden nach Beginn der Antibiotikatherapie isoliert werden. Pflegepersonal und Ärzte müssen grundlegende Hygienemaßnahmen wie Tragen von Schutzkitteln, Nasen-Mund-Schutz und Desinfektion beachten. Die **Standardtherapie** ist bei Erwachsenen in Deutschland weiterhin **Penicillin G** 20–30 × 10^6 U/d (alle 4–6 h) für 14 Tage. Alternativ sind z. B. Ceftriaxon oder Cefotaxim wirksam.

Nach Behandlungsbeginn wird man initial und im Verlauf **Liquorkontrollen** durchführen, bis die Keimfreiheit nachgewiesen ist. So kann man auch ein Nichtansprechen der Therapie erkennen und eine Umstellung der Antibiose vornehmen.

PLUS Die Erstbeschreibung der Meningokokkenmeningitis, ursprünglich als „Zerebrospinalfieber" bezeichnet, geht auf G. Viesseux zurück, der 1805 einen Krankheitsausbruch in Genf beobachtete. Die Meningokokken-Impfung gilt hauptsächlich als Reiseimpfung z. B. vor Aufenthalten im Meningitis-Gürtel Afrikas.

FRAGE
Was raten Sie der Ehefrau eines an Meningokokkenmeningitis erkrankten Patienten, die ihren Mann vor Transport ins Krankenhaus noch „innig geküsst" hat?

Antwort Die Frau gehört zum Kreis der sogenannten engen Kontaktpersonen, die als Haushaltsmitglieder wahrscheinlich mit oropharyngealen Sekreten des Patienten in Kontakt gekommen sein könnten. In diesen Fällen wird eine **Chemoprophylaxe** mit z. B. einmalig 500 mg Ciprofloxacin p. o. oder 250 mg Ceftriaxon i. m. empfohlen. Die Chemoprophylaxe sollte so rasch wie möglich (ideal innerhalb der ersten 24 Stunden) erfolgen.

MERKE Jeder Verdacht auf Erkrankung an Meningokokkenmeningitis oder tuberkulöser Meningitis ist nach dem Infektionsschutzgesetz § 6 dem Gesundheitsamt zu melden. Eine Meldepflicht für Listerien und Haemophilus influenzae besteht erst nach direktem Erregernachweis. Die Pneumokokkenmeningitiden sind nicht mehr meldepflichtig.

FRAGE
Können Sie etwas zur **Epidemiologie** der akuten bakteriellen Meningitis sagen?

Antwort Die Inzidenz der akuten bakteriellen Meningutis wird in den Industriestaaten auf jährlich bis zu 5–10/100.000 geschätzt. In Deutschland liegt die jährliche Inzidenz der Meningokokkenmeningitis derzeit bei 0,9 pro 100.000 Einwohner und die der Pneumokokkenmeningitis wird auf 1 bis 2 Fälle pro 100.000 Einwohner geschätzt. Die bakterielle Meningitis wird sehr häufig in Entwicklungsländern und in bestimmten geografischen Regionen, wie z. B. dem sogenannten „Meningitisgürtel" in Afrika (südlich der Sahara und nördlich des Äquators von der West- bis zur Ostküste) beobachtet, wo die geschätzte Inzidenz etwa 70 pro 100.000 Einwohner pro Jahr beträgt.

PLUS Nach Einführung der H. influenzae Typ B-Impfungen ist eine deutliche Abnahme der Inzidenz der Haemophilusmeningitiden zu verzeichnen. Das Erregerspektrum wird stark von den prädisponierenden Faktoren beeinflusst (➤ Tab. 3.1).

FRAGE
Können Sie etwas zu **prognostisch relevanten Faktoren** bei der bakteriellen Meningitis sagen?

Antwort Zu den wichtigsten Prädiktoren für einen **ungünstigen Verlauf** der Erkrankung zählen:
- Patientenalter > 60 Jahre
- schwere Grund- oder Begleiterkrankung wie z. B. Endokarditis oder Immunsuppression
- lange Krankheitsdauer vor Antibiotikatherapiebeginn
- Art des Erregers: z. B. gramnegative Enterobakterien, Pneumokokken
- niedrige Liquorglukose, da gilt: je mehr Erreger, desto niedriger die Liquorglukose

PLUS Die höchste Letalität findet sich bei Pneumokokken- und Listerienmeningitiden mit 20–40 %; 3–10 % der Patienten mit Meningokokkenmeningitiden versterben.

FRAGE
Können Sie mir kurz **Ursachen** von subakut und chronisch verlaufenden infektiösen und nicht-infektiösen Meningitiden nennen?

Antwort Die wichtigsten infektiösen und nicht-infektiösen Erkrankungen, die zu einer subakuten/chronischen Meningitis führen können, sind in ➤ Tab. 3.2 aufgeführt.

PLUS Ursachen einer rezidivierenden Meningitis: parameningeale Infektionsherde (z. B. Mastoiditis) o. posttraumatischer/postoperativer Duradefekt, Mollaret-Meningitis, medikamenteninduzierte Meningitis (z. B. Ibuprofen), SLE, Neurosarkoidose, Morbus Behçet.

Tab. 3.2 Ursachen einer chronischen Meningitis (nach Pfister)

Infektiös	Nicht-infektiös
tuberkulöse Meningitis	Meningeosis carcinomatosa
Kryptokokkenmeningitis	Neurosarkoidose
Neuroborreliose	systemischer Lupus erythematodes
Neurolues	isolierte Angiitis des ZNS
Neurozystizerkose	Behçet-Syndrom

3.2 Virusmeningitis und -enzephalitis

FALLBEISPIEL
Ein 35-jähriger Patient wird mit Kopfschmerzen, einem aphasischen Syndrom, Verwirrtheit und Fieber stationär aufgenommen. Die Symptomatik hat sich innerhalb von Stunden entwickelt. Zusätzlich hat der Notarzt einen generalisierten epileptischen Anfall beobachtet. Sie erhalten folgenden Liquorbefund: 210 Zellen/µl, 62 mg/dl Eiweiß, normale Glukose. Die Zelldifferenzierung ergibt 91 % Lymphozyten.

FRAGE
Wie beurteilen Sie die Situation?

PLUS Die PCR zum Nachweis von Herpes-simplex-DNA im Liquor hat eine Sensitivität von 98 % und eine Spezifität von 94 % bei wiederholten Untersuchungen.

PLUS In frühen Phasen viraler Meningoenzephalitiden findet man häufig initial eine granulozytäre Liquorpleozytose, sodass man sie von einer beginnenden eitrigen Meningitis nicht unterscheiden kann. Bis zur Diagnosesicherung muss man also Aciclovir und Antibiotika geben.

Antwort Klinisch handelt es sich um ein akutes Geschehen mit neurologischer Herdsymptomatik, Fieber, einem Psychosyndrom sowie Zustand nach einem epileptischen Anfall. Zusammen mit einem entzündlichen Liquorsyndrom, das eine lymphozytäre Pleozytose mit grenzwertigem Eiweiß- und normaler Glukose zeigt, muss an eine virale **Enzephalitis,** insbesondere die **Herpes-simplex-Enzephalitis** gedacht werden. Zur Frühdiagnostik sind nach einer CCT zum Ausschluss von Hirndruck eine Lumbalpunktion (Zellzahl, Gesamteiweiß, Glukose, HSV-PCR im Liquor), das EEG (temporale Verlangsamung?) und ggf. kraniales MRT (temporomediobasal erhöhte Signalintensität in T2-Schichten?) geeignet.

Der Erfolg der Therapie hängt bei Verdacht vom **sofortigen Therapiebeginn mit Aciclovir** (3 × 10 mg/kg KG/Tag für 14 Tage i. v.) ab. Außerdem werden eine polypragmatische antibiotische Behandlung bis zur Diagnosesicherung, eine Thromboseprophylaxe (Low-dose-Heparinisierung) und eine antikonvulsive Therapie mit Phenytoin eingeleitet, da der Patient bereits einen Anfall hatte.

MERKE Merkspruch für die Initialsymptome der Herpes-simplex-Enzephalitis „CAVEAT": **C**ephalgien, **A**phasie (insbes. Wernicke), **V**igilanzminderung, **E**ntzündung, **A**nfälle und **t**emporaler Befall (EEG: Herdbefund, epileptogener Fokus).

FRAGE
Können Sie noch etwas zur **Prognose** der **Herpes-Enzephalitis** sagen?

3.2 Virusmeningitis und -enzephalitis

Antwort Die Prognose korreliert streng mit der frühzeitigen Behandlung mit Aciclovir. Unbehandelt hat die Herpes-Enzephalitis eine Letalität von 70 %. Todesursachen sind Hirnödem und sekundäre Pneumonien. Durch Aciclovir kann die Letalität auf 10–20 % gesenkt werden. Die Überlebenden haben allerdings oft neurologische Residualsymptome, z. B. Paresen oder neuropsychologische Ausfälle.

PLUS Prognostisch ungünstig: höheres Lebensalter, frühes Koma und Immunsuppression.

FRAGE
Kennen Sie außer dem Herpes-simplex-Virus noch **andere Viren**, die **Entzündungen des ZNS** hervorrufen?

Antwort Die akute Virusmeningitis gehört zu den häufigsten entzündlichen neurologischen Erkrankungen. Als häufigste Erreger in Europa gelten Enteroviren (Echo-, Coxsackie-Viren), die für mehr als 50 % der Virusmeningitiden verantwortlich sind, Viren der Herpesgruppe wie Herpes-simplex-Virus Typ 2, Varizella-Zoster-Virus und Epstein-Barr-Virus sowie das FSME-Virus. Grundsätzlich bleibt festzuhalten, dass ein Virusnachweis in nur etwa 30 % der Fälle gelingt.

FRAGE
Sie erwähnten das **FSME-Virus.** Welche Krankheit wird hierdurch verursacht? Wie wird sie übertragen und wie verläuft sie?

Antwort Die **Frühsommer-Meningoenzephalitis** (FSME) wird durch ein Flavivirus verursacht, das durch die Schildzecke *Ixodes ricinus* übertragen wird. Die FSME verläuft bei 70–90 % der Infizierten subklinisch. Der Krankheitsverlauf ist biphasisch: ⅔ der FSME-Patienten haben unspezifische Prodromi wie Kopf- und Gliederschmerzen, Abgeschlagenheit und Fieber. Nach einem fieberfreien Intervall von etwa 1 Woche entwickeln etwa 6–10 % dieser Patienten neurologische Symptome: Bei meningoenzephalitischen Verlaufsformen können z. B. Vigilanzstörungen, Verwirrtheitssyndrome, Stand- und Gangataxie, Intentionstremor, seltener extrapyramidale Symptome wie Rigor, Hypokinese und Bradydiadochokinese auftreten.

FRAGE
Nennen Sie **Diagnosekriterien der FSME.**

Antwort Die Diagnose stützt sich auf folgende Kriterien:
- anamnestische Exposition in FSME-Risikogebiet
- erinnerlicher Zeckenbiss
- Klinik: Fieber, Kopfschmerzen, neurologisches Defizit
- entzündliches Liquorsyndrom: initial granulozytäre, im Verlauf lymphozytäre Pleozytose, geringe Blut-/Liquor-Schrankenstörung
- positiver Nachweis von **FSME-IgM-Antikörpern** in Serum und Liquor

3.3 Neurotuberkulose

FRAGE
Können Sie etwas zur **Häufigkeit** und **Prognose** der tuberkulösen Meningitis sagen?

PLUS Ca. 30–50 % der Patienten haben eine **prädisponierende Grund-** oder **Begleiterkrankung** wie Diabetes mellitus, Alkoholismus, Malignomerkrankung oder sind immundefizient (Steroid-Langzeittherapie, HIV-Infektion).

Antwort Weltweit erkranken jährlich etwa 8 Mio. Menschen an einer aktiven Tuberkulose: Etwa 15 % der aktiven Tuberkulosen sind extrapulmonal lokalisiert, und davon betreffen wiederum 6 % die Meningen, d. h., dass weltweit jährlich etwa 70.000 Menschen an einer tuberkulösen Meningitis erkranken. Die Erkrankung kommt in allen Altersstufen vor, gehäuft jedoch zwischen dem 3. und 6. sowie 20. und 40. Lebensjahr.

Durch Verbesserung der tuberkulostatischen Therapie ist die ZNS-Tuberkulose mit einer Gesamtmortalität von 15–30 % behaftet. Ein Drittel der Patienten behält neurologische Residualsymptome wie z. B. Hirnnervenparesen, epileptische Anfälle oder ein Psychosyndrom zurück.

FRAGE
Worin unterscheidet sich die tuberkulöse Meningitis von anderen Meningitiden?

PLUS Trias der basalen Meningitis: Hirnnervenausfälle, Vaskulitis der großen basalen Hirngefäße und Hydrozephalus.

Antwort Im Vergleich zu anderen Meningitiden entwickelt sich die **tuberkulöse** Meningitis **subakut** über Wochen mit subfebrilen Temperaturen, Kopfschmerzen, Somnolenz und Verwirrtheitszuständen. Bei der Untersuchung findet man klinisch einen Meningismus, Hirnnervenbeteiligungen wie Augenmuskel- oder Fazialisparesen als Zeichen einer **basalen Meningitis,** Stauungspapillen und seltener fokalneurologische Defizite wie z. B. Paresen. Es handelt sich also um eine **subakute Infektion des ZNS,** wobei die Primärinfektion Jahre zurückliegen kann.

FRAGE
Wie beweisen Sie eine tuberkulöse Meningitis?

PLUS Wiederholte Liquoruntersuchungen erhöhen die „Trefferquote". Der kulturelle Erregernachweis ist im Schnitt nach 30 Tagen erhältlich, sodass er eher der retrospektiven Diagnosesicherung als der DD in der Akutphase dient.

Antwort Der Liquor zeigt bei der tuberkulösen Meningitis eine **lymphomonozytäre Pleozytose** mit Zellzahlen von 60–400 Zellen/μl, eine **Eiweißerhöhung** (meist zwischen 100–500 mg/dl) und **Glukoseerniedrigung** (meist zwischen 20–40 mg/dl).

Der direkte Erregernachweis als Beweis erfolgt:
- durch mikroskopischen Nachweis säurefester Stäbchen in der **Ziehl-Neelsen-Färbung** im Liquorausstrichpräparat (positiv bei bis zu 30 % der Patienten)
- durch **kulturellen Nachweis** von Mykobakterien im Löwenstein-Jensen-Medium (positiv bei 45–90 % der Patienten nach 30 Tagen)
- mittels **PCR** durch Nachweis von Mykobakterien-DNA im Liquor als **Frühdiagnostik** (bei bis zu 90 % der Patienten positiv)

FRAGE
Nennen Sie typische **Komplikationen** der tuberkulösen Meningitis.

Antwort   Im Verlauf der tuberkulösen Meningitis können auftreten:
- **Hydrocephalus aresorptivus oder Verschlusshydrozephalus** bei 40 % der Patienten; bei über 90 % der Patienten mit einer Krankheitsdauer von mehr als 4 bis 6 Wochen
- zerebrale **Vaskulitis** mit Stenosen oder Verschlüssen der A. carotis interna, der A. cerebri media und anterior sowie A. basilaris, die zu ischämischen Hirninfarkten führen können
- **Tuberkulome** bei 10–20 % der Patienten, seltener tuberkulöse **Abszesse**
- **spinale Mitbeteiligung** mit Ausbreitung der Entzündung auf spinale Meningen mit nachfolgender Myeloradikulitis, Vaskulitis mit medullären Infarkten, postmeningitische Syringomyelie

PLUS   Prädiktoren für einen ungünstigen Verlauf: hohes Alter, schwere Grundkrankheit, fortgeschrittenes Krankheitsstadium, Miliar-Tbc, schwere seröse Meningitis (Eiweiß > 300 mg/dl).

3.4 Neurosyphilis

FRAGE
Welche **ZNS-Manifestationen** der Lues kennen Sie?

Antwort   Bei einer Infektion mit *Treponema pallidum* kann nach der Primärinfektion im Verlauf eine Neurosyphilis auftreten. Das Erscheinungsbild des syphilitischen ZNS-Befalls hängt vom Krankheitsstadium, in dem es auftritt, ab:
- **Sekundärstadium:** leichte Meningitis, Hirnnervenläsionen (III, VII und VIII), Polyradikulitis und seltener vaskuläre Hirnstammsyndrome.
- Für das **Tertiärstadium** sind die folgenden Manifestationsformen charakteristisch:
  – meningovaskuläre Neurosyphilis (Syphilis cerebrospinalis) mit meningitischer und vaskulitischer Variante
  – tabische Neurosyphilis (Tabes dorsalis): chronisch-progrediente dorsale Radikuloganglionitis mit u. a. Reflexverlust der Beine, Pallanästhesie, Pupillenstörungen, lanzinierenden Schmerzen, Gangataxie und Überstreckbarkeit der Knie- und Hüftgelenke
  – paralytische Neurosyphilis (progessive Paralyse): chronische Enzephalitis mit Wesensänderung, psychotischen Episoden, abnormer Pupillenreaktion (zumeist: reflektorische Pupillenstarre), epileptischen Anfällen, Reflexanomalien und Demenz

PLUS   Während der Spätlatenz (> 1 Jahr nach Infektion) wird die „asymptomatische" Neurosyphilis (entzündlicher Liquor ohne klinisches Korrelat) beobachtet.

FRAGE
Welchen **Liquorbefund** erwarten Sie bei Neurolues?

Antwort   Der Liquor zeigt im typischen Fall eine **lymphozytäre Pleozytose** mit bis zu mehreren 100 Zellen/μl, eine mäßiggradige Eiweißhöhung um

100 mg/dl, normale Glukosewerte sowie oligoklonale IgG-Banden und eine intrathekale treponemenspezifische Antikörperproduktion mit einem spezifischen Liquor-Serum-Index > 2.

FRAGE
Womit **behandeln** Sie die Neurolues und was können Sie damit erreichen?

PLUS Stationäre Behandlung, da innerhalb der ersten 12–14 Stunden nach Penicillin-Gabe eine **Jarisch-Herxheimer-Reaktion** (Fieber, Schüttelfrost, Blutdruckabfall, Tachykardie, Verschlechterung der neurologischen Symptome) auftreten kann.

Antwort **Penicillin G** ist das Mittel der Wahl (3 × 10 oder 5 × 5 Mio. IE Penicillin G i. v. über 14 Tage). Dieses Schema wird bei symptomatischer und asymptomatischer Neurosyphilis sowie bei allen Formen der Syphilis mit HIV-Koinfektion angewendet, wenn bislang keine effektive Therapie durchgeführt wurde. Bei Penicillinallergie muss ein Alternativpräparat, wie z. B. Ceftriaxon oder Doxycyclin, verwendet werden.

3.5 Neuroborreliose

FRAGE
Kennen Sie eine **klinische Stadieneinteilung** der Neuroborreliose?

PLUS Trias des Bannwarth-Syndroms: intensive, nächtlich betonte radikuläre Schmerzen, entzündlicher Liquor und Paresen.

Antwort Die Neuroborreliose ist eine in mehreren Stadien verlaufende Infektionskrankheit, die durch Borrelien verursacht und über Zecken auf den Menschen übertragen wird. Klinisch unterscheidet man drei Stadien (➤ Tab. 3.3):

Tab. 3.3 Stadien der Neuroborreliose

Stadium	Klinik
I lokalisierte Infektion (Tage bis Wochen nach Zeckenbiss)	• Erythema chronicum migrans, unspezifische Allgemeinsymptome, langsamer Beginn
II disseminierte Infektion (Wochen bis Monate nach Zeckenbiss)	• multiple Erytheme • schmerzhafte, lymphozytäre Meningoradikulitis (Bannwarth-Syndrom) • Hirnnervenparesen: insbes. III, VI, VII • radikulär verursachte Extremitätenparesen • Meningitis, Meningoenzephalitis, Meningoradikulitis • Sonstige: Karditis (AV-Block), Borrelien-Lymphozytom, Arthralgien, Myalgien, Lymphadenopathie, Hepatitis, selten Arthritis und Myositis
III persistierende chronische Infektion (Monate bis Jahre nach Zeckenbiss)	• chronisch-progrediente Enzephalitis und Enzephalomyelitis • Acrodermatitis chronica atrophicans • distale, axonale Polyneuropathie • zerebrale Vaskulitis

3.5 Neuroborreliose

FRAGE
Nennen Sie die wichtigsten **DD** der Neuroborreliose.

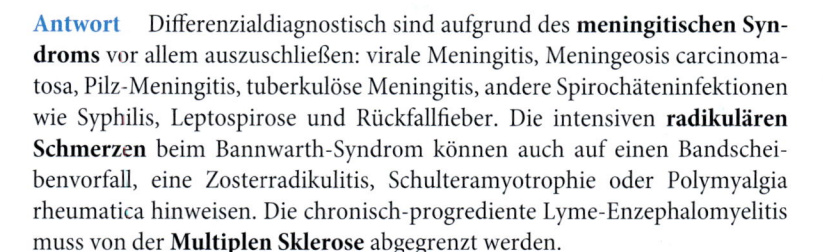

Antwort Differenzialdiagnostisch sind aufgrund des **meningitischen Syndroms** vor allem auszuschließen: virale Meningitis, Meningeosis carcinomatosa, Pilz-Meningitis, tuberkulöse Meningitis, andere Spirochäteninfektionen wie Syphilis, Leptospirose und Rückfallfieber. Die intensiven **radikulären Schmerzen** beim Bannwarth-Syndrom können auch auf einen Bandscheibenvorfall, eine Zosterradikulitis, Schulteramyotrophie oder Polymyalgia rheumatica hinweisen. Die chronisch-progrediente Lyme-Enzephalomyelitis muss von der **Multiplen Sklerose** abgegrenzt werden.

PLUS Inzidenz 15–140/100.000. Hohe Rate asymptomatischer Infektionen.

FRAGE
Wie weisen Sie eine Lyme-Borreliose nach?

Antwort In der Diagnostik werden **serologische Methoden** und die **Liquoruntersuchung** nach einem Zwei-Stufenschema herangezogen. Empfohlen wird zunächst ein empfindlicher Suchtest (**1. Stufe**) mittels IgG- und IgM-ELISA oder Immunfluoreszenstest. Bei positivem oder grenzwertigem Befund folgt ein spezifischer Bestätigungstest (**2. Stufe**) mittels IgG- und IgM-Immunoblot (Westernblot).

Zum Nachweis einer Neuroborreliose muss als nächster Schritt ein **Liquor-Serum-Paar** untersucht werden. Hier zeigt sich typischerweise eine lymphozytäre Pleozytose, eine Schrankenstörung und eine intrathekale Immunglobulin-Synthese. Gesichert wird die Diagnose durch den Nachweis einer **borrelienspezifischen intrathekalen Antikörperproduktion.** Eine mindestens zweifach höhere Antikörperkonzentration im Liquor als im Serum pro Einheit Immunglobulin weist auf eine intrathekale Synthese und somit eine Neuroborreliose hin. Der fehlende Nachweis von spezifischen Antikörpern in Serum und Liquor spricht **gegen** eine Neuroborreliose.

PLUS Serologie: Für eine aktive Infektion sprechen ein positiver IgMAk-Nachweis, ein signifikanter Ak-Anstieg oder eine Serum-Konversion. **Cave:** IgM-Ak können auch bei erfolgreicher Therapie über Jahre persistieren.

FRAGE
Können Sie etwas zur **Therapie** der einzelnen Stadien sagen?

Antwort Im **Stadium I** behandelt man bei Erwachsenen mit 2 × 100 mg/Tag Doxycyclin p. o. über 14–21 Tage. In den **Stadien II** und **III** führt man eine intravenöse Therapie mit Ceftriaxon (1 × 2 g/Tag über 14 Tage im Stadium II und 21 Tage im Stadium III) durch. Bei Penicillin- und Cephalosporinallergie kann man Doxycyclin (2 × 100 mg/Tag über 14 Tage) geben. Eine Therapiekontrolle sollte klinisch und aufgrund der Normalisierung der Liquorpleozytose z. B. mittels Kontroll-Liquorpunktion 6 Monate nach der Antibiotikatherapie erfolgen. Im Frühstadium ist eine vollständige Heilung zu erreichen. Die Häufigkeit „chronischer Borreliosen" ist unklar und wird wahrscheinlich überschätzt.

PLUS Der Nachweis von IgG-Antikörpern nach Antibiotikatherapie im Serum ist kein Beleg für eine persistierende Infektion. Ein isolierter IgM-Befund spricht gegen das Vorliegen einer Spätmanifestation.

PLUS Eine Dreiklassenreaktion im Liquor mit lokaler IgM, IgG-, und IgASynthese oder eine isolierte IgM-Antwort sind typisch für die Neuroborreliose.

3.6 Neuro-AIDS

FALLBEISPIEL
In der Poliklinik sehen Sie einen 37-jährigen HIV-positiven Patienten, der 3 Tage zuvor einen einfach fokalen epileptischen Anfall mit klonischen Zuckungen des rechten Armes und Ausbreitung auf die gesamte rechte Körperhälfte hatte. Nun berichtet er über eine Schwäche der rechten Körperhälfte.

FRAGE
Was unternehmen Sie, und welche Punkte gilt es zu beachten?

PLUS Die häufigsten Ursachen für epileptische Anfälle bei HIV-Patienten: Toxoplasmose, Kryptokokkose, HIV-Enzephalopathie, primäres ZNS-Lymphom.

Antwort Das ZNS ist häufiger Manifestationsort der HIV-Infektion. Neben der neurologischen Untersuchung wird man aufgrund der rechtsseitigen Schwäche zunächst eine CCT ohne und mit Kontrastmittel oder idealerweise eine **kraniale Kernspintomografie** durchführen. Grundsätzlich muss zur weiteren Einordnung der Symptome Folgendes bedacht werden:
- Der **aktuelle Immunstatus** (CD4-Helferzellzahl) ist wichtig, da die Wahrscheinlichkeit HIV-assoziierter Komplikationen mit dem Grad der Immunschwäche zusammenhängt.
- Ist der Patient in einem **fortgeschrittenen AIDS-Stadium,** ist es wahrscheinlich, dass multiple ZNS-Komplikationen gleichzeitig vorliegen.
- Wird der Patient **antiretroviral behandelt?** Viele opportunistische Infektionen sind unter antiretroviraler Kombinationstherapie seltener geworden. Denkbar ist, dass diese Infektionen zu anderen Zeitpunkten oder mit anderen klinischen Manifestationen auftreten.
- Bei **multimorbiden** Patienten wird die Klinik oft durch Interaktion infektiöser, toxischer und metabolischer Faktoren bestimmt.

FRAGE
Im kranialen MRT findet sich links parietal ein ringförmig kontrastmittelaufnehmendes Areal mit perifokalem Ödem. Woran denken Sie?

Antwort Differenzialdiagnostisch muss man bei einem ringförmigen, kontrastmittelaufnehmenden Herd im MRT bei HIV-Patienten in erster Linie an eine **ZNS-Toxoplasmose** oder ein **primäres zerebrales Lymphom** denken.

MERKE Eine differenzialdiagnostische Abgrenzung von ZNS-Lymphom und Toxoplasmose kann klinisch meist nur durch fehlendes Ansprechen auf eine probatorische Toxoplasmose-Therapie erreicht werden. Thallium-SPECT oder FDG-PET zeigen beim Lymphom eine Tracer-Anreicherung und bei entzündlichen Läsionen eine Minderaufnahme.

FRAGE
Nennen Sie weitere neurologische Manifestationen einer HIV-Infektion.

3.6 Neuro-AIDS

Antwort Bei Patienten mit HIV-Infektion müssen grundsätzlich **primäre** von **sekundären Neuromanifestationen** unterschieden werden. Zu den **primären Neuromanifestationen** werden Erkrankungen gezählt, die durch direkten ZNS-Befall entstehen:
- **HIV-Enzephalopathie/-Demenz:** klinisch manifestiert sich der sogenannte AIDS-Demenz-Komplex (Synonym) variabel mit Antriebs- und Affektstörungen und Verlust kognitiver Fähigkeiten
- **akute** oder **chronische HIV-Meningitis**
- HIV-assoziierte Myelopathie, -Polyneuropathie, -Myopathie

Zu den **sekundären Neuromanifestationen** werden alle Erkrankungen des zentralen und peripheren Nervensystems gezählt, die sich infolge der Immundefizienz manifestieren. Im Gegensatz zu den primären setzen die sekundären Neuromanifestationen meistens mit einer akuten klinischen Symptomatik ein:
- **zerebrale Toxoplasmose** (➤ Abb. 3.2), die weiterhin die häufigste Ursache für akute neurologische Fokalsymptome darstellt

PLUS Seit Einführung der HAART sind die Zahlen der AIDS-assoziierten Komplikationen deutlich rückläufig.

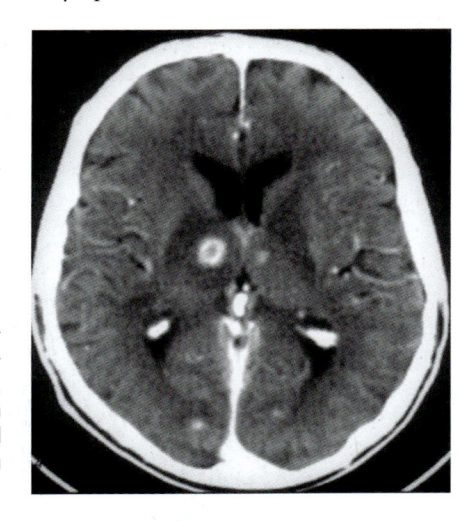

Abb. 3.2 Axiales CT nach Kontrastmittelgabe bei Toxoplasmose: zahlreiche KM-aufnehmende Läsionen, die größte thalamisch rechts gelegen mit ringförmigen Enhancement und deutlichen perifokalen Ödemen [T533]

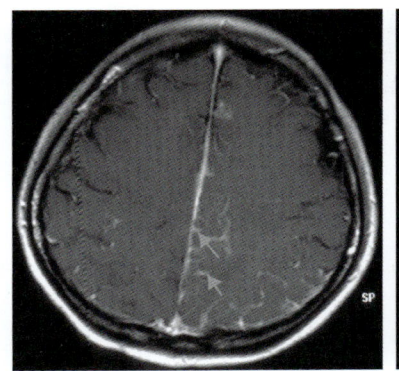

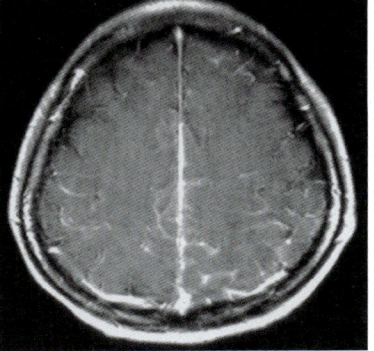

Abb. 3.3 a), b) T1-gewichtetes MRT nach Kontrastmittelgabe mit einem für die Kryptokokkose typischen vermehrten sulkalen Enhancement aufgrund der dort befindlichen entzündlichen Konglomerate [T533]

- **Kryptokokken-Meningoenzephalitis** (> Abb. 3.3): häufigster Pilzerreger bei HIV-Patienten, Manifestation als subakute Meningitis (CD4$^+$-Zellen häufig < 100 μl)
- **progressive multifokale Leukenzephalopathie** (JC-Virus)
- **HIV und Neurolues:** Der Verlauf der Lues unterscheidet sich von Immunkompetenten. Indikation zur Therapie großzügig stellen, da falsch-negative und -positive serologische Befunde möglich sind.

FRAGE
Was ist die **progressive multifokale Leukenzephalopathie (PML)?** Tritt sie nur bei HIV-Patienten auf?

PLUS Diagnose der PML: MRT und Liquoruntersuchung mit PCR-Nachweis von JC-Virus-DNA.

PLUS Die Durchseuchung der erwachsenen Population liegt bei 92 %.

Antwort Die PML wird durch ein hüllenloses, ubiquitäres DNA-Virus aus der Gruppe der Polyomaviren (JC-Virus) verursacht. Es handelt sich um eine multifokale demyelinisierende Erkrankung des ZNS. Sie verläuft subakut oder chronisch-progredient mit fokalen neurologischen Zeichen wie Gesichtsfeldausfällen, Mono- oder Hemiparese, Ataxie und Demenz. Eine PML besteht bei 3–5 % der Patienten im Stadium AIDS. Sie tritt außerdem bei immunkompromittierten Patienten, Malignomen, wie z. B. Morbus Hodgkin oder chronisch myeloischer Leukämie, und nach Organtransplantation auf.

3.7 Prionen-Erkrankungen

FRAGE
In den letzten Jahren sind Prionen-Erkrankungen in den Mittelpunkt der öffentlichen Aufmerksamkeit geraten. Äußern Sie sich zu den Prionen-Erkrankungen.

TIPP Nicht zuletzt durch die öffentliche Diskussion der letzten Jahre sind diese Erkrankungen „in aller Munde" und auch ein beliebtes Prüfungsthema!

Antwort Bei den Prionen-Erkrankungen handelt es sich um seltene, atypische, übertragbare Erkrankungen des ZNS, die mit neuropathologischen Veränderungen wie **Neuronenverlust, Vakuolenbildung** und **Gliose** einhergehen und unter dem Sammelbegriff transmissible spongiforme Enzephalopathien zusammengefasst werden. Seit der Erstbeschreibung von Creutzfeldt und Jakob in den 1920er-Jahren sind die in > Tab. 3.4 aufgelisteten huma-

Tab. 3.4 Prionen-Erkrankungen des Menschen (nach Kretzschmar)

Idiopathisch	• sporadische Creutzfeldt-Jakob-Krankheit (sCJD) • sporadische tödliche Insomnie (SFI)
Erworben	• iatrogene CJD (iCJD) • neue Variante der CJD (vCJD) • Kuru
Hereditär	• familiäre CJD (fCJD) • Gerstmann-Sträussler-Scheinker-Syndrom (GSS) • fatale familiäre Insomnie (FFI)

3.7 Prionen-Erkrankungen

nen Prionen-Erkrankungen beschrieben worden. Die Prionen-Erkrankungen des Menschen kommen als idiopathisch-sporadische, erworbene oder genetische Form vor.

FRAGE
Nennen Sie **Symptome,** die auf eine sporadische Creutzfeldt-Jakob-Krankheit (sCJD) hinweisen. Wie können Sie eine Verdachtsdiagnose sichern?

Antwort Das Vorliegen einer CJD ist wahrscheinlich, wenn folgende Kriterien erfüllt sind: **progressive Demenz** und mindestens zwei der folgenden Veränderungen:
- Myoklonien
- visuelle und zerebelläre Störungen
- pyramidale oder extrapyramidale Dysfunktion
- **akinetischer Mutismus** und typische **EEG-Veränderungen** (periodische scharfe Wellen) und/oder **Protein-14-3-3-Nachweis im Liquor** bei einer klinischen Krankheitsdauer bis zum Tode von unter 2 Jahren

Die definitive Diagnose CJD kann nur durch eine neuropathologische Untersuchung des Hirngewebes mit Nachweis des PrP^{Sc}, z. B. durch immunhistochemische Darstellung mit spezifischen Antikörpern, oder durch Nachweis im Westernblot, gestellt werden.

PLUS Bei der DD neurodegenerativer Erkrankungen wie Morbus Alzheimer oder Lewy-Körperchen-Demenz auch an Prionerkrankungen denken!

FRAGE
Können Sie etwas zu **Prognose, hygienischen Maßnahmen** und **Therapie** der sCJD sagen?

Antwort Die CJD tritt spontan vorwiegend bei Menschen im 7. Lebensjahrzehnt auf und führt nach kurzem klinischem Verlauf, häufig nach 6 Monaten, sehr selten länger als 2 Jahren, zum Tod. Eine kausale Therapie gibt es nicht, sodass man besonders auf Prävention einer iatrogenen Übertragung durch Korneatransplantation oder EEG-Tiefenelektroden oder bei einer Sektion achten muss. Während eine Isolierpflege der Patienten nicht erforderlich ist, muss man mit Liquor oder Hirngewebe kontaminierte Flächen oder Instrumente mit Natronlauge behandeln bzw. autoklavieren. Eine symptomatische Therapie existiert bisher nur für die CJD-typischen Myoklonien, die in der initialen Krankheitsphase gut auf Clonazepam oder Valproat ansprechen.

3.8 Intrakranielle und spinale Abszesse

FRAGE
Schildern Sie **Mechanismen,** durch die es zum **Hirnabszess** kommen kann.

PLUS Die jährliche Inzidenz liegt bei 0,3–1,0/100.000 mit Erkrankungsgipfeln zwischen 4–7 Jahren und in der dritten Lebensdekade.

Antwort
- **Hämatogene Erregeraussaat:** Der häufigste Fokus ist im Thorax lokalisiert. Bakterielle Endokarditiden, pulmonale Abszesse und Bronchiektasen sind typische Ursachen. Der Nachweis eines Fokus beim hämatogenen Abszess gelingt bei 25 % aller Patienten nicht. Prädisponierend sind Herzvitien, Diabetes und Resistenzminderung, z. B. AIDS.
- **Fortgeleitete Entzündungen:** Per continuitatem breiten sich Abszesse z. B. von einer Otitis media (Abszesslokalisation meist temporobasal), einer Mastoiditis (meist zerebellär oder temporal) oder einer Sinusitis (meist frontobasal) aus.
- **Offene Schädelverletzungen** oder postoperativ nach neurochirurgischen Eingriffen, insbesondere nach Eröffnung pneumatisierter Strukturen.

FRAGE
Wie können sich zerebrale Abszesse **klinisch** äußern, und wie gehen Sie bei begründetem Verdacht **diagnostisch** vor?

TIPP Bei Fragen zur Diagnostik immer bedenken: Viel hilft nicht immer viel! Unmittelbar verfügbare, aussagekräftige Verfahren (hier CCT, Labor) können das Problem lösen. Aufwändige, teure Verfahren kommen weder in der klinischen Praxis noch beim Prüfer an.

PLUS Bei multifokal-rezidivierend auftretenden zerebralen Herdsymptomen mit Fieber und Vigilanzminderung (V. a. embolische Herdenzephalitis) transthorakale oder transösophageale Echokardiografie zur Suche nach Endokarditis veranlassen.

Antwort Meist wird ein subakuter Verlauf über 1 bis 2 Wochen berichtet. Kopfschmerzen finden sich bei 80 % aller Patienten, daneben andere Zeichen des erhöhten intrakraniellen Drucks: Übelkeit, Erbrechen, Vigilanzstörung und Stauungspapille. Inkonstanter sind Infektzeichen wie Fieber und Meningismus. Fokale neurologische Ausfälle, wie z. B. Paresen, sind von der Abszesslokalisation abhängig und epileptische Anfälle finden sich etwa bei ⅓ der Patienten.

Die diagnostische Methode der Wahl ist das **kraniale CT** ohne und mit Kontrastmittel oder die **Kernspintomografie.** Hat sich der Abszess bereits abgekapselt, kommt es typischerweise zu einer **ringförmigen KM-Aufnahme mit perifokalem Ödem.** Bei Verdacht auf einen Hirnabszess ist eine LP zunächst kontraindiziert, da ihr diagnostischer Wert gering ist und vor allem die Gefahr einer Einklemmung besteht. Ferner sollte man **Blutkulturen** abnehmen und im **Labor** insbesondere auf eine Leukozytose und das C-reaktive Protein, das bei 80–90 % der Patienten erhöht ist, achten.

FRAGE
Was wissen Sie über **spinale Abszesse?** Welche **Komplikationen** können spinale Abszesse verursachen?

PLUS Spinale Abszesse sind **neurologisch-neurochirurgische Notfälle.**

Antwort Spinale Abszesse sind selten, und unter ihnen sind die **epiduralen Abszesse** die häufigsten. Klinisch finden sich radikuläre Schmerzen, Fieber und eine Querschnittssymptomatik. Die Diagnose erfolgt mittels MRT.

Die Therapie besteht in einer unverzüglichen Operation, um dauerhafte Schäden wie eine bleibende Querschnittssymptomatik zu vermeiden. Zusätzlich zur **Dekompressionsoperation** mit Einlage von Drainagen muss für 4 bis 6 Wochen eine **systemische Antibiose** angesetzt werden, die gegen die wahrscheinlichsten Erreger *Staphylococcus aureus*, Streptokokken und gramnegative Enterobakterien wirksam ist (z. B. Flucloxacillin, Cefotaxim und Gentamicin).

An **Komplikationen** sind eine spinale Gefäßbeteiligung als **Vaskulitis**, eine mechanische **Gefäßkompression** mit nachfolgender medullärer Infarzierung sowie eine **eitrige Meningitis** zu nennen. Eine postoperative Besserung von Plegien, die über 50 Stunden bestehen, ist fraglich.

3.9 Neurosarkoidose und andere seltene Erkrankungen

FRAGE
Die Sarkoidose gehört zu den entzündlichen Erkrankungen bislang noch unbekannter Ursache. Mehrere Organsysteme können befallen sein, am häufigsten Lunge, mediastinale Lymphknoten, Haut, Augen, aber auch das Nervensystem. Nennen Sie klinische **Symptome** der neurologischen Manifestation der Sarkoidose.

Antwort Die Neurosarkoidose findet sich bei etwa 5 % der Patienten mit Sarkoidose und kann jeden Teil des Nervensystems betreffen. Am häufigsten äußert sie sich durch
- Hirnnervensymptome (häufigste Manifestation): Fazialisparese, fluktuierende Hörstörung (N. VIII), Polyneuritis cranialis
- Enzephalopathie mit Gedächtnis- und Orientierungsstörungen
- epileptische Anfälle
- rezidivierende, aseptische Meningitiden mit Zephalgien, Meningismus
- sensomotorische Polyneuropathie

Die **DD** ist aufgrund der sehr unterschiedlichen Manifestationen sehr weit zu fassen. So muss man entzündliche Erkrankungen und Vaskulitiden (Multiple Sklerose, Morbus Behçet, SLE) aber auch Infektionen (Neuroborreliose, HIV-Infektion) und Tumoren (Lymphom) ausschließen.

PLUS Die Sarkoidose ist eine granulomatöse Multisystemerkrankung meist jüngerer Patienten.

FRAGE
Welche **Untersuchungen** führen Sie bei einem Patienten mit Verdacht auf Neurosarkoidose durch? Was erwarten Sie aus diesen Untersuchungen?

Antwort Die wichtigsten **neurologischen Zusatzuntersuchungen** sind die Kernspintomografie und die Liquordiagnostik. In der MRT findet man leptomeningeale KM-Anreicherungen, multiple periventrikuläre „white matter lesions", raumfordernde Granulome mit Kontrastmittelanreicherung und einen Hydrocephalus aresorptivus. Häufig besteht eine lymphozytäre Liquor-

PLUS Bei diagnostisch unklaren Fällen und klinischer Progredienz kann eine Meningealbiopsie hilfreich sein.

pleozytose und eine Eiweißerhöhung bei erniedrigtem Glukosegehalt und fehlenden Zeichen intrathekaler Immunglobulinbildung.

Internistisch sollten Thorax-Röntgen, Lungenfunktionstests, Angiotensin-Converting-Enzym (ACE) und Kalzium im Serum und ggf. auch eine bronchoalveoläre Lavage und ggf. transbronchiale Biopsie zur histologischen Untersuchung durchgeführt werden.

FRAGE
Wie **behandeln** Sie die Neurosarkoidose?

PLUS Die Prognose der Neurosarkoidose ist eher ungünstig, > 50 % der Patienten zeigen über > 6 Monate trotz Kortikosteroiden und anderer Immunsuppressiva eine Krankheitsprogredienz.

Antwort Bei gesicherter Neurosarkoidose behandelt man mit **Kortikosteroiden.** Im Verlauf wird eine Erhaltungsdosis angestrebt, deren Höhe von der klinischen Symptomatik abhängig ist. In Abhängigkeit vom klinischen Verlauf unter Kortikosteroidtherapie kann der Einsatz von anderen immunsuppressiven Substanzen wie Cyclophosphamid, Azathioprin oder Ciclosporin notwendig werden.

FRAGE
Kennen Sie eine – zugegebenermaßen sehr seltene – infektiöse Systemerkrankung, die mit chronischen Diarrhöen, Bauchschmerzen, Gewichtsverlust, Fieber und fakultativ neurologischen Symptomen einhergehen kann? Bitte nennen Sie mir „typische neurologische Symptome".

PLUS Therapieempfehlung: initial mit Co-trimoxazol 10 mg/kg KG/Tag i. v.

Antwort Sie spielen wahrscheinlich auf den **Morbus Whipple** an, der überwiegend Männer im mittleren Alter betrifft und durch *Tropheryma whippelii*, einem den Aktinomyzeten nahestehenden grampositiven Erreger hervorgerufen wird. Neben den von Ihnen genannten Symptomen treten bei bis zu 10 % der Patienten im Verlauf **neurologische Symptome,** wie Demenz, supranukleäre Ophthalmoplegie, fokale und sekundär generalisierte epileptische Anfälle, Myoklonien und okulomastikatorische Myorhythmien auf. Außerdem kann es zu einer hypothalamischen Funktionsstörung mit Hypersomnie, -phagie und Polydipsie kommen. Diagnostisch kann der Erreger mittels PCR nachgewiesen werden, im Liquor, Hirn- oder Dünndarmbiopsat finden sich evtl. Makrophagen mit PAS-positiven Einschlusskörperchen.

MERKE Der Morbus Whipple ist ein Chamäleon der Neurologie.
Merkspruch: **DOM** – **D**emenz, supranukleäre **O**phthalmoplegie und **M**yoklonien.

KAPITEL 4

K. Ruprecht
Multiple Sklerose

FALLBEISPIEL
Eine 28-jährige Kosmetikerin wird zu Ihnen überwiesen, nachdem sie vor 2 Tagen „einen Schleier auf dem rechten Auge" bemerkt habe. Aktuell sehe sie mit dem rechtem Auge nur noch neblig und verschwommen. Auch erschienen ihr Gegenstände, wie z. B. rote Nagellackfläschchen, blasser als normal. Bei Bewegung des rechten Auges habe sie Schmerzen.

FRAGE
Woran denken Sie in erster Linie? Begründen Sie Ihre Antwort.

Antwort Auch in Anbetracht des typischen Alters der Patientin steht eine **Optikusneuritis** an erster Stelle der Differenzialdiagnosen. Die Patientin schildert die drei wesentlichen Symptome dieser Erkrankung, nämlich:
- **Subakute/akute Sehverschlechterung:** oft als Nebel-, Schleier- oder Verschwommensehen angegeben, mitunter einziges Symptom einer Optikusneuritis
- **Bulbusbewegungsschmerz:** Schmerzen bei Bewegung des betroffenen Auges
- **Farbwahrnehmungsstörungen** (Dyschromatopsie): Farbentsättigung, Farben erscheinen blasser als normal

PLUS Differenzialdiagnosen einer Optikusneuritis: Optikusneuritiden bei Neuromyelitis optica, Sarkoidose, HIV, Borreliose, Syphilis; Lebersche hereditäre Optikusneuropathie, ischämischer Optikusneuropathie, Tumoren im Optikusverlauf.

FRAGE
In der Tat hat die Patientin eine Optikusneuritis. Können Sie mir typische **klinische Untersuchungsbefunde** bei einer Optikusneuritis schildern?

Antwort Typische Untersuchungsbefunde bei einer Optikusneuritis sind:
- **Visusprüfung:** Visusminderung, Farbwahrnehmungsstörungen, verminderte Kontrastsensitivität
- **Gesichtsfeldprüfung** (Perimetrie): jede Art von Gesichtsfelddefekt möglich
- **Funduskopie:** im akuten Stadium oft kein auffälliger Befund. Erst nach 4 bis 6 Wochen kann sich eine typischerweise **temporal betonte Abblassung der Papille,** bedingt durch eine Degeneration von Fasern des papillomakulären Bündels, ausbilden.
- **relativer afferenter Pupillendefekt** (RAPD)

PLUS Man unterscheidet die Entzündung des N. opticus im Bereich des Sehnervenkopfes (Papillitis), die sich ophthalmoskopisch als Papillenschwellung erkennen lässt, und in seinem hinteren Teil (Retrobulbärneuritis), bei der der funduskopische Befund im Akutstadium normal ist („sowohl der Patient als auch der Arzt sehen nichts").

FRAGE
Worum handelt es sich bei einem **relativen afferenten Pupillendefekt** (RAPD) und wie weisen Sie einen RAPD nach?

PLUS Ein RAPD kann bei unterschiedlichen Störungen im Verlauf der afferenten Pupillenbahn vorliegen und ist nicht spezifisch für die Optikusneuritis.

Antwort Die afferente Pupillenbahn ist der afferente Schenkel des Pupillenreflexes. Ein RAPD weist auf eine Störung im Verlauf der afferenten Pupillenbahn, zumeist im Bereich der Retina oder des N. opticus, hin. Ein RAPD kann mit dem **Wechselbelichtungstest** oder „swinging flashlight test" nachgewiesen werden. In einem abgedunkelten Raum leuchtet man abwechselnd für 2–3 Sekunden in die Pupillen. Normalerweise kommt es zu einer kurzen initialen Konstriktion der beleuchteten Pupille, danach erweitert sich die Pupille wieder ein wenig. Bei einer Störung der afferenten Pupillenbahn sieht man bei Beleuchtung des betroffenen Auges eine verlangsamte und verminderte initiale Konstriktion. Bei einem ausgeprägten afferenten Pupillendefekt bleibt die initiale Konstriktion aus, und die Pupille kann sich bei Beleuchtung sogar erweitern. Die konsensuelle Pupillenreaktion auf dem betroffenen Auge ist bei Beleuchtung des kontralateralen Auges normal.

FRAGE
Was wissen Sie über die **Prognose** der **Optikusneuritis** und ihren **Zusammenhang** mit der **Multiplen Sklerose** (MS)?

PLUS Bei Patienten mit einer erstmaligen Optikusneuritis beträgt das Risiko, innerhalb von 15 Jahren eine klinisch definitive MS zu entwickeln in Abwesenheit von Läsionen im zerebralen MRT 25 %, bei Nachweis von einer oder mehreren Läsionen jedoch 75 %.

Antwort Bei **über 90 %** der Patienten kommt es, zumeist innerhalb von 4 Wochen nach Symptombeginn, zu einer **Visusbesserung.** Bei einer Minderheit können jedoch Visusminderungen persistieren. Die Optikusneuritis ist eine der typischen Erstmanifestationen einer MS. Das Risiko, nach einer Optikusneuritis das Vollbild einer MS zu entwickeln korreliert mit dem Nachweis hyperintenser Läsionen im MRT zum Zeitpunkt der Optikusneuritis. Circa 60 % der Patienten mit einer MS entwickeln im Verlauf ihrer Erkrankung eine Optikusneuritis.

FRAGE
Wie nennt man ein **erstmaliges entzündlich-demyelinisierendes Schubereignis,** wie z. B. eine Optikusneuritis, das auf eine mögliche Erstmanifestation einer MS hinweist?

Antwort Klinisch isoliertes Syndrom (clinically isolated syndrome, CIS).

FRAGE
Kennen Sie die drei wesentlichen **klinischen Verlaufsformen** der MS?

Antwort Zu Beginn der Erkrankung verläuft die MS bei den meisten Patienten (ca. 85 %) **schubförmig** (relapsing-remitting MS, RRMS). Hierbei kommt es zu neurologischen Ausfällen, die sich im Intervall entweder komplett zurückbilden oder Residualzustände (schubförmiger Verlauf mit Residuen) zurücklassen. Eine Krankheitsprogression findet im Intervall definitionsgemäß nicht statt (➤ Abb. 4.1). Ein initial schubförmiger Verlauf geht bei ungefähr der Hälfte der Patienten innerhalb von 10 Jahren in eine **sekundär chronisch-progrediente Verlaufsform** (secondary progressive MS, SPMS) über. Hierunter versteht man eine schleichend-progrediente Verschlechterung, auf die sich zusätzlich Schübe aufpfropfen können. Klinisch manifestiert sich die kontinuierliche Verschlechterung häufig mit einer progredienten Abnahme der Gehstrecke. Der **primär chronisch-progrediente Verlauf** (primary progressive MS, PPMS) ist gekennzeichnet durch eine kontinuierliche Verschlechterung von Krankheitsbeginn an. Bei etwa 15 % der Patienten liegt ein primär chronisch-progredienter Verlaufstyp vor.

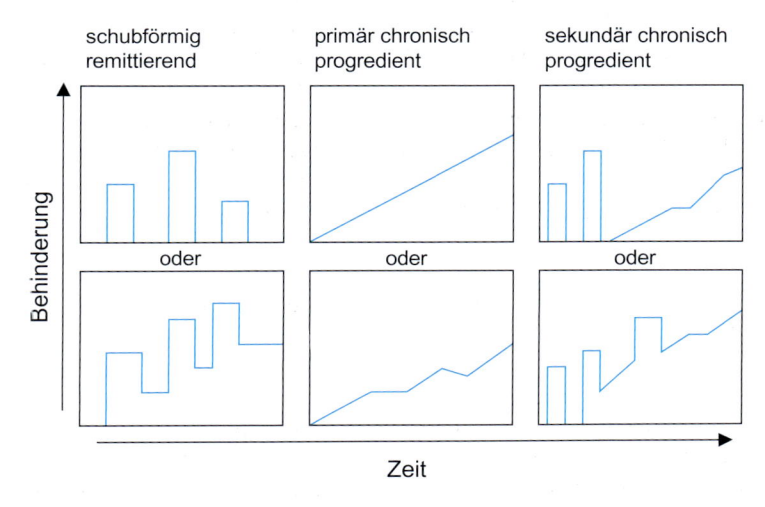

Abb. 4.1 Verlaufstypen der MS [T536]

Unter einem Schub versteht man eine vom Patienten berichtete oder in der Untersuchung objektivierbare neu aufgetretene neurologische Symptomatik oder eine Verschlechterung vorbestehender Symptome, die mindestens 30 Tage Abstand zu einem vorangegangenen Schub aufweist, mindestens 24 Stunden lang anhält und nicht durch assoziierte Infekte oder eine erhöhte Körpertemperatur erklärbar ist.

MERKE

FRAGE
Fassen Sie kurz das Wichtigste zur **Epidemiologie** der Multiplen Sklerose (MS) zusammen.

Antwort Die MS ist in Mitteleuropa mit einer Prävalenz von ca. 1 auf 1.000 Einwohner die häufigste neurologische Erkrankung, die im jüngeren Erwachsenenalter mit anhaltenden neurologischen Ausfallserscheinungen einhergeht. Frauen sind mindestens doppelt so häufig betroffen wie Männer. Das hauptsächliche **Erkrankungsalter** liegt **zwischen dem 20. und 40. Lebensjahr.** Manifestationen vor der Pubertät (kindliche MS) und nach dem 60. Lebensjahr (late onset MS) sind seltener, kommen aber vor.

PLUS Die Häufigkeit der MS nimmt mit zunehmendem Abstand vom Äquator zu. In Migrationsstudien zeigte sich, dass Einwanderer von Hochrisiko- in Niedrigrisikogebiete insbesondere bei Umzug innerhalb der ersten beiden Lebensdekaden ein im Vergleich zum Heimatland erniedrigtes Risiko haben, eine MS zu entwickeln.

FRAGE
Wir sprachen schon von der Optikusneuritis. Welche weiteren **klinischen Symptome einer MS** kennen Sie?

Antwort Das Spektrum klinischer Manifestationen der MS ist ausgesprochen breit. Je nachdem, welcher Bereich des ZNS befallen ist, können auftreten:
- **Motorische Störungen:** zentrale Mono-, Para-, oder Tetraparese; typisch: asymmetrische spastische Paraparese; insbesondere in späteren Stadien oft progrediente Gehverschlechterung
- **Sensibilitätsstörungen:** Hypästhesien, Parästhesien (Kribbelmissempfindungen, Pelzigkeit, Taubheit), eingeschränkter/aufgehobener Vibrations- und Lagesinn an Beinen/Füßen, Lhermitte-Zeichen („Elektrisieren" entlang der Wirbelsäule bei Nackenbeugung)
- **Okulomotorikstörungen:** internukleäre Ophthalmoplegie (INO), Nystagmus, seltener Paresen des N. oculomotorius oder N. abducens
- **Koordinationsstörungen:** spinale Ataxie; zerebelläre Ataxie, Intentionstremor, Dysarthrie, Feinmotorikstörung
- **Blasen-/Mastdarm-/Sexualfunktionsstörungen:** imperativer Harndrang, Inkontinenz, Obstipation, erektile Dysfunktion
- **neuropsychologische Störungen:** kognitive Beeinträchtigungen, Aufmerksamkeits- und Konzentrationsstörungen, Verlangsamung, selten auch demenzielle Entwicklung; häufiger depressive Verstimmungen, seltener euphorischer Affekt; häufig und subjektiv oft sehr belastend: Müdigkeit, Abgeschlagenheit und verminderte Leistungsfähigkeit (Fatigue)

FRAGE
Kennen Sie auch die selteneren sogenannten **paroxysmalen** (anfallsartig auftretenden) **Symptome** im Rahmen einer MS?

TIPP Schwere Frage!

Antwort Paroxysmale Phänomene bei der MS umfassen sogenannte **tonische Hirnstammanfälle** (kurzfristig anhaltende, häufig wiederkehrende Verkrampfungen/Spasmen im Bereich der Extremitäten), **neuralgiforme Schmerzen** (Trigeminusneuralgie) und die **episodische Dysarthrie** (anfallsartige, kurz anhaltende, häufig wiederkehrende Dysarthrie).

FRAGE
Die Vielzahl der möglichen Symptome bei der Multiplen Sklerose – oder Encephalomyelitis disseminata – erklärt sich aus dem disseminierten Befall des ZNS. Können Sie mir knapp etwas zur **Neuropathologie der MS** sagen?

Antwort Die MS ist eine **chronisch-entzündliche demyelinisierende Erkrankung des ZNS,** die mit disseminierten, oft perivaskulär gelegenen Entmarkungsherden (MS-Läsionen, Plaques) einhergeht. Typische Prädilektionsstellen der MS-Läsionen sind das peri- und paraventrikuläre Marklager, N. opticus, Hirnstamm, Kleinhirn und die Hinterstränge. Mikroskopisch finden sich in den Läsionen eine **Demyelinisierung, entzündliche Infiltrate** (Makrophagen, T-Lymphozyten, B-Lymphozyten, Plasmazellen), **axonale Schäden** sowie eine **Gliose.**

4 Multiple Sklerose

FRAGE
Ein Patient mit einer MS berichtet Ihnen, dass seine Paresen in den Beinen nach einem heißen Bad vorübergehend zugenommen hätten. Woran denken Sie?

Antwort   Es handelt sich hier um das sogenannte **Uhthoff-Phänomen:** Eine Erhöhung der Körpertemperatur, etwa durch Anstrengung, Fieber oder Wärmeeinwirkung kann bei Patienten mit MS zu einer passageren Symptomverschlechterung führen.

FRAGE
Mit welcher klinischen **Skala** beurteilt man das **Ausmaß der neurologischen Beeinträchtigungen** bei der MS?

Antwort   Die am weitesten verbreitete Skala zur Einschätzung des neurologischen Defizits bei MS ist die „Expanded Disability Status Scale" (**EDSS**, range 0–10, 0 = keine Behinderung, 10 = Tod durch MS) nach Kurtzke. Sie basiert auf der neurologischen Untersuchung und der maximal möglichen Gehstrecke.

FRAGE
Welche **Zusatzuntersuchungen** spielen bei der MS eine Rolle? Welche Befunde erwarten Sie?

Antwort
- An erster Stelle steht die **Kernspintomografie,** in der sich bei Patienten mit MS in den T2-gewichteten Sequenzen **hyperintense Läsionen,** typischerweise **periventrikulär,** aber auch **juxtakortikal,** und **infratentoriell** im Hirnstamm oder im Kleinhirn sowie **spinal** finden lassen. Im Gegensatz zu älteren Herden reichern frische Läsionen, bei denen eine Störung der Blut-Hirn-Schranke vorliegt, Kontrastmittel (Gadolinium) an. Durch den gleichzeitigen Nachweis alter und frischer (kontrastmittelanreichernder) Läsionen kann eine zeitliche Dissemination kernspintomografisch belegt werden (> Abb. 4.2).
- In der **Liquoruntersuchung** findet sich bei ca. 95 % der Patienten eine intrathekale IgG-Synthese, die sich als erhöhter IgG-Index im Reiber-Diagramm (> Abb. 16.3) oder in Form **oligoklonaler Banden** in der isoelektrischen Fokussierung nachweisen lässt. Ebenfalls kann eine **leichte lymphozytäre Pleozytose** (< 50 Zellen/µl) und eine leichte Erhöhung des Albuminquotienten vorliegen.
- An **elektrophysiologischen Zusatzuntersuchungen** sind bei der MS hauptsächlich die visuell evozierten Potenziale (VEP), somatosensibel evozierte Potenziale (SEP) sowie die magnetevozierten Potenziale (MEP) relevant. In allen diesen Verfahren können sich bei der MS als Ausdruck der Demyelinisierung Latenzverzögerungen finden, wodurch sich mitunter auch klinisch stumme Läsionen nachweisen lassen.

PLUS   Bei ca. 90 % der Patienten mit MS liegt eine intrathekale Antikörpersynthese gegen Masern, Röteln und Varizella-Zoster-Virus (sogenannte MRZ-Reaktion) vor, was als eine unspezifische Immunaktivierung angesehen wird.

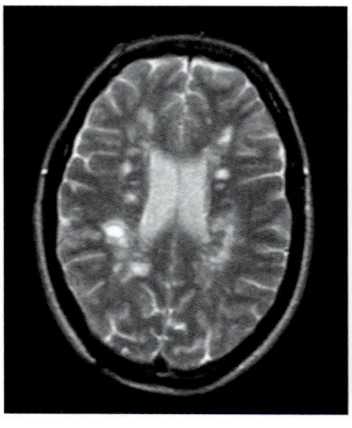

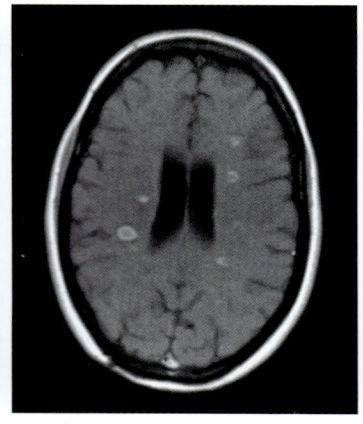

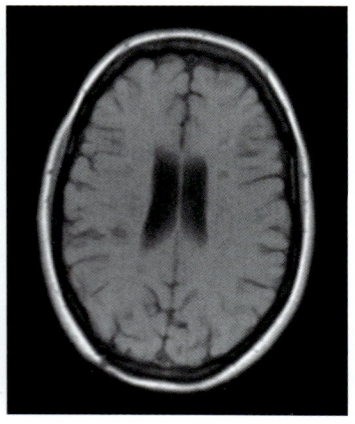

Abb. 4.2 Kranielles Kernspintomogramm bei MS: T2-Wichtungen mit Nachweis multipler hyperintenser periventrikulärer Läsionen (links). In den T1-gewichteten Sequenzen findet sich nach Kontrastmittelgabe eine (z. T. auch ringförmige) Kontrastmittelanreicherung in frischen, aktiven Läsionen (Mitte). In den nativen T1-Sequenzen ohne Kontrastmittel (rechts) stellen sich einige der Läsionen hypointens als sogenannte „black holes" dar. [T536]

FRAGE
Worauf beruht die **Diagnose** einer MS?

Antwort Die Diagnose einer schubförmigen MS beruht auf dem Nachweis von **räumlich und zeitlich disseminierten MS-typischen Läsionen im ZNS.** Konkret kann gemäß der aktuellen diagnostischen Kriterien (Polman et al., Annals of Neurology 2011) nach zwei Schüben mit Ausfällen in zwei unterschiedlichen Funktionssystemen des ZNS, z. B. einer Optikusneuritis gefolgt von einer Paraparese, eine MS rein klinisch diagnostiziert werden. Man spricht in diesem Fall auch von einer klinisch definitiven MS. Dennoch sollte jede Diagnose einer MS durch Zusatzuntersuchungen (MRT, Liquor) bestätigt werden. Darüber hinaus kann bereits nach einem einzigen Schubereignis (klinisch isoliertes Syndrom) die Diagnose einer MS gestellt werden, wenn anhand bestimmter kernspintomografischer Kriterien (Swanton/MAGNIMS-Kriterien) eine räumliche und zeitliche Dissemination kernspintomografisch nachweisbar ist.

FRAGE
Wie bei anderen Erkrankungen auch, ist eine entscheidende Voraussetzung zur Diagnosestellung einer MS, dass sich klinisches Bild und paraklinische Befunde durch keine andere Erkrankung besser als durch eine MS erklären lassen. Kennen Sie **Differenzialdiagnosen** einer MS?

PLUS Die Differenzialdiagnosen kommen seltener als die MS vor. Da die MS ein häufiges Krankheitsbild ist, sollte man jedoch einige Differenzialdiagnosen kennen.

Antwort Es gibt zahlreiche mögliche Differenzialdiagnosen einer MS, klinisch relevant sind jedoch insbesondere:
- Neuromyelitis optica
- systemische rheumatologische Erkrankungen mit ZNS-Beteiligung (z. B. Lupus erythematodes, Sjögren-Syndrom, Antiphospholipid-Antikörpersyndrom)

- mikroangiopathische Leukenzephalopathien
- funktionelle Störungen
- Neurosarkoidose
- Neuroborreliose
- HIV-Enzephalopathie
- Vitamin-B$_{12}$-Mangel (funikuläre Myelose)
- Morbus Behçet
- Neurosyphilis

FRAGE
Sie erwähnten die **Neuromyelitis optica.** Was wissen Sie zu dieser Erkrankung?

Antwort Die Neuromyelitis optica (NMO, Devic-Syndrom) ist eine seltene, oft fulminant verlaufende entzündliche ZNS-Erkrankung, die insbesondere die **Sehnerven** und das **Rückenmark** betrifft. Die NMO geht mit schubartig auftretenden schweren Optikusneuritiden und langstreckigen transversen Myelitiden einher, die bis zur Erblindung und Paraplegie führen können. Die im Rahmen der NMO auftretende **longitudinal extensive transverse Myelitis** (LETM) ist im Gegensatz zu spinalen MS-Läsionen, die sich oft exzentrisch befinden und sich über weniger als zwei Wirbelkörpersegmente erstrecken, **zentral** gelegen und dehnt sich über **3 und mehr Wirbelkörpersegmente** aus.

Die NMO wurde vormals für eine Variante der MS gehalten. Im Jahr 2004 wurden jedoch **Autoantikörper** bei Patienten mit NMO identifiziert, die gegen den auf Astrozytenfortsätzen exprimierten Wasserkanal **Aquaporin-4 (AQP4)** gerichtet sind. AQP4-Antikörper kommen bei 60–80 % der Patienten mit NMO vor, sind hochspezifisch für die NMO und finden sich nicht bei Patienten mit MS. Verschiedene Befunde sprechen dafür, dass AQP4-Antikörper eine pathogenetisch relevante Rolle bei der NMO spielen, sodass die NMO nunmehr als eine antikörpervermittelte Erkrankung aufgefasst wird, die eine eigene, von der MS abgrenzbare, Krankheitsentität darstellt.

FRAGE
Die MS ist Gegenstand intensiver Forschung. Was wissen Sie über die gegenwärtigen Vorstellungen zur **Ätiologie der MS?**

Antwort Die Ätiologie der MS ist **nicht geklärt.** Die Ergebnisse von Zwillings- und epidemiologischen Studien sprechen dafür, dass die MS auf dem Boden eines **komplexen Zusammenspiels von genetischen und Umweltfaktoren** entsteht. Innerhalb der genetischen Faktoren ist das **HLA-Klasse-II-Allel HLA-DRB1*15:01** der stärkste Risikofaktor für die Entwicklung einer MS, daneben konnten mittlerweile zahlreiche weitere Gene mit jeweils jedoch niedrigem Effekt auf das MS-Risiko identifiziert werden. Innerhalb der Umweltfaktoren stellen eine Infektion mit dem **Epstein-Barr-Virus (EBV)** sowie **niedrige Vitamin-D-Spiegel** gesicherte Risikofaktoren für eine

TIPP Eine Frage, die über das Prüfungsbasiswissen hinausgeht.

MS dar, daneben besteht ein **erhöhtes MS-Risiko bei Rauchern.** Man geht davon aus, dass es sich bei der MS um eine **immunvermittelte Erkrankung** handelt. Wie es im Zusammenspiel der erwähnten Risikofaktoren zu einer fehlgeleiteten Immunreaktion gegen ZNS-Strukturen kommen könnte, ist nach wie vor unbekannt.

FRAGE
Bei der Behandlung der Multiplen Sklerose unterscheiden wir die Therapie eines akuten Schubes von einer schubprophylaktischen Langzeittherapie. Erläutern Sie die **Behandlung** eines **MS-Schubes!**

Antwort Etablierter Standard bei der Therapie eines akuten Schubes ist eine hoch dosierte **intravenöse Kortisontherapie** (Methylprednisolon 1.000 mg/Tag über 3–5 Tage i. v.). Bei Nichtansprechen kann die Behandlung nach 10–14 Tagen wiederholt werden, bei ausgewählten Patienten kommt bei anhaltenden Ausfällen hierauf auch eine **Plasmapherese** in Betracht.

FRAGE
Was wissen Sie zur **schubprophylaktischen** bzw. **verlaufsmodifizierenden Behandlung** der MS?

Antwort Eine schubprophylaktische Therapie wird bei allen Patienten mit einer gesicherten schubförmigen MS und oftmals auch bei Patienten mit einem klinisch isolierten Syndrom empfohlen (➤ Tab. 4.1). Man unterscheidet die **Basistherapien** (Interferon-β-Präparate, Glatirameracetat), die bei der initialen Behandlung verabreicht werden von den **Eskalationstherapien** (Natalizumab, Fingolimod, Mitoxantron), die bei mangelndem Ansprechen auf Basistherapeutika bzw. hoher Krankheitsaktivität in Betracht kommen.

Tab. 4.1 Therapie der MS (nach DGN/KKNMS-Leitlinie zur Diagnose und Therapie der MS 4/2012)

Indikation	Klinisch isoliertes Syndrom	Schubförmige MS			Sekundär chronisch-progrediente MS	
			1. Wahl Fingolimod oder Natalizumab	2. Wahl Mitoxantron (Cyclophosphamid)	mit aufgesetzten Schüben	ohne aufgesetzte Schübe
Eskalationstherapie						
Basistherapie	Interferon-β oder Glatirameracetat	Interferon-β oder Glatirameracetat (Azathioprin)			Interferon-β Mitoxantron (Cyclophosphamid)	Mitoxantron (Cyclophosphamid)
Schubtherapie	2. Wahl Plasmapherese					
	1. Wahl Methylprednisolon-Pulstherapie					

FRAGE
Häufig sind junge Frauen von der Erkrankung betroffen. Somit ist das Thema **Schwangerschaft und MS** von hoher Relevanz. Äußern Sie sich hierzu.

Antwort Verschiedene epidemiologische Studien ergaben keinen Hinweis darauf, dass die Multiple Sklerose den Verlauf von Schwangerschaft und Geburt oder die Missbildungsrate bei Kindern MS-erkrankter Patientinnen negativ beeinflusst. Während einer Schwangerschaft nimmt die Schubrate, und dies besonders im dritten Trimenon, im Vergleich zur Schubrate vor der Schwangerschaft ab. In den 3 Monaten **postpartal steigt die Schubrate** allerdings über das Ausgangsniveau an, um dann wieder auf Werte wie vor der Schwangerschaft zurückzugehen. Nachdem die bei MS eingesetzten Medikamente bei Schwangeren entweder kontraindiziert oder nur eingeschränkt zugelassen sind, sollten diese im Vorfeld bzw. spätestens nach Eintritt einer Schwangerschaft abgesetzt werden. Insgesamt sollte bei Kinderwunsch stets eine individuelle Beratung erfolgen.

KAPITEL 5

K. Ruprecht
Bewegungsstörungen

FRAGE
Geben Sie mir einen kurzen **Überblick** über die Krankheitsgruppe der sogenannten Bewegungsstörungen.

Antwort Unter den Bewegungsstörungen (engl. „movement disorders") fasst man eine Gruppe wichtiger neurologischer Krankheitsbilder zusammen, die auch weniger umfassend als **Basalganglienerkrankungen** oder **extrapyramidal-motorische Störungen** bezeichnet werden. Zu den Bewegungsstörungen rechnet man **Parkinson-Syndrome** und verschiedene **Dyskinesien** (abnormale, unwillkürliche Bewegungen) wie **Chorea, Ballismus, Dystonie, Athetose, Tremor, Tics** und **Myoklonus**. Im klinischen Umgang mit Bewegungsstörungen muss an erster Stelle die manchmal schwierige Aufgabe unternommen werden, das Erscheinungsbild der am ehesten zutreffenden Kategorie zuzuordnen. Entscheidend ist hierbei die **klinische Beobachtung und Untersuchung**.

PLUS Störungen des Bewegungsablaufs, die auf einer Schädigung des 1. oder 2. Motoneurons, peripherer Nerven oder der Muskeln beruhen, werden nicht zu den Bewegungsstörungen gerechnet.

5.1 Parkinson-Syndrome

FRAGE
Was versteht man unter einem Parkinson-Syndrom?

Antwort Das Parkinson-Syndrom ist ein Oberbegriff für das klinische Erscheinungsbild von Erkrankungen unterschiedlicher Ätiologie, die mit einer **Akinese** und mindestens einem der weiteren Kardinalsymptome:
- **Rigor**,
- **Ruhetremor**,
- **posturale Instabilität**

einhergehen.

PLUS Der Begriff **„akinetisch-rigides Syndrom"** wird oft gleichbedeutend mit dem Begriff „Parkinson-Syndrom" verwendet.

FRAGE
In welche vier Gruppen lassen sich Parkinson-Syndrome weiter einteilen?

Antwort
1. Die häufigste Ursache eines Parkinson-Syndroms ist das **idiopathische Parkinson-Syndrom (IPS)**, das auch als **Morbus Parkinson** bezeichnet wird.

PLUS Die Symptome des Morbus Parkinson wurden erstmals 1817 von James Parkinson („An essay on the shaking palsy") beschrieben.

2. Wird ein Parkinson-Syndrom durch spezifische Ursachen, z. B. medikamentös, hervorgerufen, spricht man von einem **symptomatischen** oder **sekundären Parkinson-Syndrom.**
3. Ein Parkinson-Syndrom kann aber auch im Rahmen anderer degenerativer neurologischer Erkrankungen, sogenannter **nicht-idiopathischer oder atypischer Parkinson-Syndrome,** auftreten.
4. Für einige Formen von Parkinson-Syndromen bestehen genetische Ursachen, diese Formen werden als **familiäre Parkinson-Syndrome** bezeichnet.

FRAGE
Ungefähr 75 % aller Parkinson-Syndrome gehen auf das **idiopathische** Parkinson-Syndrom zurück. Äußern Sie sich kurz zur **Epidemiologie** dieser Erkrankung.

Antwort Das idiopathische Parkinson-Syndrom stellt mit einer Prävalenz von 100–200/100.000 Einwohner in Deutschland eine der häufigsten neurologischen Erkrankungen dar. Seine Prävalenz steigt mit zunehmenden Lebensalter und beträgt bei > 65-Jährigen bereits 1.800/100.000. Frauen und Männer sind gleich häufig betroffen. Das mittlere Erkrankungsalter liegt bei 55 Jahren.

FRAGE
Kennen Sie eine Einteilung der unterschiedlichen **Manifestationsformen** des Morbus Parkinson?

PLUS Eine wichtige Differenzialdiagnose des tremordominanten IPS ist ein essenzieller Tremor.

Antwort Beim Morbus Parkinson werden gemäß des unterschiedlichen Ausprägungsgrades der einzelnen Symptome verschiedene Typen voneinander abgegrenzt:
- **akinetisch-rigider Typ:** akinetisch-rigides Syndrom führend, kein Tremor
- **Tremordominanz-Typ:** Tremor im Vordergrund der Symptomatik
- **Äquivalenz-Typ:** Tremor, Rigor und Akinese in etwa gleich ausgebildet

FRAGE
Erklären Sie mir nochmals die genaue Bedeutung der Begriffe **Akinese, Bradykinese** und **Hypokinese.**

Antwort **Akinese** im eigentlichen Sinn bedeutet Bewegungsarmut bzw. Bewegungslosigkeit. Das klinische Bild des Morbus Parkinson ist jedoch gerade zu Beginn der Erkrankung durch eine **Verlangsamung von Bewegungsabläufen** charakterisiert, was man treffender als **Bradykinese** bezeichnet. Unter **Hypokinese** versteht man eine ebenfalls für den Morbus Parkinson typische Reduktion der Bewegungsamplituden.

FRAGE
Wie äußert sich die Bewegungsarmut bei Patienten mit Morbus Parkinson? Beschreiben Sie auch, was den Patienten hierdurch im täglichen Leben schwerfällt.

5.1 Parkinson-Syndrome

Antwort Eine Verminderung der Mimik (**Hypomimie**) fällt oft zunächst den Angehörigen auf. Daneben besteht eine **allgemeine Verlangsamung motorischer Abläufe,** die sich insbesondere beim Laufen, Essen oder An- und Auskleiden bemerkbar macht. Die Symptomatik bildet sich **anfänglich typischerweise einseitig** und vorrangig in den Armen heraus, später wird dann die Gegenseite mit einbezogen. Oft sieht man ein zunächst einseitig **eingeschränktes Mitschwingen** der Arme beim Gehen. Auch werden **mehrere Wendeschritte** zum Umdrehen beim Laufen benötigt. Die Verlangsamung und nachlassende Geschicklichkeit der Fingermotorik beeinträchtigen die Tätigkeiten des täglichen Lebens, wie z.B. das Verschließen kleiner Knöpfe und den Umgang mit Besteck. Rasieren und insbesondere Zähneputzen werden zum Problem, da auch schnell alternierende Bewegungen betroffen sind (**Bradydiadochokinese**). Die Handschrift wird langsamer und kleiner (**Mikrografie**), im Verlauf der Erkrankung mitunter völlig unleserlich. Die Stimme verliert ihr Volumen (**Hypophonie**). Auch Stottern, Schluckstörungen und gesteigerter Speichelfluss kommen vor. Typisch für eine **axiale Akinese** sind Schwierigkeiten beim Umdrehen im Bett. Manche Patienten müssen sich erst hinsetzen, um sich dann umzudrehen. Auch das Aufstehen aus einem tiefen Sessel ohne Zuhilfenahme der Arme kann erschwert sein.

PLUS Im Rahmen der Erkrankung können auch unspezifische Schmerzen in Rücken, Schulter und Armen auftreten, die oft zunächst als degenerative Gelenk- oder Wirbelsäulenschmerzen interpretiert werden.

FRAGE
Äußern Sie sich zum Tremor beim Morbus Parkinson. Was bedeutet **Ruhetremor**?

Antwort Der Tremor beim Morbus Parkinson betrifft zumeist die Hände und Finger (**„Pillendrehen"**), kann sich aber auch in den Füßen ausbilden. Er ist mit einer Frequenz von 4–6 Hz relativ langsam. Der Begriff Ruhetremor besagt, dass der Tremor in Ruhe auftritt und bei zielgerichteten Bewegungen der betroffenen Extremität schwächer wird bzw. aufhört.

PLUS Charakteristischerweise tritt der Tremor bei Parkinson-Patienten durch mentale Anspannung wie Kopfrechnen, Angst, Aufregung oder Stress stärker hervor. Auch beim Gehen wird der Tremor aktiviert.

MERKE

Während Konzentration und geistige Anspannung in der Regel eine Verstärkung „echter" extrapyramidal-motorischer Bewegungstörungen bewirken, führen sie oft zu einer Abschwächung psychogener Bewegungsstörungen (Ablenkungseffekt).

FRAGE
Wissen Sie, was man unter einem **aktivierbaren Rigor bei Koinnervation** versteht?

Antwort In der klinischen Untersuchung von Patienten mit einem Morbus Parkinson findet sich oft eine **Verstärkung des Rigors bei Bewegungen der kontralateralen Extremität,** z.B. Heben und Senken des Armes. Dieses Phänomen wird als aktivierbarer Rigor bei Koinnervation bezeichnet. Ein nur leichtgradig ausgeprägter Rigor kann mitunter erst durch eine Aktivierung bei Koinnervation apparent werden.

FRAGE
Die Erkrankung ist nicht nur auf motorische Symptome beschränkt. Gerade im späteren Verlauf kann es außerdem zu **psychischen, kognitiven** und **autonomen Störungen** kommen. Was wissen Sie hierzu?

PLUS Bei vielen Patienten mit Morbus Parkinson bestehen bereits früh im Krankheitsverlauf auch Riechstörungen.

Antwort
- In psychischer Hinsicht sind **depressive Symptome** häufig, auch können **Angststörungen** vorkommen. Im Langzeitverlauf können ebenfalls **psychotische Symptome** auftreten.
- Kognitive Beeinträchtigungen können bis zu einer **Demenz** voranschreiten.
- Autonome Störungen umfassen **orthostatische Hypotonie, Obstipation, Blasenfunktionsstörungen** und **Sexualfunktionsstörungen.** Eine vermehrte Seborrhö führt zum sog. Salbengesicht.

FRAGE
Wie diagnostizieren Sie ein **idiopathisches Parkinson-Syndrom?**

Antwort Das idiopathische Parkinson-Syndrom ist eine **klinische Diagnose,** die definitiv erst **postmortal** bestätigt werden kann. Für die Diagnose eines idiopathischen Parkinson-Syndroms wird zunächst das Vorliegen eines Parkinson-Syndroms durch Anamnese und klinisch-neurologische Untersuchung festgestellt. Hierbei muss neben einer Akinese mindestens eines der Symptome Rigor, Ruhetremor und posturale Instabilität vorliegen. Im nächsten Schritt werden differenzialdiagnostisch **1. symptomatische Parkinson-Syndrome** und **2. nicht-idiopathische (atypische) Parkinson-Syndrome ausgeschlossen.**

FRAGE
Nennen Sie Ursachen für **symptomatische Parkinson-Syndrome.**

PLUS Ein Hypoparathyreoidismus kann zur bilateralen Verkalkung der Basalganglien mit einer daraus resultierenden Parkinson-Symptomatik führen (sog. Fahr-Syndrom).

Antwort
- Vaskuläre Erkrankungen (mikroangiopathische Enzephalopathie)
- Medikamente (**Neuroleptika,** Antiemetika, Reserpin, Lithium, Cinnarizin, Flunarizin, Valproinsäure)
- **Morbus Wilson**
- Intoxikationen (Mangan, Kohlenmonoxid)
- Hypoparathyreoidismus
- Raumforderungen
- Normaldruckhydrozephalus
- entzündliche Erkrankungen (HIV-Enzephalopathie, Enzephalitiden)
- (rezidivierende) Traumata

FRAGE
Was ergibt sich hieraus für die Diagnostik eines IPS?

5.1 Parkinson-Syndrome

Antwort Bei Patienten mit Verdacht auf IPS muss anamnestisch speziell nach Kriterien gefragt werden, die für ein symptomatisches Parkinson-Syndrom sprechen könnten (z. B. rezidivierende Schlaganfälle, vorausgegangene Behandlung mit Neuroleptika). Darüber hinaus wird die einmalige Anfertigung einer **zerebralen Bildgebung** empfohlen. Bei Beginn der Erkrankung vor dem 50. Lebensjahr sollten eine Bestimmung von **Kupfer** und **Coeruloplasmin im Serum** sowie von **Kupfer im 24-Stunden-Sammelurin** und eine **Spaltlampenuntersuchung** (Kayser-Fleischer-Kornealring) zum Ausschluss eines Morbus Wilson erfolgen.

FRAGE
Kennen Sie **klinische Skalen** zur Beurteilung des Schweregrades eines Morbus Parkinson?

Antwort Gebräuchlich sind die Einteilung nach **Hoehn und Yahr** (➤ Tab. 5.1) sowie die wesentlich detailliertere Unified Parkinson's Disease Rating Scale (UPDRS).

Tab. 5.1 Stadien des Morbus Parkinson nach Hoehn und Yahr

Stadium	Klinik
1	einseitige Erkrankung
2	beidseitige Erkrankung ohne Gleichgewichtsstörung
3	leichte bis mäßige beidseitige Erkrankung, leichte Haltungsinstabilität, körperlich unabhängig
4	Vollbild mit starker Behinderung, Patient kann aber noch ohne Hilfe stehen und gehen
5	Patient ist an Rollstuhl oder Bett gebunden und auf Hilfe Dritter angewiesen

FRAGE
Können Sie mir die wichtigsten Punkte zur initialen **medikamentösen Therapie** des Morbus Parkinson erläutern?

Antwort
- Der Beginn und die Art der Therapie richten sich nach dem **Alter, individuellen Bedürfnissen** (z. B. Arbeitsplatzerhalt), **Komorbidität** sowie der **subjektiven Beeinträchtigung** des Patienten.
- Nach wie vor ist **L-Dopa** das wirksamste Medikament bei der Therapie des Morbus Parkinson. Die L-Dopa-Therapie ist jedoch verglichen mit einer Behandlung mit Dopaminagonisten häufiger mit der Entwicklung von **Langzeitnebenwirkungen** (L-Dopa-Spätsyndrom) assoziiert.
- Innerhalb der Dopaminagonisten gibt es **Ergot-** und **Non-Ergot-Präparate.** Nachdem Ergot-Präparate mit dem Auftreten von Herzklappenfibrosen in Verbindung gebracht wurden, stellen sie nur noch eine Therapie zweiter Wahl dar.

- Bei der initialen Therapie bei Patienten **unter 70 Jahren** (biologisches Alter) wird eine Behandlung mit einem Non-Ergot-**Dopaminagonisten** (Pramipexol, Ropinirol, Piribedil, Rotigotin) empfohlen. Alternativ kann bei nur milder Symptomatik eine Monotherapie mit einem MAO-B-Hemmer (Rasagilin, Selegilin) oder dem NMDA-Rezeptor-Antagonist Amantadin erfolgen.
- Wenn die Monotherapie mit einem Dopaminagonisten nicht ausreicht, kann eine Kombinationsbehandlung mit L-Dopa erfolgen.
- Bei Patienten **über 70 Jahren** (biologisches Alter) ist die **L-Dopa-Monotherapie** Standard, da die Sorge um Langzeitkomplikationen weniger im Vordergrund steht und L-Dopa seltener als die Dopaminagonisten Nebenwirkungen (insbesondere psychotische Symptome) hervorruft. Daneben kann bei nur milder Symptomatik wiederum nur mit einem MAO-B-Hemmer oder Amantadin jeweils als Monotherapie behandelt werden.
- Im fortgeschrittenen Stadium der Erkrankung kommt es oft zu einer nachlassenden Wirkung von L-Dopa mit **Wirkungsfluktuationen** und auch psychiatrischen Nebenwirkungen. Man unterscheidet **hypokinetische Wirkungsfluktuationen** (z. B. End-of-Dose-Akinese = Nachlassen der Medikamentenwirkung 4–6 Stunden nach Einnahme) von **hyperkinetischen Fluktuationen** (z. B. Peak-Dose-Dyskinesien = choreatische, ballistische oder dystone Bewegungen bei Medikamentenspitzen von L-Dopa).
- Wirkungsfluktuationen und Dyskinesien können durch verschiedene Therapiestrategien (z. B. zusätzliche Gabe eines COMT-Hemmers zur Stabilisierung der L-Dopa-Spiegel) angegangen werden. Darüber hinaus kommt in vorangeschrittenen Krankheitsstadien auch eine **tiefe Hirnstimulation** (meist im Bereich des Nucleus subthalamicus) in Betracht.

FRAGE

Kennen Sie Warnsymptome („red flags") die gegen ein idiopathisches und für ein atypisches Parkinson-Syndrom sprechen? Nennen Sie mir in Abgrenzung dazu auch nochmals typische auf ein idiopathisches Parkinson-Syndrom hinweisende Befunde.

Antwort ➤ Tab. 5.2.

Tab. 5.2 Warnsymptome und für ein IPS typische Symptome

Warnsymptome, die gegen ein IPS sprechen	Charakteristische Symptome, die für ein IPS sprechen
beidseitige Symptomatik, ausgeprägter axialer Rigor	einseitiger Beginn, im Verlauf persistierende Asymmetrie
supranukleäre vertikale Blickparese, zerebelläre Zeichen, Pyramidenbahnzeichen, Apraxie, Dysarthrie, Dysphagie	Ruhetremor
Nicht-Ansprechen auf hohe Dosen L-Dopa	positives Ansprechen auf L-Dopa
früh im Verlauf auftretende Haltungsinstabilität und Stürze, schwere autonome Störungen oder demenzielle Entwicklung	klinischer Verlauf ohne komplizierende Zusatzsymptome von ≥ 10 Jahren

FRAGE
Nennen Sie mir die wichtigsten **nicht-idiopathischen (atypischen) Parkinson-Syndrome,** die insbesondere bei atypischen klinischen Manifestationen und Verläufen (> Tab. 5.2) stets in die Differenzialdiagnose eines Parkinson-Syndroms mit einbezogen werden müssen.

Antwort
- progressive supranukleäre Blickparese (progressive supranuclear palsy [PSP], Steele-Richardson-Olszewski-Syndrom)
- Multisystematrophie (MSA): Parkinson-Typ (MSA-P) und zerebellärer Typ (MSA-C)
- kortikobasale Degeneration (CBG)
- Demenz mit Lewy-Körperchen (DLB)

FRAGE
Können Sie mir knapp die diagnostischen Kriterien der **progressiven supranukleären Blickparese** (PSP) schildern?

Antwort
Die definitive Diagnose einer PSP lässt sich nur neuropathologisch stellen. Die **aktuellen Diagnosekriterien** für eine **wahrscheinliche PSP** lauten:
- langsam progressive Erkrankung mit Beginn nach dem 40. Lebensjahr
- vertikale supranukleäre Blickparese (nach oben oder unten) und deutliche Haltungsinstabilität mit Stürzen innerhalb des ersten Jahres nach Symptombeginn
- Abwesenheit von Hinweisen auf andere Erkrankungen als Erklärung für die Symptome

Zusätzlich **unterstützende Kriterien** für eine PSP:
- symmetrisches akinetisch-rigides Syndrom, proximal stärker als distal mit schlechter Ansprache auf L-Dopa
- abnorme Kopf- bzw. Nackenhaltung, insbesondere Retrocollis
- frühe Dysarthrie und Dysphagie
- frühe kognitive Störungen (Apathie, gestörte Abstraktionsfähigkeit, verminderte Wortflüssigkeit, Gebrauchs- oder Imitierungsverhalten, frontale Enthemmungszeichen)

PLUS Es gibt gegenwärtig keine nachhaltig wirksame medikamentöse Therapie für die PSP.

FRAGE
Beschreiben Sie das klinische Bild und nennen Sie mir die Diagnosekriterien einer **Multisystematrophie** (MSA).

Antwort
Die MSA beginnt meist im mittleren Lebensalter und hat einen langsam progredienten Verlauf. Charakteristisch sind bei fast allen Patienten vorhandene **autonome Störungen:** Orthostatische Hypotonie, imperativer Harndrang, Urininkontinenz, Harnentleerungsstörungen mit Restharnbildung, Nykturie, Obstipation, Hypohidrose, bei Männern praktisch immer erektile Dysfunktion. Zusätzlich kann ein **Parkinson-Syndrom** mit abwesen-

PLUS Unter die Multisystematrophie werden die vormals als olivopontozerebelläre Degeneration (= MSA-C), striatonigrale Degeneration (= MSA-P) und Shy-Drager-Syndrom bezeichneten Krankheitsbilder subsummiert.

PLUS Die definitive Diagnose einer MSA lässt sich nur neuropathologisch durch Nachweis von α-Synuclein-positiven glialen zytoplasmatischen Einschlusskörperchen bei gleichzeitig bestehenden degenerativen Veränderungen im nigrostriatalen und olivopontozerebellären System stellen.

der oder nur geringer Ansprache auf L-Dopa vorliegen. Auch können **zerebelläre Störungen** (Gangataxie, Dysarthrie, Extremitätenataxie, Nystagmus) bestehen (> Tab. 5.3). Daneben kann es zu **pyramidalen** Störungen (Hyperreflexie, positives Babinski-Zeichen, Spastik) kommen. Weitere seltenere Symptome sind ein inspiratorischer Stridor sowie kalte, gräulich verfärbte Hände („cold hands sign"). Eine ausgeprägte **demenzielle Entwicklung** ist **nicht typisch** für die MSA. Je nach Prägnanztyp (vorherrschendes Parkinson-Syndrom/zerebelläres Syndrom) spricht man von MSA-P oder MSA-C.

Tab. 5.3 MSA: Diagnosekriterien

Diagnosekriterien für wahrscheinliche MSA
Autonome Störungen: • orthostatischer Blutdruckabfall ≥ 30 mmHg syst. oder ≥ 15 mmHg diast. Nach 3 Minuten Stehen und/oder   • Urininkontinenz mit anhaltender unwillkürlicher inkompletter oder kompletter Blasenentleerung, begleitet von erektiler Dysfunktion bei Männern
und
• Parkinson-Syndrom mit fehlendem/geringem Ansprechen auf L-Dopa (MSA-P) oder   • Zerebelläres Syndrom (MSA-C)

5.2 Chorea

FRAGE
Was versteht man unter einer Chorea?

Antwort Unter Chorea versteht man unwillkürliche, unregelmäßige, kurze, ruckartige und nicht vorhersagbare Bewegungen, die in zufälliger Abfolge auftreten und von einem Körperteil zu einem anderen laufen können. Die Bewegungen können sowohl in Ruhe als auch bei Willkürbewegungen auftreten.

FRAGE
Der Allgemeinarzt George **Huntington** beschrieb 1872 im Alter von 22 Jahren eine hereditäre Form der **Chorea,** die seitdem mit seinem Namen verbunden ist. Erläutern Sie den Erbgang dieser Erkrankung.

Antwort Die Chorea Huntington (HD) ist eine **autosomal-dominant** vererbte Erkrankung mit **kompletter Penetranz.** Dies bedeutet, dass sich die Krankheit bei jedem Genträger auch manifestiert. Außerdem wurde für Chorea Huntington das Phänomen der **Antizipation** beschrieben: Die Krankheit tritt, insbesondere bei Übertragung der Mutation durch den Vater, in der nächsten Generation früher als in der Elterngeneration auf.

FRAGE
In welchem Alter werden die Patienten zumeist auffällig?

Antwort Die Erkrankung beginnt mit großer Streubreite meist zwischen dem **30. und 40. Lebensjahr,** selten bereits im Jugendalter. Durch Genotypanalysen können auch asymptomatische Genträger vor Erkrankungsbeginn identifiziert werden.

FRAGE
Beschreiben Sie das **klinische Bild** der Chorea Huntington.

Antwort Die choreatischen Bewegungen beginnen meist **distal** und fallen zunächst als vermehrte **Bewegungsunruhe** auf. Anfänglich versuchen die Patienten oft ihre Bewegungsimpulse in **Verlegenheitsbewegungen** (Parakinesen) zu integrieren. **Psychische Auffälligkeiten** können ebenfalls früh auftreten und umfassen vermehrte Reizbarkeit, depressive Verstimmung und Enthemmungsphänomene, seltener auch psychotische Symptome. Im Krankheitsverlauf kommt es zu einer Zunahme und Ausbreitung der Bewegungsstörung. Normale motorische Abläufe werden dann durch die ständig einschießenden Impulse unmöglich. Auch **akinetisch-rigide, dystone** und **zerebelläre Symptome** können hinzutreten. Ebenfalls typisch sind **Augenbewegungsstörungen** (Sakkadeninitiationsstörungen/-verlangsamung). Bei Beteiligung der mimischen Muskulatur kommt es zu **Grimassieren.** Auch **Artikulation** und **Schluckakt** können stark beeinträchtigt sein. Dies begünstigt zusätzlich (bei auch aufgrund der Bewegungsunruhe erhöhtem Kalorienbedarf) die Ausbildung einer **Kachexie.** Im Verlauf der Erkrankung kommt es zu einer **demenziellen Entwicklung.**

FRAGE
Huntington bemerkte in seiner Originalbeschreibung, dass die betroffenen Familien „with a kind of horror" von ihrer Erkrankung sprechen. Welche Krankheiten sollten Sie angesichts der Schwere der Erkrankung in der **Differenzialdiagnose** der **Chorea Huntington** ausschließen?

Antwort
- **Chorea minor (Sydenham):** meist im Kindes- und Jugendalter in Folge einer Streptokokkeninfektion, gute Rückbildungstendenz
- **Schwangerschaftsinduzierte Chorea:** reversible Chorea, manchmal bei bereits früher durchgemachter Chorea minor
- **Medikamentös induzierte Chorea:** z. B. Ovulationshemmer, Neuroleptika, Lithium, L-Dopa
- **Vaskuläre Läsionen:** Chorea als Residuum nach zerebraler Ischämie
- **Hyperthyreose**
- **Morbus Wilson**
- **Neuroakanthozytose-Syndrome:** Gruppe erblicher Erkrankungen mit Dyskinesien und Nachweis von Akanthozyten im Blutausstrich
- **Kollagenosen:** systemischer Lupus erythematodes (hier oft halbseitige Hemichorea), Antiphospholipid-Antikörpersyndrom

MERKE

Bei praktisch allen vor dem 50. Lebensjahr auftretenden Bewegungsstörungen sollte differenzialdiagnostisch ein Morbus Wilson ausgeschlossen werden, da das klinische Erscheinungsbild dieser Erkrankung sehr breit ist und es sich um eine behandelbare Erkrankung handelt.

FRAGE
Was wissen Sie über **Therapiemöglichkeiten** der Chorea Huntington?

Antwort Die Chorea Huntington hat einen **unaufhaltsamen Verlauf**, der sich bislang pharmakotherapeutisch nicht substanziell beeinflussen lässt. Aktuell stehen lediglich symptomatische Therapieoptionen wie antihyperkinetische Medikamente (z. B. Tiaprid, Tetrabenazin) zur Verfügung. Aufgrund der fehlenden therapeutischen Konsequenzen birgt eine prädiktive genetische Testung somit eine besondere Brisanz.

FRAGE
Nachdem das Gen für Chorea Huntington 1983 auf Chromosom 4 lokalisiert wurde, konnte 1993 die genetische Grundlage der Erkrankung aufgeklärt werden. Wissen Sie, welcher **Krankheitsmechanismus,** der sich übrigens auch bei anderen hereditären neurologischen Erkrankungen findet, hier vorliegt?

TIPP Dies ist ein klassisches Beispiel für das Vorgehen vieler Prüfer: Vom Allgemeinen ins Spezielle vortastend, bis das Wissen des Prüflings erschöpft ist. Das heißt aber nicht, dass dieser schlecht vorbereitet ist. Es geht dem Prüfer darum die Tiefe des Wissens abschätzen.

Antwort Die HD gehört zu den sogenannten **Triplet-Repeat**-Erkrankungen. Bei der HD kommt es zu einer pathologischen Vervielfachung eines **CAG-Basen-Tripletts** im Huntingtin-Gen auf Chromosom 4p16.3. Während im Normalfall dort < 36 CAG-Kopien vorliegen, kommt es bei einer Expansion auf 40 oder mehr Kopien zum Ausbruch der Erkrankung. Bei Personen mit 36 bis 39 Kopien kann die Erkrankung in abgeschwächter Form und mit inkompletter Penetranz auftreten. Die Länge der triplet-repeats ist mit dem Manifestationsalter invers korreliert: Je länger das repeat, desto jünger das Alter bei Krankheitsbeginn. Da das Basentriplett CAG für die Aminosäure Glutamin kodiert, spricht man auch von **Polyglutamin-Erkrankungen.** Die Übersetzung des verlängerten CAG-Motivs führt zu einer überlangen Polyglutaminsequenz, die eine veränderte Tertiärstruktur des Huntingtin-Proteins zur Folge hat. Fragmente dieses abnormalen Huntingtins können zu neuronalen Einschlüssen akkumulieren, was zu neuronaler Dysfunktion und Zelltod führt.

5.3 Dystonien

FRAGE
Was verstehen Sie unter einer Dystonie?

Antwort Dystonien sind definiert als **anhaltende Muskelkontraktionen,** die den Körper oder bestimmte Körperteile in **abnorme Haltungen** zwingen oder – bei wiederholten Kontraktionen – zu **dystonen Bewegungen** führen.

5.3 Dystonien

FRAGE
Können Sie etwas zur generellen **Einteilung** der Dystonien sagen?

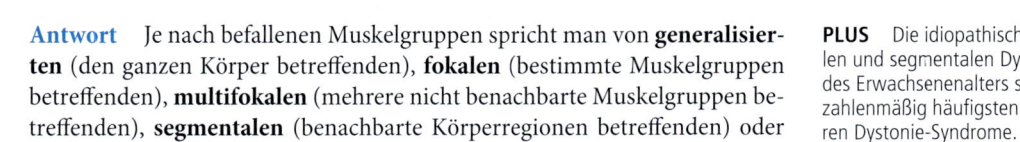

Antwort Je nach befallenen Muskelgruppen spricht man von **generalisierten** (den ganzen Körper betreffenden), **fokalen** (bestimmte Muskelgruppen betreffenden), **multifokalen** (mehrere nicht benachbarte Muskelgruppen betreffenden), **segmentalen** (benachbarte Körperregionen betreffenden) oder **Hemi-** (halbseitigen) **Dystonien**.
Ätiologisch wird zwischen **primären** (idiopathischen) und **sekundären** (symptomatischen) **Dystonien** unterschieden. Bei den generalisierten Dystonien handelt es sich zumeist um primäre Dystonien, die familiär gehäuft auftreten.

PLUS Die idiopathischen fokalen und segmentalen Dystonien des Erwachsenenalters sind die zahlenmäßig häufigsten primären Dystonie-Syndrome.

FRAGE
Der Berliner Neurologe Hermann Oppenheim beschrieb 1911 die autosomal-dominant vererbbare Dystonia musculorum progressiva (heutige Bezeichnung: DYT1) als eine generalisierte Dystonie. Wie imponieren Patienten mit dem schweren Krankheitsbild einer **generalisierten Dystonie?**

Antwort Eine generalisierte Dystonie beginnt zumeist in der Kindheit mit einer fokalen, bewegungsinduzierten Dystonie der unteren Extremitäten z. B. im Sinne einer Einwärtsdrehung des Fußes oder einer abnormalen Haltung eines Beines mit Zunahme bei bestimmten Bewegungen. Graduell werden die motorischen Auffälligkeiten dann dauerhafter, weiten sich aus und beziehen die Rücken-, Schulter- und Beckenmuskulatur mit ein. Das Krankheitsmaximum ist meist nach 5–10 Jahren Krankheitsdauer erreicht. Es kann zu **bizarren Verdrehungen** des Rumpfes, die zunächst intermittierend, später dauerhaft als wiederholte stereotype Bewegungen auftreten, kommen. Das Gangbild erscheint hierdurch deutlich gestört, mitunter kann das Laufen unmöglich werden.

PLUS Bei der autosomal-dominanten Form der generalisierten Dystonien (DYT1) konnte eine Deletion im Torsin-A-Gen auf Chromosom 9q34 nachgewiesen werden.

Typisches Merkmal von Dystonien ist eine Verstärkung bei motorischer Aktivität (**Aktionsdystonie**) sowie in Belastungs- und Anspannungssituationen. In Ruhe, beim Schlafen und in Narkose hingegen sistiert die Symptomatik in der Regel.

MERKE

FRAGE
Kennen Sie eine **kausal behandelbare** primäre Dystonie?

Antwort Bei ca. 5–10 % der Fälle primärer Dystonien liegt eine sogenannte **L-Dopa-sensitive Dystonie** (Segawa-Syndrom, DYT5) vor. Es handelt sich hierbei um autosomal-dominant oder -rezessiv vererbte Störungen der Dopaminsynthese, die zu einer zwischen dem 1. und 16. Lebensjahr auftretenden, oft **zunächst beinbetonten** und sich später auf andere Körperpartien ausweitenden Dystonie führen. Die Symptomatik nimmt typischerweise gegen Abend zu und bessert sich nach Ruhephasen. Im Krankheitsverlauf kann sich ebenfalls ein akinetisch-rigides Syndrom entwickeln. Das Krankheitsbild bessert sich eindrucksvoll unter Therapie mit L-Dopa in niedrigen Dosierungen

(3 × 100 mg). Auch nach jahrelanger Behandlung treten hierbei keine Wirkungsverluste oder Fluktuationen auf.

MERKE Alle Patienten mit einer primären Dystonie mit Beginn im Kindes- und Jugendalter sollten versuchsweise mit L-Dopa behandelt werden, da eine L-Dopa-sensitive Dystonie vorliegen könnte, deren Symptomatik sich unter L-Dopa-Therapie gut zurückbildet.

FRAGE
Im Gegensatz zu den generalisierten Dystonien sind **fokale** und **segmentale Dystonien** die häufigere Dystonieform und treten zumeist sporadisch im mittleren Erwachsenenalter (30.–50. Lebensjahr) auf. Schildern Sie knapp einige **wichtige Formen** fokaler/segmentaler Dystonien.

Antwort Fokale und segmentale Dystonien können fast die gesamte quergestreifte Muskulatur betreffen. Sie manifestieren sich jedoch **am häufigsten im Kopf- und Halsbereich** als:
- **Blepharospasmus:** Zusammenkneifen der Augen (einseitig oder beidseitig) durch unwillkürliche kurzfristige oder anhaltende Kontraktionen der Mm. orbiculares oculi, provoziert durch Anstrengung (Lesen), grelles Licht und Luftzug
- **oromandibuläre Dystonien:** Kontraktionen der Mund-, Lippen-, Kinn- und Kiefermuskulatur, z. T. in Kombination mit Blepharospasmus, manchmal auch mit Ausweitung auf Pharynx- und Halsmuskulatur. Auch als **Meige-Syndrom** oder Brueghel-Syndrom bezeichnet.
- **Torticollis spasmodicus, zervikale Dystonie:** „Schiefhals", tonische oder von dystonem Tremor unterlagerte Hals- und Nackenmuskelkontraktion mit Rotation des Kopfes (= rotatorischer Torticollis), Neigung des Kopfes zur Seite (= Laterocollis), nach vorne (= Anterocollis) oder nach hinten (= Retrocollis), oft mit begleitenden Muskelschmerzen in der Nackenregion

PLUS Patienten mit Blepharospasmus tragen häufig Sonnenbrillen als Schutz vor grellem Licht und klagen zu Beginn der Erkrankung oft über vermehrtes Blinzeln und ein Gefühl trockener Augen.

FRAGE
Kennen Sie einen typischen „Trick", mit dem Dystonie-Patienten versuchen, ihre Beschwerden zu lindern?

Antwort Typisch für Dystonien ist eine Besserung durch sensorische Reize (**„geste antagoniste"**), z. B. durch Anlegen eines Fingers auf das Augenlid bei Blepharospasmus oder an das Kinn bei Torticollis spasmodicus.

FRAGE
Auch bei Beschäftigungsdystonien – oder aufgabenspezifischen Dystonien – handelt es sich um fokale Dystonien. Was ist eine **Beschäftigungsdystonie**?

Antwort Beschäftigungsdystonien sind **aktionsinduzierte Dystonien,** die nur bei bestimmten Tätigkeiten auftreten. Klassisches Beispiel ist der

5.3 Dystonien

Schreibkrampf, der, wie der Name sagt, durch Schreiben, nicht aber andere motorische Tätigkeiten, ausgelöst wird. Daneben gibt es verschiedene weitere **aufgabenspezifische Handdystonien,** insbesondere bei professionellen Musikern oder Sportlern.

FRAGE
Bei der symptomatischen **Therapie der Dystonien** wird seit einiger Zeit erfolgreich eine bestimmte Substanz verwendet. Erläutern Sie die Substanz und ihren therapeutischen Einsatz.

Antwort   Gemeint ist **Botulinum-Toxin A,** das Exotoxin von *Clostridium botulinum,* einem grampositiven anaeroben Sporenbildner, der auch den Botulismus nach Aufnahme kontaminierter Nahrungsmittel verursacht. Botulinum-Toxin bewirkt eine Blockierung der Acetylcholinfreisetzung in cholinergen Nervenendigungen, was zu einer **vorübergehenden selektiven peripheren Denervierung** mit konsekutiver **Schwäche** der injizierten Muskulatur führt. Abhängig von Dosierung und Applikation setzt der Effekt von Botulinum-Toxin A nach einigen Tagen ein und hält für etwa 3 Monate an. Lokale Injektionen von Botulinum-Toxin A stellen die **Therapie erster Wahl für fokale Dystonien** dar. Das Medikament kommt aber auch bei Spastik oder Hyperhidrose zum Einsatz. Insbesondere Patienten mit Blepharospasmus, Torticollis und Schreibkrampf profitieren von der Behandlung. Mögliche **Nebenwirkungen** entstehen aus einer übermäßigen Schwächung des injizierten Muskels oder aus gleichzeitiger Schwächung der umgebenden Muskulatur (z. B. Lagophthalmus, Schluckstörungen, Kopfhalteschwäche). Die Nebenwirkungen klingen wie der therapeutische Effekt wieder ab.

PLUS   Bei der spasmodischen Dysphonie, einer Dystonie der inneren Larynxmuskulatur mit daraus resultierender Stimmstörung, können Botulinum-Toxin-Injektionen auch in diesem Bereich effektiv sein.

FRAGE
Eine wichtige potenziell vermeidbare Ursache von Dystonien stellen Neuroleptika dar, die zu sogenannten **tardiven Dystonien** führen können. Äußern Sie sich hierzu näher.

Antwort   Tardive Dystonien gehören zu den **tardiven Dyskinesien** oder **Spätdyskinesien,** die auch tardive Tics, Myoklonien, Akathisie, Tremor und choreatiforme Bewegungselemente umfassen. Tardive Dyskinesien werden durch **chronische Neuroleptikaeinnahme** hervorgerufen, können sich mitunter aber auch schon nach nur kurzfristiger Neuroleptikaeinnahme entwickeln. Hierbei kommt es hauptsächlich zu **orofazialen, oromandibulären** und **zervikalen** Bewegungsstörungen. Die Prognose ist ungünstig, oft persistieren die Beschwerden auch nach Absetzen der Medikation. Insofern ist vor einer unkritischen Neuroleptikagabe – z. B. als Sedativum oder zur Behandlung von Schlafstörungen – zu warnen.

5.4 Tremor

FALLBEISPIEL

In Ihrer Sprechstunde sehen Sie einen 48-jährigen Juwelier, der Ihnen berichtet, seine Arbeit nicht mehr ordentlich ausüben zu können, da er ein Zittern in beiden Händen habe. Auch beim Essen und Trinken habe er Probleme, z. B. wenn er eine Suppe löffeln wolle. Bei Aufregung und in der Öffentlichkeit verstärke sich die Symptomatik, was ihm unangenehm sei; er wolle ja nicht für einen Trinker gehalten werden. Allerdings sagt er Ihnen auf Nachfrage, dass das Zittern nach einem Glas Wein besser werde. Bei der Untersuchung sehen Sie einen Halte- und Aktionstremor, ein Ruhetremor ist nicht vorhanden. Außerdem bemerken Sie ein rhythmisches Kopfnicken.

FRAGE
An welche Krankheit denken Sie?

Antwort In erster Linie kommt ein **klassischer essenzieller Tremor** in Betracht. Es handelt sich um einen bilateralen, meist symmetrischen, Tremor, der sich zumeist in den Händen und am Kopf **(Titubation)**, seltener auch als Stimmtremor manifestiert. Ein essenzieller Tremor verstärkt sich bei mentaler Anspannung und bessert sich bei mehr als der Hälfte der Patienten nach Einnahme geringer Mengen Alkohol. Der essenzielle Tremor kommt nicht selten **familiär** vor.

FRAGE
Ihre Diagnose ist korrekt; in der Tat hat der Vater des Patienten auch ein langsam fortschreitendes „komisches Zittern" gehabt. Eine wichtige Differenzialdiagnose des klassischen essenziellen Tremors ist das **tremordominante idiopathische Parkinson-Syndrom** – können Sie beide Erkrankungen gegeneinander abgrenzen?

Antwort Der klassische essenzielle Tremor ist die häufigste Bewegungsstörung im Erwachsenenalter und kommt somit öfter vor als der Morbus Parkinson, mit dem er verwechselt werden kann. In der differenzialdiagnostischen Abgrenzung ist ein Kopftremor untypisch für den Morbus Parkinson, hingegen spricht ein **Tremor der Beine** und insbesondere ein **Fußtremor** im Sitzen für einen Morbus Parkinson. Der Parkinson-Tremor ist darüber hinaus zumeist etwas **langsamer** als der klassische essenzielle Tremor und beginnt im Gegensatz zum klassischen essenziellen Tremor **meist einseitig**. Daneben ist das Vorhandensein von Akinese und Rigor wegweisend für einen Morbus Parkinson.

FRAGE
Wie behandeln Sie einen Patienten mit einem klassischen essenziellen Tremor?

Antwort Zur medikamentösen Behandlung gibt man **Beta-Blocker** (z. B. Propranolol 30–320 mg/Tag). Auch **Primidon, Gabapentin** oder **Topiramat** können zur Behandlung des klassischen essenziellen Tremors verwendet werden.

5.4 Tremor

FRAGE
Können Sie mir nochmals genau definieren, was man unter einem **Tremor** versteht?

Antwort   Unter Tremor (Zittern) versteht man eine unwillkürliche, rhythmische und regelmäßige Bewegung (Oszillation) eines Körperteils.

FRAGE
Anhand welcher **zusätzlicher Kriterien** erfolgt die weitere Beschreibung eines Tremors?

Antwort   Die weitere Beschreibung des Tremors erfolgt anhand der **Frequenz** (Hz) und der **Umstände** wie Ruhe (= Ruhetremor), Halte- (= Haltetremor oder posturaler Tremor) oder Zielbewegungen (= Intentionstremor), unter denen der Tremor vornehmlich auftritt.

PLUS   Unter dem „Rabbit-Syndrom" versteht man einen Tremor der perioralen Muskulatur, der medikamenteninduziert (Neuroleptika) oder isoliert bei älteren Menschen auftreten kann.

FRAGE
Können Sie mir einen knappen Überblick über die wichtigsten **Tremorsyndrome** geben?

Antwort   ➤ Tab. 5.4.

Tab. 5.4 Übersicht über die wichtigsten Tremorarten

Tremorsyndrom	Frequenz	Tremortyp	Kommentar
Zerebellärer Tremor	< 5 Hz	Intentionstremor	Ursache: ipsilaterale zerebelläre Erkrankungen; klinische Untersuchung: Finger-Nase-, Finger-Finger- und Knie-Hacke-Versuch (je näher am Ziel, umso stärker der Tremor)
Holmes-Tremor (früher: Mittelhirn- oder rubraler Tremor)	< 4,5 Hz	Ruhe- und Intentionstremor (evtl. auch Haltetremor)	Ursache: Läsionen von Ncl. ruber, Bindearm o. hinterem Thalamus, z. B. bei MS, Schädel-Hirn-Trauma oder Schlaganfall
Klassischer Parkinson-Tremor	4–6 Hz	Ruhetremor (evtl. auch Haltetremor)	Jeder bei Morbus Parkinson auftretende Tremor wird als Parkinson-Tremor bezeichnet. Neben klassischem Ruhetremor auch höherfrequenter Haltetremor möglich
Verstärkter physiologischer Tremor	7–12 Hz	Haltetremor	bei gesteigertem Sympathikotonus, Hyperthyreose
Essenzielle Tremor-Syndrome			
(Klassischer) essenzieller Tremor	5–8 Hz	hauptsächlich Haltetremor, evtl. auch Intentionstremor, sehr selten Ruhetremor	zur Untersuchung Hände vor dem Körper ausstrecken lassen, Spirale zeichnen lassen
Aufgaben- und positionsspezifischer Tremor	5–8 Hz	Haltetremor, evtl. Intentionstremor	Tremor ausschließlich bei bestimmten Positionen oder (übertrainierten) motorischen Tätigkeiten: Musiker (z. B. isolierter Stimmtremor), Sportler
Orthostatischer Tremor	13–18 Hz	nur beim Stand unter Halteinnervation in den Beinen	mitunter hochfrequentes Zittern der Beinmuskeln sicht- oder tastbar; subjektives Leitsymptom: Standunsicherheit und z. T. Stürze; Beschwerdebesserung beim Laufen

KAPITEL 6

K. Ruprecht

Ataxien

FRAGE
Was verstehen wir unter einer Ataxie? Welche beiden wichtigen Typen von Ataxien lassen sich unterscheiden?

Antwort Unter einer Ataxie versteht man eine Störung in Ablauf, Ausmaß und Zusammenspiel willkürlicher Bewegungen. Diese **Störung der Bewegungskoordination** kann resultieren aus:
- einer gestörten Reizweiterleitung der Tiefensibilität aus der Peripherie **(spinale oder sensible Ataxie)**
- einer Störung des Kleinhirns **(zerebelläre Ataxie)**

FRAGE
Nun genauer zu den **zerebellären Ataxien.** Wie lassen sich die unterschiedlichen zerebellären Ataxien einteilen?

Antwort Einteilung zerebellärer Ataxien:
- erbliche Ataxien (Heredo-Ataxien)
- nicht-erbliche (idiopathische, degenerative) Ataxien
- symptomatische (bzw. erworbene) Ataxien

FRAGE
Welches anamnestische **Kriterium** ist hilfreich zur **ätiologischen Einordnung** von Ataxien?

Antwort Wie bei anderen neurologischen Krankheitsbildern auch, ergeben sich Hinweise auf die Ätiologie einer Ataxie häufig aus der **Geschwindigkeit ihrer Manifestation.** Während z. B. akut aufgetretene Ataxien auf vaskuläre Ereignisse schließen lassen, sind langsam-schleichende Verschlechterungen für erbliche oder degenerative Ataxien typisch.

FRAGE
Symptomatische, nicht-erbliche, erworbene zerebelläre Ataxien sind häufiger als erbliche Ataxien. Welche **Ursachen zerebellärer Ataxien** sind Ihnen bekannt?

Antwort
- **Alkoholabusus:** vermutlich häufigste Ursache einer zerebellären Degeneration im Erwachsenenalter, klinisch führend Stand- und Gangataxie

- **Medikamente:** z. B. Phenytoin oder Lithium
- **vaskuläre Ereignisse:** Ischämien im Territorium der kleinhirnversorgenden Gefäße, Hämorrhagien im Kleinhirnbereich, häufigste Ursache akuter Ataxien
- **entzündlich-infektiös:** virale Zerebellitis (akute zerebelläre Ataxie im Kindesalter, oft als Folge einer Varizellen-Infektion); MS (bei Läsionen im Bereich des Kleinhirns oder der Kleinhirnschenkel bzw. der Kleinhirnbahnen im Hirnstamm), Creutzfeldt-Jakob-Erkrankung
- **Tumoren:** klinisch subakute zerebelläre Ataxie
- **paraneoplastische Kleinhirndegeneration**
- **metabolisch:** Hypothyreose, Vitamin-E-Mangel (selten)

FRAGE
Die heterogene Gruppe **erblicher Ataxien** wird durch molekularbiologische Erkenntnisse immer besser verstanden. Können Sie mir einen kurzen Überblick über die hereditären Ataxien geben?

Antwort ➤ Tab. 6.1.

Tab. 6.1 Hereditäre Ataxien

Autosomal-dominante zerebelläre Ataxien (ADCA)	Autosomal-rezessive Ataxien
Spinozerebelläre Ataxien (SCA) • > 20 molekulargenetisch definierte Subtypen bekannt • In Mitteleuropa am häufigsten SCA 1, 2, 3 und 6	Friedreich-Ataxie (häufigste erbliche Ataxie)
sehr selten: Dentato-rubro-pallido-luysiane Atrophie, autosomal-dominant vererbbare Prionen-Erkrankungen	sehr selten: Ataxie-Teleangiektasie, Morbus Refsum, zerebrotendinöse Xanthomatose, Abetalipoproteinämie, u. a.

FRAGE
Können Sie mir noch etwas mehr zum **klinischen Spektrum der SCAs** sagen? Welcher **Krankheitsmechanismus** liegt diesen Erkrankungen zugrunde?

Antwort Gemeinsam ist den SCAs eine meist im Erwachsenenalter beginnende **schleichend-progrediente Ataxie.** Das klinische Spektrum ist allerdings breit; bei einigen Typen können darüber hinaus **zusätzliche Störungen,** wie Neuropathie, Okulomotorikstörungen, pyramidale oder extrapyramidale Zeichen, Retinadegeneration oder Demenz, hinzukommen. Ähnlich der Chorea Huntington beruhen die meisten SCAs auf **CAG-repeat-Expansionen.**

FRAGE
Schildern Sie die **Symptomatik** der nach dem Heidelberger Neurologen Nikolaus **Friedreich** benannten **Ataxie** (Friedreich-Ataxie).

Antwort Das Krankheitsbild beginnt meist vor dem 25. Lebensjahr und ist initial durch eine **progrediente Ataxie** (meist Gangataxie) gekennzeichnet. Darüber hinaus kommt es zu einem **Verlust der Eigenreflexe an den Beinen** sowie Entwicklung einer **Dysarthrie** zumeist innerhalb von 5 Jahren nach Krankheitsbeginn. Neben diesen klassischen Symptomen können Störungen des distalen Lage- und Vibrationsempfindens, strumpfförmige distale Sensibilitätsstörungen, eine distale beinbetonte Muskelatrophie, ein Hohlfuß („Friedreich-Fuß"), Skelettdeformitäten (Kyphoskoliose), Okulomotorikstörungen, Optikusatrophie, Hörstörungen sowie eine Pyramidenbahnbeteiligung mit positiven Babinski-Zeichen und pyramidaler Schwäche vorkommen. Die Krankheit schreitet unaufhaltsam voran, sodass die Betroffenen etwa 15 Jahre nach Krankheitsbeginn rollstuhlpflichtig werden.

PLUS Bei der Friedreich-Ataxie kann die bemerkenswerte Kombination eines fehlenden Achillessehnenreflexes bei gleichzeitig positivem Babinski-Zeichen auftreten. Bei welchen Erkrankungen findet man diese Kombination noch?

FRAGE
Kennen Sie auch **nicht-neurologische Manifestationen** des Morbus Friedreich?

Antwort Als internistische Komplikationen treten häufig eine **hypertrophe Kardiomyopathie** und bei 10–20 % der Patienten ein **Diabetes mellitus** auf.

FRAGE
Kennen Sie die **molekulargenetische Grundlage** des Morbus Friedreich?

Antwort Bei der Friedreich-Ataxie handelt es sich ebenfalls um eine Triplet-Repeat-Erkrankung mit Vervielfachung eines GAA-Repeats im ersten Intron des Frataxin-Gens auf Chromosom 9q13. Bei den meisten Patienten liegt eine homozygote GAA-Expansion vor, bei einer Minderheit (< 5 %) eine Compound-Heterozygotie mit einer GAA-Expansion auf einem und einer Punktmutation auf dem anderen Allel.

TIPP Schwere Frage!

KAPITEL 7

K. Ruprecht

Demenzen

FRAGE
Äußern Sie sich zu **Erkrankungsalter**, **Epidemiologie** und **Bedeutung** von Demenzen.

Antwort Demenzen sind Erkrankungen des **höheren Lebensalters**. Ihre Häufigkeit nimmt ab der 7. Lebensdekade zu. In der 8. Lebensdekade leiden bereits ca. 5–10 %, in der 9. Dekade ca. 10–25 % der Bevölkerung unter einem demenziellen Syndrom unterschiedlicher Genese. Mit dem steigenden Altersdurchschnitt muss mit einer weiteren Zunahme demenzieller Erkrankungen gerechnet werden. Demenzerkrankungen führen im vorangeschrittenen Stadium oft zu kompletter Hilflosigkeit, Abhängigkeit von Anderen und sind mit einer verkürzten Lebenserwartung assoziiert. Demenzen haben somit eine nachhaltige Auswirkung auf das Leben von Patienten und Angehörigen und sind die **häufigste Ursache für Pflegebedürftigkeit** im Alter.

FRAGE
Was genau versteht man unter einer **Demenz**? Grenzen Sie eine Demenz von einer **Oligophrenie** ab.

Antwort **Demenzen** sind charakterisiert durch eine **erworbene globale Beeinträchtigung von kognitiven Fähigkeiten und Alltagskompetenzen.** Nach der aktuellen ICD-10-Definition ist Demenz ein Syndrom als Folge einer meist chronischen oder fortschreitenden Krankheit des Gehirns mit Störung vieler höherer kortikaler Funktionen, einschließlich Gedächtnis, Denken, Orientierung, Auffassung, Rechnen, Lernfähigkeit, Sprache, Sprechen und Urteilsvermögen. Das **Bewusstsein ist nicht getrübt** und die Sinne (Sinnesorgane, Wahrnehmung) funktionieren im für die Person üblichen Rahmen. Für die Diagnose einer Demenz nach ICD-10 müssen die **Symptome über mindestens 6 Monate** bestanden haben. Gewöhnlich begleiten Veränderungen der emotionalen Kontrolle, des Sozialverhaltens oder der Motivation die kognitiven Beeinträchtigungen. Im Gegensatz dazu versteht man unter einer **Oligophrenie** (Intelligenzminderung) eine in der frühen Entwicklung stehengebliebene oder unvollständige Entwicklung geistiger Fähigkeiten.

FRAGE
Wie können Sie orientierend am Krankenbett das Vorliegen sowie das Ausmaß eines demenziellen Syndroms einschätzen?

Antwort Klinisch gebräuchliche Tests sind Screening-Verfahren wie der DemTect und der **Mini-Mental-Status-Test** (MMST) der aus einfachen Testfragen zu u. a. Orientierung, Gedächtnis (3 Wörter nachsprechen und nach einigen Minuten rekapitulieren), Auffassungsgabe, Rechenfähigkeit (serielle Subtraktionen: 100–7) und Sprache (u. a. verbale und schriftliche Aufforderungen befolgen) besteht. Diese Tests werden auch zur Quantifizierung des Ausmaßes einer Demenz verwendet.

FRAGE
Man kann klinisch verschiedene Prägnanztypen von demenziellen Syndromen unterscheiden. Was ist die vornehmliche klinische Symptomatik bei **kortikalen, subkortikalen** und **frontalen Demenzen?** Nennen Sie jeweils typische Beispiele für die einzelnen Prägnanztypen.

Antwort ➤ Tab. 7.1.

Tab. 7.1 Klinische Unterscheidung demenzieller Syndrome

Prägnanztyp	Klinik	Beispiel
Kortikale Demenz	Gedächtnisstörungen, Aphasie/Wortfindungsstörungen, Rechenstörung, räumliche Orientierungsstörungen, Apraxie, Störungen des Urteilsvermögens (sog. „Werkzeugstörungen"), Persönlichkeit und psychomotorisches Tempo relativ gut erhalten	Morbus Alzheimer
Subkortikale Demenz	psychomotorische Verlangsamung, Konzentrationsminderung, Antriebsminderung, verminderte Ausdauer, Orientierung und Sprache relativ gut erhalten	Normaldruckhydrozephalus, vaskuläre Enzephalopathie
Frontale Demenz	Persönlichkeitsveränderung, Verlust sozialer Fähigkeiten, Defizite im zwischenmenschlichen Kontakt, emotionale Indifferenz, Verhaltensauffälligkeiten, inadäquater Affekt, Apathie, Beeinträchtigungen von Gedächtnis und Intellekt, Sprachverarmung	Frontotemporale Demenz (Morbus Pick)

FRAGE
Eine Demenz ist eine syndromale Diagnose, der eine Vielzahl von Ätiologien zugrunde liegen kann. Geben Sie mir einen Überblick über die **häufigsten Ursachen** von Demenzen.

Antwort Nach klinischen Kriterien sind für ca. 50–70 % aller Demenzen die **Demenz vom Alzheimer-Typ (DAT)** und für ca. 15–25 % **vaskuläre Demenzen** verantwortlich. Seltener kommen eine **Demenz mit Lewy-Körperchen,** frontotemporale Demenzen und andere Ursachen (z. B. Chorea Huntington, Trauma, Tumoren) vor. In großen neuropathologischen Untersuchungen von Demenzerkrankten zeigte sich in ca. 50 % eine reine Alzheimer-Pathologie, in ca. 10 % eine rein vaskuläre Pathologie und in ca. 20 % eine Kombination aus Alzheimer und vaskulären Veränderungen sowie in ca. 10 % eine Kombination einer Alzheimer- und Lewy-Körperchen-Pathologie, sodass **Mischbilder relativ häufig** sind.

FRAGE
Wie geht man in der diagnostischen Zuordnung von Demenzen vor?

Antwort Die Diagnose eines demenziellen Syndroms wird zunächst klinisch durch Eigen- und Fremdanamnese, den psychopathologischen Befund sowie kognitive Kurztests anhand etablierter Kriterien (ICD-10) gestellt. In einem wichtigen nächsten Schritt **müssen potenziell reversible Demenzursachen ausgeschlossen werden.** Nach Ausschluss reversibler bzw. potenziell behandelbarer nicht-neurodegenerativer und nicht-ischämischer Demenzursachen sollte, ggf. unterstützt durch weitere Zusatzuntersuchungen, eine ätiologische Zuordnung zu einer primären Demenzerkrankung getroffen werden, um davon ausgehend eine Aufklärung und Beratung von Patienten und Angehörigen sowie die Einleitung einer Therapie vornehmen zu können.

FRAGE
Nennen Sie wichtige **Ursachen** für **potenziell reversible** Demenzen.

Antwort
- Intoxikationen:
  - Medikamentennebenwirkungen (z. B. Anticholinergika, Psychopharmaka)
  - Alkohol
- Infektiöse/entzündliche Erkrankungen:
  - z. B. Neurosyphilis, Morbus Whipple, HIV-Enzephalopathie
  - zerebrale Vaskulitiden
- Endokrinopathien:
  - Hypothyreose
  - Hyperthyreose
- Vitaminmangelerkrankungen:
  - Vitamin-B_{12}-Mangel, Folsäuremangel
- Elektrolytstörungen:
  - Hyponatriämie
  - Hypernatriämie
- Metabolische Enzephalopathien:
  - urämische Enzephalopathie (Dialyse)
  - hepatische Enzephalopathie bei Lebererkrankungen
- Weitere wichtige Ursachen:
  - depressive Pseudodemenz
  - Normaldruck-Hydrozephalus
  - subdurale Hämatome
  - frontobasale Tumoren

7 Demenzen

FRAGE
Welche klinischen, **Labor- und Zusatzuntersuchungen** werden bei Patienten mit einer Demenz empfohlen?

Antwort
- **Klinische Untersuchung (obligat):** internistische, neurologische und psychiatrische Untersuchung zum Nachweis von Symptomen potenziell reversibler Demenzursachen (z. B. Depression), sowie zur ätiologischen Zuordnung der Demenz (z. B. extrapyramidal-motorische Störungen bei Lewy-Körperchen-Demenz).
- **Basis-Labor:** Blutbild, Elektrolyte, Nüchtern-Blutzucker, TSH, BSG/CRP, GOT, Gamma-GT, Kreatinin, Harnstoff und Vitamin B_{12}
- **Optionales Labor in Abhängigkeit von Verdachtsdiagnose:** z. B. Medikamentenspiegel, Drogenscreening, Lues-Serologie, HIV-Test, Vaskulitis-Parameter, Folsäure, Coeruloplasmin
- **Bildgebung (obligat):** CCT/MRT zum Ausschluss/Nachweis von u. a. Atrophie, zerebrovaskulären Läsionen, Raumforderungen (frontobasale Tumoren), Normaldruck-Hydrozephalus, subduralen Hämatomen
- **Fakultativ je nach Konstellation:** Liquor, EEG, extra-/transkranieller Doppler, FDG-PET, HMPAO-SPECT

FRAGE
Die Demenz vom Alzheimer-Typ (DAT) als häufigste Demenzform ist gleichzeitig die häufigste neurodegenerative Erkrankung überhaupt. Schildern Sie die **Klinik** und den **Verlauf** der **Demenz vom Alzheimer-Typ**.

PLUS Ein akuter Beginn, fokale neurologische Ausfälle, epileptische Anfälle oder Gangstörungen in frühen Stadien der Erkrankung sprechen eher gegen einen Morbus Alzheimer.

Antwort Das **Kernsymptom** der Alzheimer-Demenz ist eine **progrediente Gedächtnisstörung.** Diese äußert sich einerseits in Schwierigkeiten, neue Gedächtnisinhalte aufzunehmen (Merkfähigkeit), und andererseits in der Unfähigkeit, früher aufgenommene Gedächtnisinhalte korrekt zu erinnern. Hinzu treten Symptome in anderen kognitiven Bereichen (sog. **Werkzeugstörungen**) wie **Aphasie** (Wortfindungsstörungen, inhaltsarme, floskelhafte Sprache), **Akalkulie** (Rechenstörungen) und **Apraxie** (Unfähigkeit, Handlungsprogramme auszuführen, trotz intakter Motorik). Typisch ist auch eine **räumliche Orientierungsstörung** (Verlaufen). Die Alltagsaktivitäten sind hierdurch beeinträchtigt, auch kann es zu Verhaltensänderungen kommen. Weiterhin können **psychiatrische Symptome** wie Unruhe, wahnhafte Symptomatik, Angstzustände, Depression oder Störungen des Schlaf-Wach-Rhythmus auftreten. Das fortgeschrittene Stadium der Krankheit ist durch einen Abbau aller höheren Hirnfunktionen, Mutismus, Verlust der Sphinkterenkontrolle und komplette Pflegebedürftigkeit gekennzeichnet.

MERKE Bei Patienten mit Alzheimer-Demenz bleibt „die Fassade" häufig lange gut erhalten: Persönlichkeit, äußere Haltung und psychomotorische Geschwindigkeit stehen im Gegensatz zum verheerenden intellektuellen Abbau.

FRAGE
Die endgültige Diagnose eines Morbus Alzheimer kann aktuell nur neuropathologisch gestellt werden. Was sind die typischen **histologischen Veränderungen** beim Morbus Alzheimer?

Antwort Die beiden typischen histologischen Charakteristika der Alzheimer-Erkrankung sind 1. Ablagerungen von β-A4-Amyloid in sog. **kortikalen Amyloid-Plaques** sowie perivaskulär (sog. kongophile Angiopathie) und 2. **intraneuronale Neurofibrillenbündel** („neurofibrillary tangles"), die aus aggregiertem hyperphosphoryliertem Tau-Protein, einem mikrotubulusassoziiertem Protein, bestehen. Daneben findet sich eine **neuritische Degeneration von Axonen** mit daraus resultierender **Synapsenverarmung** sowie **Nervenzelluntergänge.** Makroskopisch entwickelt sich eine temporal, mediobasal und hippokampal betonte **Hirnatrophie.**

PLUS Die Ätiologie der Alzheimer-Demenz ist unbekannt.

FRAGE
Äußern Sie sich zur Rolle sogenannter Demenzmarker im Liquor bei der Diagnostik der Demenz vom Alzheimer-Typ.

Antwort Korrelierend zu den neuropathologischen Veränderungen sind bei Patienten mit Morbus Alzheimer Veränderungen krankheitsrelevanter Proteine im Liquor messbar. Diese auch als Demenzmarker im Liquor bezeichneten Proteine sind: **β-Amyloid 1–42, Gesamt-Tau und Phospho-Tau** (an Threonin 181 phosphoryliertes Tau-Protein). Bei Patienten mit Morbus Alzheimer findet sich im Vergleich zu gesunden Personen eine Verminderung von β-Amyloid 1–42 sowie eine Erhöhung von Gesamt-Tau im Liquor. Auch wenn die Bestimmung von Phospho-Tau die Abgrenzung von Patienten mit Alzheimer-Demenz (Phospho-Tau erhöht) und Patienten mit anderen Demenzformen verbessern soll, ist die Bestimmung von Demenzmarkern im Liquor hauptsächlich hilfreich zur Abgrenzung zwischen primär neurodegenerativen Demenzen und anderen Demenzursachen. Eine ausreichende Differenzierung unterschiedlicher primär neurodegenerativer Demenzen durch Demenzmarker im Liquor ist derzeit nicht möglich.

FRAGE
Kennen Sie **medikamentöse Therapieansätze** bei der Demenz vom Alzheimer-Typ?

Antwort Bei der medikamentösen Therapie bei leichten bis mittelschweren Formen der Alzheimer-Demenz konnte eine Wirksamkeit von zentral-wirksamen **Acetylcholinesterase-Hemmern** (Donepezil, Rivastigmin, Galantamin) belegt werden. Eine Abschätzung der Wirkung beim einzelnen Patienten ist jedoch schwierig, somit sollte die Behandlung unter Verlaufskontrollen und Berücksichtigung von Nebenwirkungen und Nutzen durchgeführt werden. Bei Zweifel an der Wirksamkeit bzw. Nebenwirkungen eines Acetylcholinesterase-Hemmers, kann eine Umstellung auf einen anderen Acetylcholinesterase-

Hemmer erfolgen. Zur Behandlung der mittelschweren bis schweren Alzheimer-Demenz wird der **NMDA-Antagonist Memantin** empfohlen.

FRAGE
Nennen Sie die wichtigsten vaskulären **Schädigungsmuster,** die einer **vaskulären Demenz** zugrunde liegen können.

PLUS Die Diagnose einer vaskulären Demenz wird durch Nachweis zerebrovaskulärer Läsionen (Infarkte, Lakunen, subkortikale Marklagerschäden) im CT/MRT untermauert.

Antwort
- **Multiinfarktdemenz:** Untergang einer kritischen Masse von Hirngewebe durch multiple Territorialinfarkte
- **„strategische" Infarkte:** Infarzierung funktionell wichtiger Schaltstellen (z. B. Thalamus, Basalganglien, frontales Marklager)
- **multiple lakunäre Infarkte** (Status lacunaris)
- **subkortikale arteriosklerotische Enzephalopathie** (Morbus Binswanger): diffuse Marklagerveränderungen

Sämtliche Formen können auch in Kombination vorliegen.

FRAGE
Nennen Sie **klinische Charakteristika vaskulärer Demenzen.**

PLUS Therapie vaskulärer Demenzen: Behandlung vaskulärer Risikofaktoren; Acetylcholinesterase-Hemmer und Memantin können im Einzelfall erwogen werden, haben bei vaskulären Demenzen aber keine Zulassung (off-label).

Antwort Bei Patienten mit vaskulären Demenzen finden sich anamnestisch typischerweise vorangegangene zerebrovaskuläre Ereignisse und/oder es liegen Gefäßrisikofaktoren vor. Vaskuläre Demenzen haben eher einen plötzlichen und seltener einen schleichenden Beginn und verlaufen oft **stufenförmig progredient** bzw. **fluktuierend.** Häufig bestehen **zusätzliche neurologische Ausfälle** wie eine früh im Verlauf auftretende Gangstörung, motorische Unsicherheit und Stürze sowie pseudobulbäre Dysarthrie, Reflexsteigerungen, Pyramidenbahnzeichen und Blasenstörungen. Auch können Persönlichkeitsveränderungen mit Affektlabilität, Reizbarkeit, Ängstlichkeit oder depressiven Verstimmungen und eine nächtliche Verwirrtheit vorkommen.

FRAGE
Kennen Sie Charakteristika der **Demenz mit Lewy-Körperchen?**

PLUS Weitere klinische Merkmale: Stürze oder Synkopen, vorübergehende Bewusstseinstörung, autonome Dysfunktion (orthostatische Hypotonie, Urininkontinenz), Halluzinationen in anderen Modalitäten, systematischer Wahn und Depression.

Antwort Auch bei der Lewy-Körperchen-Demenz lässt sich die **definitive Diagnose nur neuropathologisch** stellen. Die aktuellen klinischen Diagnosekriterien für eine Lewy-Körperchen-Demenz lauten:
1. **Zentrales Merkmal:** Demenz, die mit Funktionseinschränkungen im Alltag einhergeht. Die Gedächtnisfunktion kann zu Beginn der Erkrankung relativ gut erhalten sein, ist üblicherweise aber im Krankheitsverlauf beeinträchtigt. Aufmerksamkeitsstörungen, Beeinträchtigungen der exekutiven und visuoperzeptiven Funktionen sind häufig.
2. **Kernmerkmale:**
   – Fluktuation der Kognition und insbesondere der Aufmerksamkeit und Wachheit

- wiederkehrende, typischerweise klar ausgestaltete und detaillierte visuelle Halluzinationen
  - Parkinson-Symptome
3. **Stark hinweisende Merkmale:**
  - REM-Schlaf-Verhaltensstörung (Schreien, Sprechen, motorisches Ausagieren von Träumen)
  - ausgeprägte Neuroleptikaüberempfindlichkeit
  - verminderte dopaminerge Aktivität in den Basalganglien, dargestellt mit SPECT oder PET

Für die Diagnose einer **wahrscheinlichen Lewy-Körperchen-Demenz** müssen neben dem zentralen Merkmal mindestens 2 Kernmerkmale oder 1 Kernmerkmal und mindestens 1 stark hinweisendes Merkmal erfüllt sein.

FRAGE
Was wissen Sie zur Demenz beim Morbus Parkinson (Parkinson-Demenz)? Wie lässt sich die **Demenz mit Lewy-Körperchen,** die ja viele auch beim idiopathischen Parkinson-Syndrom vorkommende Symptome aufweist, von einer demenziellen Entwicklung bei **Morbus Parkinson abgrenzen?**

Antwort Fast 40 % der Parkinson-Patienten entwickeln im Krankheitsverlauf eine Demenz. Wichtigster Risikofaktor ist hierbei das Alter. Besteht bei Parkinson-Patienten vor dem 50. Lebensjahr praktisch nie eine Demenz, steigt die Prävalenz bei über 80-jährigen Parkinson-Patienten auf über 70 %. Das klinische Profil der Parkinson-Demenz gleicht dem der Demenz mit Lewy-Körperchen. Auch liegt beiden Entitäten neuropathologisch eine **Alpha-Synukleinopathie** zugrunde. Hier liegen folglich **fließende Übergänge** vor, und die Unterscheidung erfolgt lediglich anhand eines willkürlichen zeitlichen Kriteriums: Beginnt die Demenz vor oder innerhalb von 1 Jahr nach Auftreten der Parkinson-Symptomatik, liegt eine Demenz mit Lewy-Körperchen vor, während eine demenzielle Entwicklung mehr als 1 Jahr nach Beginn der Parkinson-Krankheit als Parkinson-Demenz bezeichnet wird.

TIPP Schwere Frage!

FRAGE
Erläutern Sie die medikamentöse Therapie der Parkinson-Demenz sowie der Demenz mit Lewy-Körperchen.

Antwort Das einzig zugelassene Medikament für die Therapie der Parkinson-Demenz ist der **Acetylcholinesterase-Hemmer Rivastigmin,** für den eine Wirksamkeit in Bezug auf kognitive Störungen und Alltagsfunktion gezeigt werden konnte. Rivastigmin hat keine Zulassung bei der Demenz mit Lewy-Körperchen, ein Behandlungsversuch (off-label) kann jedoch erwogen werden. **Klassische Neuroleptika** aber auch **viele atypische Neuroleptika** können bei Patienten mit Parkinson- und Lewy-Körperchen-Demenz Parkinson-Symptome verstärken und zu Vigilanzstörungen führen und sind somit **kontraindiziert.** Für die Therapie halluzinatorischer bzw. psychotischer Symptome bei Parkinson-Demenz und Demenz mit Lewy-Körperchen sollten **Clozapin** oder **Quetiapin** eingesetzt werden.

KAPITEL 8

K. Ruprecht

Motoneuron-Erkrankungen

FRAGE
Bei den Motoneuron-Erkrankungen ist es zunächst wichtig, das Einteilungsprinzip verstanden zu haben. Können Sie mir die **Einteilung** der Motoneuron-Erkrankungen darlegen?

Antwort
- Isolierte Erkrankungen des **1. motorischen Neurons**: spastische Spinalparalysen, primäre Lateralsklerose
- isolierte Erkrankungen des **2. Motoneurons**: spinale Muskelatrophien, progressive Muskelatrophie
- kombinierte Erkrankung des **1. und 2. Motoneurons**: amyotrophe Lateralsklerose (ALS, motor neuron disease)

FRAGE
Was wissen Sie über die **Epidemiologie der ALS?**

Antwort Die ALS ist die **häufigste degenerative Motoneuron-Erkrankung**. Ihre **Inzidenz** beträgt 1–3/100.000/Jahr, ihre Prävalenz 3–7/100.000. Bei der sporadischen ALS sind Männer etwas häufiger betroffen als Frauen (1,5:1). Die Inzidenz der ALS steigt mit dem Lebensalter, der Erkrankungsgipfel liegt um das 70. Lebensjahr.

PLUS Die Bezeichnung ALS (sclérose latérale amyotrophique) geht auf den französischen Neurologen J. M. Charcot zurück, der 1869 klinische und pathologische Charakteristika der Erkrankung beschrieb.

FRAGE
Wie schätzen Sie die **Prognose der ALS** ein?

Antwort Die Prognose der ALS ist **ungünstig**. Die mittlere Lebenserwartung nach Diagnosestellung beträgt 3–5 Jahre, wobei es mitunter auch längere Verläufe geben kann.

FRAGE
Welche Zellpopulationen sind neuropathologisch bei der ALS hauptsächlich betroffen?

Antwort Neuropathologisch findet sich bei der ALS ein Untergang **kortikaler Motoneurone** (1. Motoneuron) mit einer konsekutiven Degeneration des **Tractus corticospinalis** (Pyramidenbahn). Gleichzeitig kommt es zu einem Absterben von Motoneuronen der **motorischen Hirnnervenkerne** im Hirnstamm – unter Aussparung der Kerne für die Okulomotorik – und **spinaler Vorderhorn-Motoneurone** (2. Motoneuron).

FRAGE
Welche beiden **Formen der ALS** lassen sich unterscheiden?

PLUS Die Ätiologie der sporadischen ALS ist unbekannt.

Antwort Bei ca. 90 % der Erkrankten liegt eine **sporadische Form** (sALS), in ca. 10 % eine **familiäre Form** (fALS) vor.

FRAGE
Was wissen Sie zu **familiären Formen** der ALS?

PLUS Seltenere Ursachen einer autosomal-dominanten ALS: Mutationen im FUS-, ANG-, TARDB- und FIG4-Gen.

Antwort Familiäre und sporadische Fälle lassen sich klinisch oft nur schwer unterscheiden. Die meisten Formen der familiären ALS werden autosomal-dominant vererbt. Bei 25–50 % der autosomal-dominanten familiären Fälle besteht eine Expansion eines Hexanukleotid-Repeats im C9ORF72-Gen, bei ca. 10–20 % eine Mutation im Gen der Cu/Zn-Superoxiddismutase (SOD-1).

FRAGE
Wie manifestiert sich die ALS **klinisch zu Beginn** der Erkrankung?

PLUS Im Frühstadium der Erkrankung kommen auch Muskelkrämpfe (Crampi) vor.

Antwort Die häufigste Erstmanifestation (80 %) der ALS ist eine **asymmetrische,** oft **distale Schwäche** der Extremitäten. An den Armen findet sich typischerweise eine Atrophie und Schwäche der Handmuskulatur, an den Beinen eine Fußheberparese. Bei 20 % liegt primär eine bulbäre (= Hirnstamm) Manifestation (progressive Bulbärparalyse) vor.

FRAGE
Wie gestaltet sich der **weitere Verlauf** der Erkrankung?

Antwort Die Erkrankung **schreitet stetig und unaufhaltsam voran.** Schwäche und Atrophien breiten sich typischerweise von distal nach proximal aus und beziehen danach die Gegenseite, andere Extremitäten und die bulbäre Muskulatur mit ein.

Im **Endstadium** besteht eine mehr oder minder generalisierte **Lähmung** mit **Ateminsuffizienz** aufgrund eines Mitbefalls der Rumpf- und Atemmuskulatur. Eine respiratorische Insuffizienz stellt die häufigste Todesursache bei der ALS dar, wobei die Patienten meist friedlich an einer CO_2-Narkose und zentralen Hypoxie versterben.

FRAGE
Die ALS befällt das 1. und 2. Motoneuron. Schildern Sie vor diesem Hintergrund typische **Untersuchungsbefunde** bei Patienten mit ALS!

Antwort
- **Schädigung des 2. Motoneurons:**
  - atrophische Paresen: initial oft distal und asymmetrisch, äußere Augenmuskeln und Sphinkterenmuskulatur ausgespart
  - Faszikulationen: charakteristischer Befund, oft nicht nur in gelähmten Muskeln nachweisbar
- **Schädigung des 1. Motoneurons:**
  - gesteigerte Reflexe, evtl. Pyramidenbahnzeichen
  - spastische Tonuserhöhung: muss nicht immer vorliegen
  - Feinmotorikstörung
- **Allgemein:**
  - intakte Sensibilität, initial keine Schmerzen
  - kognitive Fähigkeiten meist weitgehend unbeeinträchtigt: Patienten erleben ihre Krankheit bewusst mit; bei ca. 15 % jedoch Zeichen einer **frontotemporalen Demenz**

PLUS Oft stehen gerade zu Beginn der Erkrankung die Zeichen eines Befalls des 2. Motoneurons klinisch im Vordergrund.

Die **klinische Kombination** von Zeichen einer **peripheren** (Atrophie, Faszikulationen) und einer **zentralen Lähmung** (gesteigerte Reflexe, Pyramidenbahnzeichen, Spastik) lenkt den Verdacht auf eine ALS.

MERKE

FRAGE
Was genau sind **Faszikulationen?** Wo entstehen Sie?

Antwort Unter Faszikulationen oder Faszikulieren versteht man eine **unwillkürliche Entladung im Bereich einer Gruppe von Muskelfasern einer motorischen Einheit,** was sich bei oberflächlicher Lage als kurzes Zucken im Muskelrelief ohne Bewegungseffekt darstellt. Faszikulationen können bei Störungen im gesamten Verlauf des 2. Motoneurons (Nervenzellkörper, Wurzel, Plexus, peripherer Nerv, Axonaufzweigungen) entstehen.

PLUS Klinisch nicht sichtbare tiefer gelegene Faszikulationen lassen sich u. U. elektromyografisch nachweisen.

FRAGE
Haben Faszikulationen immer einen **Krankheitswert?**

Antwort Nein, gelegentlich kommen Faszikulationen ohne Krankheitswert auch bei Gesunden, z. B. im Bereich der Unterschenkelmuskulatur vor. Man spricht in diesem Fall von **benignen Faszikulationen.**

FRAGE
Die progressive Bulbärparalyse wird als eine besondere Manifestation der ALS aufgefasst. Erläutern Sie die **Genese** und das **Erscheinungsbild der progressiven Bulbärparalyse.**

Antwort Bei der progressiven Bulbärparalyse kommt es zu einer **Degeneration** der 2. motorischen Neurone in den **unteren Hirnnervenkernen,** wodurch sich eine **atrophische Lähmung der Gesichts-, Mund- und Rachenmuskulatur** entwickelt. Von den gemischten Hirnnerven werden die motorischen Antei-

PLUS Dysarthrie und Anarthrie sind Störungen der **Art**ikulation.

le selektiv befallen, nur die Augenmuskelkerne bleiben ausgespart. Betroffene bemerken ein erschwertes Sprechen und eine eingeschränkte Zungenbeweglichkeit. Die Aussprache wird undeutlich **(Dysarthrie)** und die Stimme erhält durch **Gaumensegellähmung** einen näselnden Klang. **Stimmbandparesen** führen zu einer heiseren Sprache. Im weiteren Verlauf kann es bis zur **Anarthrie** (komplette Unfähigkeit zur verständlichen Artikulation) kommen. Auch lassen sich **atrophische Paresen** und **Faszikulationen** der **Zunge** finden. Daneben ist das Kauen und Schlucken in Mitleidenschaft gezogen **(Dysphagie),** was zu häufigem **Verschlucken** mit der Gefahr von Aspirationspneumonien führen kann. **Enthemmungsphänomene** in Form von **pathologischem Weinen, Lachen** oder **Gähnen** finden sich ebenfalls bei einer bulbären Affektion. Ein **gesteigerter Masseter-Reflex** weist auf einen gleichzeitigen Befall des 1. Motoneurons hin.

FRAGE
Was versteht man unter einer **pseudobulbären Paralyse?**

Antwort Eine pseudobulbäre Paralyse tritt infolge **bilateraler,** meist mikroangiopathisch bedingter **Läsionen der kortikobulbären Bahnen** auf. Dies kann ebenfalls zu Dysarthrie, Dysphagie, Zungenmotilitätsstörungen und pathologischem Weinen oder Lachen führen. Da die Schädigung im Verlauf des 1. motorischen Neurons liegt, finden sich keine Zungenatrophien oder Zungenfaszikulationen, hingegen kann der Masseter-Reflex gesteigert sein.

FRAGE
Elektrophysiologische Zusatzuntersuchungen spielen bei der Diagnostik der ALS eine wichtige Rolle. Können Sie mir zunächst knapp das **Prinzip** der **Elektromyografie** (EMG) erläutern?

Antwort Unter Elektromyografie versteht man die **Registrierung der elektrischen Aktivität der Muskulatur** mit konzentrischen Nadelelektroden.

MERKE Die Elektromyografie (EMG) ist hilfreich zur **Differenzierung** zwischen **neurogenen** und **myogenen Muskelschädigungen.**

FRAGE
Schildern Sie mir den **Ablauf einer EMG-Untersuchung.**

Antwort Die EMG-Untersuchung gliedert sich in drei Schritte (➤ Tab. 8.1):

Tab. 8.1 Untersuchungsschritte der EMG-Untersuchung

Untersuchungsschritt	Frage nach
Untersuchung des Muskels in Ruhe	Spontanaktivität
Untersuchung des Muskels bei geringer Willkürinnervation	myogenen oder neurogenen Veränderungen
Untersuchung des Muskels bei maximaler Willkürinnervation	

8 Motoneuron-Erkrankungen

FRAGE
Was versteht man bei der **EMG** unter dem Begriff **Spontanaktivität**?

Antwort Normalerweise findet sich im ruhenden Muskel keine elektrische Aktivität. Lässt sich **elektrische Aktivität im ruhenden Muskel** nachweisen, spricht man von Spontanaktivität. **Physiologische Spontanaktivität** kann sich bei Ableitung in der Endplattenzone eines Muskels zeigen. **Pathologische Spontanaktivität** in Form von **Fibrillationen** und **positiven scharfen Wellen** spricht für eine **floride Denervation** des Muskels, also eine zugrunde liegende neurogene Läsion. Fibrillationen und positive scharfe Wellen sind allerdings nicht spezifisch für neurogene Läsionen und können z. B. auch bei akuten Myopathien/Myositiden vorkommen. Zur pathologischen Spontanaktivität zählen ebenfalls **Faszikulationen** und **komplex repetitive Entladungen,** die sich eher bei **chronisch-neurogenen Prozessen** finden.

PLUS Nach Denervation eines Muskels dauert es je nach Distanz zwischen Läsionsort und Muskel 10–20 Tage bis pathologische Spontanaktivität in Form von Fibrillationen und positiven scharfen Wellen im betreffenden Muskel auftritt.

FRAGE
Kennen Sie **elektromyografische Veränderungen bei der ALS?**

Antwort Aufgrund des Untergangs der 2 Motoneurone kommt es bei der ALS zu einer Denervierung der Muskulatur. Als Ausdruck davon findet sich in der EMG-Untersuchung **pathologische Spontanaktivität** in Form von Fibrillationen, positiven scharfen Wellen und Faszikulationen. Diese Veränderungen lassen sich manchmal auch in klinisch (noch) nicht betroffenen Muskeln nachweisen. Die Willkürmotorik ist chronisch neurogen verändert, d. h. die Potenziale der motorischen Einheiten sind verbreitert, polyphasisch und erhöht und bei Maximalinnervation zeigt sich ein gelichtetes Interferenzmuster.

TIPP Schwere Frage!

FRAGE
Bevor man die Diagnose einer ALS stellt, ist es unabdingbar, unter Umständen behandelbare Krankheitsbilder differenzialdiagnostisch auszuschließen. Nennen Sie die **wichtigste Differenzialdiagnose** der **ALS.**

Antwort Die wohl wichtigste Differenzialdiagnose der ALS ist die **multifokale motorische Neuropathie mit Leitungsblöcken (MMN).** Es handelt sich um eine vermutlich immunvermittelte rein motorische Neuropathie mit asymmetrischen, distalen und atrophischen Paresen meist der Arme, z. T. mit Faszikulationen und zunächst erhaltenen Reflexen. Die MMN ist assoziiert mit IgM-AK gegen das Gangliosid GM1 und spricht oft auf eine Behandlung mit intravenösen Immunglobulinen (IVIG) an.

FRAGE
Listen Sie mir einige weitere Differenzialdiagnosen der ALS auf.

Antwort
- zervikale Myelopathie
- motorische Polyneuropathien

PLUS Crampus-Faszikulationssyndrom = Hyperexzitabilitätssyndrom peripherer Nerven mit schmerzhaften Muskelkrämpfen und Faszikulationen

- spastische Spinalparalyse
- spinale Muskelatrophien
- Kennedy-Syndrom (bulbospinale Muskelstrophie)
- chronische Myopathien: Einschlusskörperchen-Myositis, chronische Polymyositis
- Crampus-Faszikulationssyndrom
- Myasthenia gravis

FRAGE
Welche **medikamentösen therapeutischen Maßnahmen** zur Behandlung der **ALS** kennen Sie?

Antwort Es gibt **keine kausale Therapie** der ALS. Das einzig zugelassene Medikament ist der Glutamat-Antagonist **Riluzol,** dessen in klinischen Studien nachgewiesene Wirksamkeit ist jedoch moderat.

FRAGE
In Abwesenheit einer kausalen Behandlung kommt der symptomatischen und palliativen Therapie eine besondere Bedeutung zu. Nennen Sie einige wichtige Punkte zur **symptomatischen** und **palliativen Behandlung der ALS.**

PLUS Bei der symptomatischen Behandlung der ALS spielen zudem Krankengymnastik, Hilfsmittelversorgung, Logopädie, Antispastika, Mukolytika, Anxiolytika, Antidepressiva und Analgetika eine Rolle.

Antwort
- Es sollte ein frühzeitiges, individuell abgestimmtes **Diagnose- und Aufklärungsgespräch** mit den Patienten und ihren Angehörigen erfolgen. Eine **Patientenverfügung** ist insbesondere bezüglich des Vorgehens bei einer respiratorischen Insuffizienz hilfreich.
- Die **nichtinvasive Heimbeatmung** kann bei Entwicklung einer respiratorischen Insuffizienz helfen, die Lebensqualität zu verbessern und nächtliche Hypoxien zu vermeiden.
- Die Anlage einer **PEG-Sonde** (perkutane endoskopische Gastrostomie) kann bei Dysphagie oder Aspirationsgefahr die Nahrungsaufnahme sicherstellen.

FRAGE
Um was für Erkrankungen handelt es sich bei den **hereditären spastischen Spinalparalysen?**

PLUS Wegen der oft im Vordergrund stehenden Paraspastik heißt das Krankheitsbild im Englischen „hereditary spastic paraplegia" (SPG).

Antwort Die hereditären spastischen Spinalparalysen sind eine ständig wachsende Gruppe **seltener genetisch bedingter Erkrankungen,** die durch eine Degeneration der Pyramidenbahn und eine daraus resultierende **spastische Parese der Beine (spastische Paraparese)** gekennzeichnet sind. Neben den reinen Formen gibt es Varianten mit zusätzlichen Manifestationen (Kleinhirn, Extrapyramidalmotorik, N. opticus, peripheres Nervensystem, Corpus-callosum-Atrophie, Demenz).

FRAGE
Können Sie in diesem Zusammenhang den Begriff **„Scherengang"** erläutern?

Antwort Im Rahmen der Paraspastik kann auch ein deutlich **gesteigerter Adduktorentonus** auftreten, wodurch die Patienten Schwierigkeiten haben, die Knie beim Laufen auseinanderzuhalten. Das daraus resultierende Gangbild wird als **Scherengang** bezeichnet.

PLUS Die Behandlung der spastischen Spinalparalysen ist rein symptomatisch.

FRAGE
Was ist eine **primäre Lateralsklerose?**

Antwort Die primäre Lateralsklerose ist eine sehr seltene, durch einen isolierten Untergang des 1. Motoneurons gekennzeichnete degenerative Erkrankung, die sich klinisch mit einer beinbetonten spastischen Parese sowie pseudobulbären Zeichen (Dysarthrie, Dysphagie, pathologisches Lachen/Weinen) äußern kann.

FRAGE
Was wissen Sie zur **Epidemiologie** der **spinalen Muskelatrophien** (SMA)?

Antwort Nach der zystischen Fibrose handelt es sich bei den autosomalrezessiven SMA um die **zweithäufigsten erblichen Erkrankungen.** Ihre Inzidenz beträgt ca. 10 pro 100.000/Jahr.

FRAGE
Beschreiben Sie die **Klinik der SMA.**

Antwort Je nach Typ und Stadium der SMA finden sich eine Areflexie, deutliche Hypotonie, Ausbleiben motorischer Meilensteine (Sitzen, Stehen, Laufen), Faszikulationen, respiratorische Insuffizienz, sowie eine Saug- und Schluckschwäche.

FRAGE
SMA lassen sich gemäß ihres Manifestationsalters und ihrer Schwere einteilen. Können Sie grob die wichtigsten unterschiedlichen **klinischen Typen der SMA** schildern?

Antwort ➤ Tab. 8.2.

PLUS Ursache der SMA ist eine homozygote Deletion im Survival-motor-neuron-1(SMN1)-Gen auf Chromosom 5q13.2, die sich bei fast 95 % der Patienten findet.

Tab. 8.2 Einteilung der spinalen Muskelatrophien

SMA-Typ (Synonym) alle autosomal-rezessiv	Definition	Klinik
SMA I (Werdnig-Hoffmann) Infantiler Typ	Sitzen nicht möglich	Manifestation meist kurz nach Geburt, Muskelhypotonie (floppy infant), Bewegungsarmut, Zwerchfellatmung (Interkostalmuskulatur mitbefallen), respiratorische Probleme, Tod meist innerhalb der ersten Lebensjahre
SMA II Intermediärer Typ	Sitzen möglich, freies Gehen nicht möglich	Manifestation bis 18. Lebensmonat, Muskelhypotonie, unzureichende motorische Entwicklung, respiratorische Probleme, Kyphoskoliose, Überleben bis ins Erwachsenenalter
SMA III (Kugelberg-Welander) Juveniler Typ	Gehen möglich	mildere Verlaufsform, variabler Beginn < 18 Monate, Schwierigkeiten bei Laufen u. Treppensteigen, im Verlauf z. T. Rollstuhlpflichtigkeit, Lebenserwartung weitgehend normal
SMA IV Adulter Typ	Gehen möglich	selten, Beginn > 30 Jahre, Gehfähigkeit lange erhalten, normale Lebenserwartung

FRAGE
Können Sie im Zusammenhang mit den adulten spinalen Muskelatrophien noch etwas zum **Kennedy-Syndrom** sagen?

TIPP Schwere Frage!

Antwort Das Kennedy-Syndrom (bulbospinale Muskelatrophie) ist eine seltene **X-chromosomal** vererbte Krankheit, die eine Differenzialdiagnose zur ALS darstellt, aber **gutartiger** als diese verläuft. Es handelt sich um eine Erkrankung mit CAG-repeats im Androgenrezeptor-Gen, die zwischen dem 20. und 40. Lebensjahr beginnt. Es entwickeln sich langsam voranschreitende atrophische Paresen der **Gesichts- und Schlundmuskulatur** sowie des **Schultergürtels** und der **Beinmuskulatur.** Darüber hinaus können Faszikulationen im Gesichtsbereich vorkommen, was für die ALS untypisch ist. Auch ein Haltetremor kommt vor. Die Patienten bleiben häufig gehfähig. Mitunter geht die Erkrankung mit Gynäkomastie, Hodenatrophie und verminderter Fertilität einher.

KAPITEL 9

S. v. Stuckrad-Barre

Metabolische und toxische Erkrankungen

9.1 Enzephalopathien

FRAGE
Wenden wir uns den Enzephalopathien zu. **Definieren** Sie den Begriff der Enzephalopathie.

Antwort Der Begriff der Enzephalopathie beschreibt einen Zustand, der mit einem akuten oder chronischen **Psychosyndrom, Störungen der Vigilanz,** der **Persönlichkeit** und der **Hirnleistung** einhergeht. Ursächlich können Elektrolytentgleisungen, metabolische Probleme wie Leber-, Nierenversagen, Vitaminmangelzustände aber auch Medikamentenintoxikationen sein. Eine besondere Rolle spielt die hypoxische Enzephalopathie z. B. nach Herz-Kreislauf-Stillstand und prolongierter kardiopulmonaler Reanimation.

FRAGE
Nennen Sie **Beispiele** für metabolische Enzephalopathien.

Antwort Zu den metabolischen Enzephalopathien gehören z. B. die hepatische Enzephalopatie bei akutem Leberversagen oder Leberzirrhose und die urämische Enzephalopathie bei akutem oder chronischem Nierenversagen.

PLUS Asterixis (= negativer Myoklonus): Innervationspausen einer Halteinnervation wie z. B. Armvorhalten („Flügelschlagen"). Typisch bei Stoffwechselstörungen und Intoxikationen.

FRAGE
Die Genese der **hepatischen Enzephalopathie** ist sehr komplex. Es gibt keinen einzelnen Laborwert, der die Diagnose zulässt oder ausschließt. Nennen Sie typische **Leitsymptome** und eine Einteilung der **Schweregrade** dieser Erkrankung.

Antwort Typisch für die hepatische Enzephalopathie sind ein organisches Psychosyndrom bis hin zur Bewusstseinsstörung und ein sog. „flapping tremor" oder Asterixis.
Die manifeste hepatische Enzephalopathie wird nach Schweregraden in die Stadien 0 bis 4, die sog. **West-Haven-Kriterien,** eingeteilt. Neben dem psychischen Befund spielen die Ausprägung der Asterixis, der EEG-Befund und der Serum-NH_3-Spiegel eine Rolle.

MERKE
Unabhängig vom Schweregrad muss an **Komplikationen** wie Hirnödem oder erhöhtes Risiko für subdurale Hämatome aufgrund einer hepatischen Gerinnungsstörung gedacht werden.

9 Metabolische und toxische Erkrankungen

FRAGE
Wie kommt es zur Entstehung einer **urämischen Enzephalopathie?** Beschreiben Sie kurz das **klinische Bild** und dessen **Therapie.**

PLUS DD bei Dialyse-Patienten: zerebrale Ischämie, ICB, Enzephalitis, Meninigitis, Medikamenten-Intoxikation, Elektrolytentgleisung, Vitaminmangel und hypertensive Krisen.

Antwort Durch Einschränkung der Ausscheidungsfunktion der Niere infolge eines unbehandelten Nierenversagens kommt es zu einem **Konzentrationsanstieg wasserlöslicher, neurotoxischer Moleküle.** Klinisch werden die Patienten auffällig durch **psycho-organische Symptome** wie Aufmerksamkeits-, Konzentrations- und Vigilanzstörungen aber auch **motorische Symptome** mit arrhythmischen, polytopen Zuckungen der Extremitäten äußern sich. Häufig sind außerdem fokale oder sekundär generalisierte **epileptische Anfälle.** Therapie der Wahl sind Dialyse, Korrektur von Hypokalzämie und Hypomagesiämie und ggf. eine antikonvulsive Behandlung.

9.2 Morbus Wilson

FRAGE
Erläutern Sie die **Pathophysiologie** des Morbus Wilson.

PLUS Neuropathologie: Cu-Ablagerungen mit spongiöser Atrophie von Neuronen in Striatum, Pallidum, Thalamus, Kortex, Marklager, Mittelhirn und Zerebellum.

Antwort Der Morbus Wilson beruht auf einer autosomal-rezessiv vererbten Störung des Kupferstoffwechsels. Durch eine gestörte biliäre Kupferexkretion und einen verminderten Einbau von Kupfer in Coeruloplasmin kommt es zu einem Anstieg des freien Serum-Cu^{++} im Serum. Dadurch kommt es zu direkten toxischen Effekten und einer sekundären Erhöhung des Kupfers in Leber, Niere und Gehirn (Basalganglien). Trotzdem ist der **Gesamtkupfergehalt im Serum erniedrigt,** da bei etwa 95 % der Patienten zusätzlich eine erheblich verminderte Konzentration des Kupfertransportproteins **Coeruloplasmin** im Serum gefunden wird. Die hohe Konzentration des freien Kupfers wirkt zytotoxisch, was zur Entstehung von Zellnekrosen in Putamen und Globus pallidus und somit zur sog. „hepatolentikulären Degeneration" führt.

FRAGE
Erläutern Sie kurz die typische **Klinik** des Morbus Wilson.

Antwort **Neurologische** und **psychiatrische Symptome** umfassen Ruhe- und Intentionstremor, Dysarthrie, Dystonie, Parkinsonismus, Demenz, Verhaltensstörungen und Psychosen. Bei neurologischer Mitbeteiligung findet sich praktisch immer ein **Kayser-Fleischer-Kornealring,** den man bei der Spaltlampenuntersuchung als grün-braunen Pigmentsaum nahe dem Limbus corneae sieht. Internistisch kann eine Hepatopathie mit Hepatosplenomegalie und Ikterus vorliegen.

MERKE Bei jedem Patienten unter 50 mit extrapyramidal-motorischen Störungen sollte differenzialdiagnostisch an einen Morbus Wilson gedacht werden. Eine Erstmanifestation nach dem 50. LJ kommt fast nie vor.

FRAGE
Was sind also **typische Befunde** in der Zusatzdiagnostik, die Sie veranlassen?

Antwort An typischen Befunden erwarte ich:
- Nachweis eines Kayser-Fleischer-Kornealrings in der Spaltlampenuntersuchung
- erniedrigter Coeruloplasmin-Serumspiegel (< 15 mg/dl)
- erhöhtes freies Serum-Cu^{++}, erniedrigtes Serum-Cu (< 60 µg/dl), erhöhte Cu-Ausscheidung im 24-h-Sammelurin (> 250 µg/Tag)
- erhöhte GOT, GPT, Bilirubin- und γ-GT-Werte
- Leberbiopsie: erhöhter Leber-Cu-Gehalt (250 µg/g Trockengewicht); Nachteil: invasive Untersuchung

FRAGE
Kann Ihnen die **Bildgebung** bei der Diagnose eines Morbus Wilson weiterhelfen?

Antwort In der **MRT** finden sich in den T2-gewichteten Aufnahmen Signalanhebungen (Gliose) neben Signalminderungen (Cu^{++}) im Putamen und im Pallidum sowie eine Mittelhirnatrophie mit Signalanhebung im Tegmentum („face of the giant panda").

FRAGE
Welche medikamentösen Therapien stehen beim Morbus Wilson zur Verfügung? Welche **therapeutischen Prinzipien** liegen diesen Therapien zugrunde?

Antwort Ziel der Therapie ist die Wiederherstellung des Gleichgewichts des Cu-Stoffwechsels. Dies kann man erreichen durch:
- Verminderung der intestinalen Cu-Resorption: Zink verdrängt Kupfer kompetitiv bei der Aufnahme aus dem Darm (z. B. Zink-Acetat 2–3 × 50 mg p. o.).
- Erhöhung der renalen Cu-Ausscheidung: orale Gabe von **D-Penicillamin**, Cu-chelierende Aminosäure, sodass es zur Erhöhung der renalen Kupferausscheidung kommt.
Cave: D-Penicillamin führt zu Vitamin-B_6-Mangel → zusätzliche Gabe von 25 mg Pyridoxin/Tag, um z. B. einer Optikusneuropathie vorzubeugen.

PLUS Lebertransplantation bei fortschreitender Leberschädigung oder akut lebensbedrohlichen Leberschäden erwägen.

FRAGE
Wie können Sie den **Therapieerfolg kontrollieren**?

Antwort Der Therapieerfolg muss klinisch und mittels Bestimmung des Serumkupferspiegels und der Kupfer-Ausscheidungsrate im 24-Stunden-Urin kontrolliert werden. Außerdem sollten die Lebersymptomatik (Labor, Ultraschall) die Thrombozyten, Nierenwerte und der klinisch-neurologische Befund im Verlauf untersucht werden.

MERKE Frühzeitiges Erkennen und Behandeln präsymptomatischer und manifest Erkrankter sind entscheidend für die Prognose. Bei rechtzeitiger und lebenslanger Behandlung ist die Lebenserwartung nicht verkürzt.

9.3 Vitaminstoffwechselerkrankungen

FALLBEISPIEL
In Ihrer Sprechstunde sehen Sie einen 54-jährigen Landtagsabgeordneten. Er klagt über eine langsam zunehmende Unsicherheit beim Gehen, die im Dunkeln so stark sei, dass er sich an Gegenständen festhalten müsse. Daneben bestünde nachts verstärkt ein Kribbeln in den Füßen. Insgesamt fühle er sich nicht mehr so ausdauerfähig wie früher. Anamnestisch erfahren Sie, dass er bis auf eine Magenresektion aufgrund eines Zwölffingerdarmgeschwürs vor Jahren eigentlich immer gesund war.

FRAGE
Woran denken Sie bei den geschilderten Symptomen zuerst?

PLUS Neurologische, gastrointestinale, psychische Symptome und hämatologische Veränderungen: Vitamin-B_{12}-Mangel ist besonders bei geriatrischen Patienten häufig.

Antwort Der Patient hat eine progrediente Gangstörung mit Zunahme der Beschwerden im Dunkeln, was an eine sensible Ataxie denken lässt. An weiteren Beschwerden bestehen Kribbelparästhesien und ein allgemeines Krankheitsgefühl. Der anamnestische Hinweis auf eine Magenresektion lässt eine **funikuläre Myelose** bzw. einen Vitamin-B_{12}-Mangel vermuten. Aufgrund der vorangegangenen Resektion ist ein Intrinsic-Faktor-Mangel mit Resorptionsstörung für Vitamin B_{12} im Ileum wahrscheinlich. Die langsame Progredienz der Symptomatik ist typisch, da Vitamin B_{12} gut im Organismus gespeichert wird.

FRAGE
Beschreiben Sie den **klinisch-neurologischen Befund** eines Patienten mit einer **funikulären Myelose**.

Antwort Bei der funikulären Myelose kommt es zur Degeneration der Hinterstränge und der Pyramidenbahn des Zervikal- und Thorakalmarks (➤ Abb. 9.1). Deshalb findet man bei der **körperlichen Untersuchung:**
- distale Sensibilitätsstörungen (Kribbelparästhesien) an Händen und Füßen, Aufhebung der Lage- und Vibrationsempfindung
- spinale Ataxie mit positivem Romberg-Test
- Reflexsteigerung aber auch Areflexie sind möglich
- pathologische Reflexe
- Blasen- und Potenzstörungen

FRAGE
Welche weiteren **Untersuchungen** können den Verdacht auf eine **funikuläre Myelose** stützen?

9.3 Vitaminstoffwechselerkrankungen

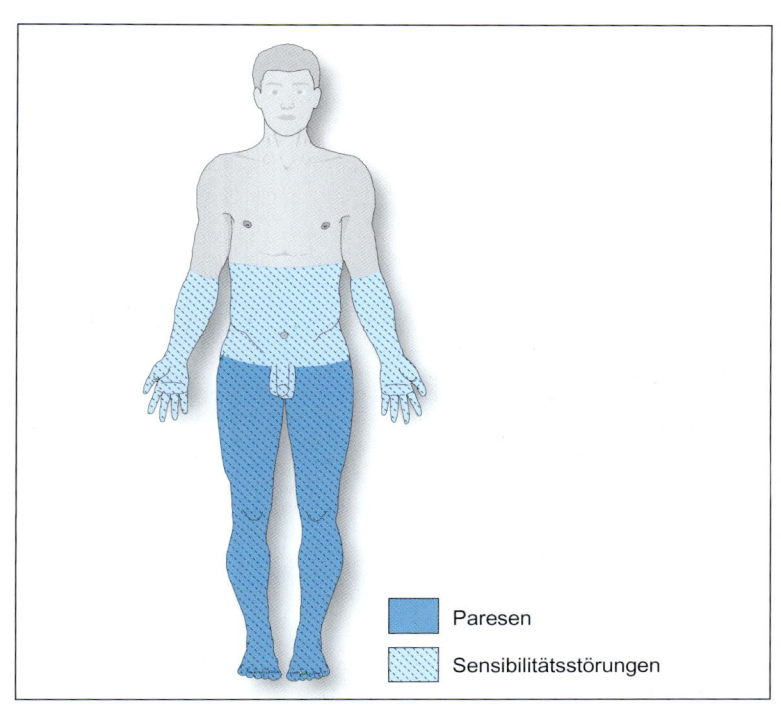

Abb. 9.1 Klinisches Syndrom der kombinierten Erkrankung von Hintersträngen und kortikospinalen Bahnen (funikuläre Myelose) [L141]

■ Paresen
▨ Sensibilitätsstörungen

Antwort   Laborchemisch erfolgt der Nachweis des Vitamin-B_{12}-Mangels durch Bestimmung des **Vitamin-B_{12}-Serumspiegels**. Werte < 150 pg/ml gelten als pathologisch. Eine Erhöhung der Metaboliten Methylmallonsäure im Serum und Homocystein im Plasma sind typisch für einen manifesten Vitamin-B_{12}-Mangel. Diese zeigen an, ob sich ein Mangel bereits chemisch-metabolisch auswirkt. Ein erniedrigter Spiegel des Transporters Holotranscobalamin im Serum ist ein Frühmarker eines beginnenden Vitamin-B_{12}-Mangels.

Die Bestimmung von Gastrin im Serum bzw. eine Gastroskopie sind bei Verdacht auf eine chronisch-atrophische Gastritis sinnvoll. Der **Schilling-Test** geht mit einer radioaktiven Belastung einher und ist heute eigentlich obsolet. Typische BB-Veränderungen sind eine makrozytäre Anämie, Leuko- und Thrombopenie.

FRAGE
Welche neurologischen **Zusatzuntersuchungen** ordnen Sie bei Verdacht auf **funikuläre Myelose** an?

Antwort   An elektropyhsiologischen Untersuchungen ordne ich **Tibialis-SEP** zum Nachweis der Hinterstrangläsion an, und meistens ist ein Potenzial gar nicht mehr nachweisbar. **Neurografisch** zeigt der N. suralis verlangsamte Nervenleitgeschwindigkeiten. Die **transkranielle Magnetstimulation** kann eine verlängerte zentralmotorische Latenz als Hinweis auf eine Pyramiden-

PLUS   Funikuläre Myelose: Degeneration von Markscheiden der Hinter- und auch Seitenstränge mit Beginn im unteren Zervikal- und oberen Thorakalmark. Daraus resultiert ein axonaler Schaden, der zur spinalen Ataxie führt.

bahnschädigung erbringen. In der **MRT der HWS und BWS** kann eine Signalanhebung der Hinterstränge darstellbar sein.

MERKE

Bei einem **„bunten neurologischen Krankheitsbild"** mit verschiedenen Kombinationen verminderter und gesteigerter Reflexe, Pyramidenbahnzeichen, spastischen und schlaffen Paresen sowie Sensibilitätsstörungen immer an die funikuläre Myelose denken!;

FRAGE
Wie behandeln Sie einen Vitamin-B_{12}-Mangel?

Antwort   Neben der Therapie einer ursächlichen **Grunderkrankung,** wie z. B. Mangelernährung oder einer Dünndarmerkrankung, wird **Vitamin B_{12}** (z. B. Aqua-Cytobion®) initial mit 1 mg/Tag i. m. für 1 Monat, dann zweimal 1 mg/Woche für 1 Jahr und als Dauertherapie mit 1 mg/Monat substituiert.

FRAGE
Können Sie etwas zum **Verlauf der funikulären Myelose** unter Substitutionstherapie von Vitamin B_{12} sagen?

TIPP Hypervitaminosen sind in der Neurologie nur bei den Vitaminen A (Pseudotumor cerebri), seltener B_6 (sensible PNP, Ataxie) und D (Kopfschmerzen, Epilepsie) von Bedeutung.

Antwort   Entscheidend ist die Symptomdauer bis zum Beginn der adäquaten Therapie. Bei einer Dauer von weniger als 3 Monaten bis Therapiebeginn ist eine resitutio ad integrum möglich. Dauern die Symptome länger an, ist meist nur eine leichte Besserung oder zumindest eine Verminderung der Krankheitsprogredienz zu erreichen. Die Bestimmung der Methylmallonsäure ist ein wichtiger Parameter, um die Wirksamkeit der Vitamin-B_{12}-Substitution zu überprüfen.

MERKE

Insgesamt gibt es neben Vitamin B_{12} noch eine Reihe anderer Vitamine wie z. B. Vitamin B_1, B_6 und Folsäure, deren Mangel eine Vielzahl neurologischer Störungen auslösen kann. Deshalb bei Patienten, die ein erhöhtes Risiko für Mangelzustände aufweisen (z. B. Alkoholiker, Schwangere, Patienten mit Darmerkrankungen und alte Menschen), immer auch auf Vitaminmangel-Symptome achten.

9.4 Alkoholfolgeerkrankungen

FRAGE
Warum ist es klinisch bedeutsam, zwischen einem **Entzugssyndrom** und dem **voll ausgebildeten Delirium tremens** zu unterscheiden?

Antwort   Die Unterscheidung zwischen Alkoholentzugssyndrom und Delir ist wichtig, da beide unterschiedliche Therapieschritte erfordern. Ziel der Behandlung des Entzugssyndroms ist die Verhinderung der Entwicklung eines

9.4 Alkoholfolgeerkrankungen

Delirs sowie die Verhinderung von Komplikationen wie z. B. Entzugsanfällen. Das Prädelir oder **Entzugssyndrom** manifestiert sich mit vegetativen Symptomen in Form von Tremor, Schwitzen, Unruhe und Schlafstörungen oder mit flüchtigen, abendlichen Halluzinationen.

Beim **Delir** steht die Überwachung und Therapie drohender Störungen der Vitalfunktionen im Vordergrund.

MERKE

Ursachen eines Delirs: DELIRIUMS = **D**rugs (H$_2$-Blocker, Digitoxin, Trizyklika), **E**motional (Psychose), **L**ow pO$_2$ (Herzinfarkt, Lungenembolie), **I**nfektion (Sepsis), **R**etention (Stuhl, Urin), **I**ktal (Anfall), **U**nterernährung (Dehydratation), **M**etabolismus (z. B. Schilddrüse), **S**ubdurales Hämatom.

FRAGE
Woran müssen Sie **differenzialdiagnostisch** bei Verdacht auf ein **Delirium tremens** denken?

Antwort Differenzialdiagnostisch kommen Erkrankungen mit Unruhe, Verwirrtheit und begleitender vegetativer Fehlregulation infrage. Zu nennen sind toxische Schädigungen wie das **Medikamentendelir** (z. B. L-Dopa), das **Wernicke-Korsakow-Syndrom** und **Drogen- oder Medikamentenentzug.** Weiterhin kommt eine **Demenz** infrage, die sich in aller Regel langsamer entwickelt und mit einer geringeren Vigilanzstörung einhergeht. Ferner muss man eine **Meningoenzephalitis,** insbesondere eine beginnende **Herpes-Enzephalitis,** metabolische (hepatische) und endokrine (hyperthyreote) **Enzephalopathien,** posthypoxische, hypoglykämische oder **posttraumatische Zustände** (Hirnkontusion, subdurales Hämatom), aber auch **schizophrene Psychosen** in Erwägung ziehen.

TIPP Bei offenen Fragen zur DD immer die Symptome nochmals zusammenfassen, damit der Prüfer merkt, dass man nachdenkt und nicht auswendig Gelerntes abspult.

Komplikationen des Alkoholdelirs: Wernicke-Enzephalopathie, Volumen-, Elektrolytentgleisung, Herzrhythmusstörungen, Niereninsuffizienz, Pankreatitis, Rhabdomyolyse, Aspirationspneumonie. Häufigste Todesursache: Herz-Kreislauf-Versagen.

MERKE

FRAGE
Welche Patienten haben ein **erhöhtes Risiko für eine Wernicke-Enzephalopathie?**

Antwort Die Wernicke-Enzephalopathie (WE) beruht auf einem **Thiaminmangel** (Vitamin B$_1$). Dieser Mangel tritt gehäuft bei **chronischen Alkoholikern,** aber auch bei Patienten mit Tumorerkrankungen, prolongierter parenteraler Ernährung und anderen Zuständen, die mit **Malnutrition** verbunden sind, auf. Der Pathomechanismus des strukturellen Schadens bei der WE ist noch nicht bekannt.

TIPP Eine eindrucksvolle Schilderung des Wernicke-Korsakow-Syndroms findet sich in der Erzählung „The lost mariner" von O. Sacks in seinem Buch „The man who mistook his wife for a hat".

FRAGE
Welche **Symptome** lassen Sie an das Vorliegen einer **Wernicke-Enzephalopathie** denken?

PLUS Unter den Okulomotorikstörungen dominieren ein horizontaler Blickrichtungsnystagmus, Abduzensparesen und konjugierte Blickparesen.

TIPP Trias bei WE: **O**kulomotorikstörung, **p**sychische Störungen, **A**taxie.

Antwort Die klassischen Kardinalsymptome der WE umfassen die klinische **Trias** aus Okulomotorikstörung, Stand- und Gangataxie sowie hirnorganischem Psychosyndrom.

Die **Korsakow-Psychose,** die isoliert und im Rahmen einer WE auftritt, ist durch Merkfähigkeitsstörungen, Desorientiertheit und Konfabulationen gekennzeichnet.

MERKE Die Speicher für Vitamin B_1 sind schnell aufgebraucht, sodass Patientengruppen, die zu Mangelernährung neigen wie alte Menschen, Alkoholkranke und Patienten mit Magen-Darm-Erkrankungen zur Risikogruppe für einen Thiaminmangel zählen.

FRAGE
Welche **neuropathologischen Befunde** stellen das morphologische Korrelat bei der WE dar?

PLUS Die frühzeitige Thiaminsubstitution kann ein Fortschreiten der Erkrankung verhindern. Die akuten okulären und milderen mentalen Symptome bessern sich meist innerhalb von 24 h, während das Korsakow-Syndrom oft irreversibel ist. Letalität bei adäquater Behandlung 10–20 %.

Antwort Pathologisch-anatomisch finden sich symmetrische hämorrhagisch-spongiforme Veränderungen mit Neuronenuntergang, Gliose und Gefäßschäden periventrikulär um den dritten und vierten Ventrikel. Häufig betroffen sind Thalamus, Corpora mamillaria, Hypothalamus und periaquäduktales Höhlengrau.

MERKE Eine Glukoseinfusion bei Alkoholikern mit beginnendem Entzugssyndrom kann zu einer Wernicke-Enzephalopathie führen, da das Glukoseangebot zu erhöhtem Bedarf an Vitaminen führt. In ätiologisch unklaren Situationen daher **Glukose immer zusammen mit Thiamin** 100 mg i. v. substituieren. Andere Vitamine wie B_6, B_{12}, aber auch Zink, Magnesium und Phosphat sind oft zusätzlich auszugleichen.

FRAGE
Mit der Wernicke-Enzephalopathie und dem Delir haben wir zwei wichtige Alkoholfolgekrankheiten besprochen. Kennen Sie **weitere alkoholbezogene Störungen** mit neurologischen Ausfällen?

PLUS Hyponatriämie-Ausgleich: Zunahme des Serum-Na darf wegen der Gefahr einer zentralen pontinen Myelinolyse nur 5–10 mmol/24 h betragen. Regelmäßige Kontrolle des Serum-Na!

Antwort
- Am häufigsten ist die **Polyneuropathie** mit distalen sensomotorischen Ausfällen. Die Beine sind früher und stärker als die Arme betroffen. Klinisch im Vordergrund stehen Schmerzen, Parästhesien und eine muskuläre Schwäche.
- Bei der alkoholischen **Kleinhirnatrophie** bestehen eine Stand- und Gangataxie und weitere zerebelläre Symptome.
- Die **Alkohol-Enzephalopathie** ist durch kognitive Defizite gekennzeichnet, und im CCT/cMRT zeigt sich meist eine frontal betonte Hirnatrophie.
- Die **Alkoholmyopathie** bei chronischem Alkoholismus kann als akute Myopathie mit Rhabdomyolyse und Myoglobinurie, oder häufiger als chronische Verlaufsform mit einer proximal betonten Schwäche auftreten.

- Die **zentrale pontine Myelinolyse** tritt in jedem Lebensalter und bevorzugt bei chronischem Alkoholismus, nach einem Delirium tremens und Mangelernährung als Folge eines zu raschen Ausgleichs einer Hyponatriämie auf. Klinisch-neurologisch findet man Zeichen der Pseudobulbärparalyse mit Sprech- und Schluckstörungen, beidseitigen Pyramidenbahnzeichen mit Hyperreflexie, positivem Babinski-Zeichen und Vigilanzstörung bis hin zu einem Locked-in-Syndrom.

KAPITEL 10

S. v. Stuckrad-Barre und K. Ruprecht

Epilepsien, nichtepileptische anfallsartige Erkrankungen und Schwindel

10.1 Grundlagen, Anfallstypen und Epilepsiesyndrome

FRAGE
Was versteht man unter einem **epileptischen Anfall**?

Antwort Ein epileptischer Anfall ist eine plötzliche, zeitlich begrenzte, rhythmische und synchrone Entladung neuronaler Zellverbände, die Teile des Gehirns oder das gesamte Gehirn betreffen, und sich durch eine Vielzahl unterschiedlicher klinischer Symptome äußern können.

FRAGE
Unterscheiden Sie die Begriffe Gelegenheitsanfall und Epilepsie.

Antwort
- Unter einem **Gelegenheitsanfall** versteht man einen durch einen akuten Auslöser provozierten epileptischen Anfall: z. B. Fieberanfälle im Kindesalter, Anfälle bei Alkoholentzug, Schlafmangel oder medikamentenassoziierte Anfälle.
- **Epilepsie** bezeichnet eine chronische Erkrankung, bei der es zu wiederholten epileptischen Anfällen kommt.

FRAGE
Können Sie mir die gegenwärtig gebräuchliche generelle **Einteilung epileptischer Anfälle** darlegen?

Antwort Grundsätzlich unterscheidet man **fokale** und **generalisierte** Anfälle:
- Bei **fokalen (partiellen) Anfällen** weisen die ersten klinischen Symptome sowie EEG-Veränderungen auf die Aktivierung eines umschriebenen Neuronenverbandes hin, der auf einen **Teil einer Hirnhemisphäre** beschränkt ist.
- Fokale Anfälle teilt man weiter ein in **einfach-fokale Anfälle** (Anfälle ohne Bewusstseinsstörung) und **komplex-fokale Anfälle** (Anfälle mit Bewusstseinsstörung; früher auch als „psychomotorische Anfälle" bezeichnet).
- Bei den **(primär) generalisierten Anfällen** sprechen klinische Symptomatik und das EEG für eine epileptische Entladung weitreichender Zell-

PLUS Unter „subklinischen Anfällen" versteht man Anfälle, die sich lediglich im EEG nachweisen lassen, aber nicht mit einer begleitenden kinischen Symptomatik einhergehen.

verbände in **beiden Hirnhemisphären.** Motorische Erscheinungen bei generalisierten Anfällen sind immer bilateral.
- Unter **sekundär generalisierten Anfällen** versteht man Anfälle, die sich nach einem fokalen Beginn zu generalisierten Anfällen ausweiten (> Tab. 10.1).

Tab. 10.1 Klassifikation epileptischer Anfälle

Fokale Anfälle

Fokal ohne Bewusstseinsstörung: einfach-fokaler Anfall
- motorisch
- sensibel
- sensomotorisch/sensorisch
- autonom
- psychisch
- **Sonderform:** Jackson-Anfall: Ausbreitung der Symptome, z. B. Hand, Arm, Rumpf („Jackson-March")

Fokal mit Bewusstseinsstörung: komplex-fokaler Anfall
- Anfall mit Bewusstseinsstörung zu Beginn
- Anfall mit Bewusstseinsstörung erst im Verlauf

Sekundär generalisiert
- Beginn fokal: Ausbreitung auf beide Hemisphären

Generalisierte Anfälle
- Absencen:
  – typisch
  – atypisch
  – mit speziellen Merkmalen
  – myoklonische Absence
  – Lidmyoklonien mit Absence
- myoklonisch:
  – myoklonisch
  – myoklonisch-atonisch
  – myoklonisch-tonisch
- klonisch
- tonisch
- tonisch-klonisch
- atonisch

Unbekannt

FRAGE
Was wissen Sie zur **Epidemiologie** von Epilepsien? In welchem Alter manifestieren sich Epilepsien?

PLUS Bei älteren Patienten (> 60 Jahre) treten Epilepsien insbesondere als Folge zerebrovaskulärer Schädigungen auf.

Antwort Epilepsien sind **häufige** Erkrankungen. Man rechnet, dass 0,5–1 % der Bevölkerung unter einer Epilepsie leiden. Die Inzidenz (= Zahl der Neuerkrankungen in einem bestimmten Zeitraum) beträgt ungefähr 30–50/100.000 pro Jahr. Fokale Anfälle sind am häufigsten, gefolgt von generalisierten tonisch-klonischen Anfällen. Das Auftrittsalter von Epilepsien ist bimodal verteilt. Die Inzidenzraten sind in der **1. Lebensdekade,** speziell **im 1. Lebensjahr,** hoch. Während des Erwachsenenalters manifestieren sich Epilepsien seltener, nehmen dann aber erneut **nach dem 60. Lebensjahr** deut-

10.1 Grundlagen, Anfallstypen und Epilepsiesyndrome

lich zu. Gegenwärtig zeichnet sich eine Verlagerung der Inzidenzrate hin zu höheren Altersgruppen ab.

FRAGE
In welche **ätiologischen Gruppen** lassen sich Epilepsien einteilen?

Antwort
- **Idiopathische** (oder genuine) Epilepsien: Epilepsien bei vermuteter oder nachgewiesener genetischer Disposition
- **symptomatische** Epilepsien: Auf umschriebene Hirnschädigungen zurückzuführende Epilepsien
- **kryptogene** Epilepsien: vermutlich symptomatische Epilepsien, deren Ätiologie sich aber mit den gegenwärtig zur Verfügung stehenden Mitteln nicht fassen lässt. Kryptogene Epilepsien gehen auch durch die Fortschritte der Untersuchungstechniken (MRT) zunehmend in den symptomatischen Epilepsien auf.

FRAGE
Die Ursachen von Epilepsien umfassen ein weites Spektrum und können auf fast jede Erkrankung oder Verletzung des Gehirns zurückgehen. Nennen Sie typische **Ursachen** für Epilepsien in Abhängigkeit vom Lebensalter.

Antwort
- **Neonatalzeit:** kongenitale Fehlbildungen, Geburtstraumen, perinatale Hypoxie, metabolische Störungen (z. B. Hypoglykämie, Hypokalzämie, Vitamin-B_6-Mangel, Phenylketonurie)
- **Bis 3 Jahre:** Fieberkrämpfe, Infektionen, Traumen, neurometabolische Erkrankungen, idiopathische Epilepsiesyndrome
- **Kindheit – junges Erwachsenenalter:** idiopathische Epilepsiesyndrome, Traumen
- **mittleres Erwachsenenalter:** Traumen, Hirntumoren, zerebrovaskuläre Erkrankungen (Ischämie, Blutung, Angiome), Alkohol/Medikamente
- **> 60 Jahre:** zerebrovaskuläre Erkrankungen, Hirntumoren, neurodegenerative Erkrankungen, Traumen

FRAGE
Schildern Sie den Ablauf – Epileptologen sprechen auch von Anfallssemiologie – eines klassischen tonisch-klonischen Anfalls (Grand-Mal-Anfall).

Antwort Bei manchen Patienten kündigt sich der Anfall durch ein vages, schwer zu beschreibendes Vorgefühl an, bei der Mehrzahl fehlen jedoch Vorboten. Der eigentliche Anfall beginnt mit einem vollständigem **Bewusstseinsverlust** und einer **plötzlichen tonischen Kontraktion** der Muskulatur. Der Patient stürzt hierbei **starr** zu Boden. Eine Einbeziehung der Atemmuskulatur kann zu einem Stridor, Stöhnen oder Schreien **(Initialschrei)** führen. Ebenso kann eine **Zyanose** auftreten. Die Augen bleiben meist leicht geöffnet,

PLUS Bei einem Grand-Mal-Anfall kann es durch die massiven Muskelkontraktionen zu Verletzungen bis hin zu Wirbelkörperkompressionsfrakturen kommen.

können sich verdrehen und die **Pupillen** sind erweitert und **lichtstarr**. Eine Kontraktion der Kiefermuskulatur kann zu einem oft lateral gelegenem **Zungenbiss** führen.

Die tonische geht dann über in die **klonische Phase** mit rhythmischen symmetrischen Zuckungen an allen Extremitäten. Anfangs haben die Kloni eine Frequenz von ca. 8 pro Sekunde, werden dann langsamer, sistieren komplett und die Muskeln entspannen sich. Zu diesem Zeitpunkt kann es durch Relaxation der Sphinktermuskulatur zu unwillkürlichem **Harn- oder Stuhlabgang** kommen. Manchen Patienten tritt aufgrund forcierter Ausatmung während der klonischen Zuckungen **Schaum** vor den Mund. Während des Anfalls ist mitunter ein Babinski-Zeichen auslösbar. Die Anfallsdauer liegt bei 1–3 Minuten.

Postiktal besteht zumeist ein schlaffer Muskeltonus, die Patienten sind erschöpft und müde, manchmal umdämmert oder verwirrt, können Kopfschmerzen und Muskelkater haben und verfallen oft in einen **„Terminalschlaf"**. Für die Zeit des Anfalls besteht eine **Amnesie**.

FRAGE
Ein weiterer wichtiger generalisierter Anfallstyp sind die sogenannten Absencen. Können Sie einen typischen Patienten mit **Absencen** schildern?

PLUS Nicht selten werden die Kinder auch durch Nachlassen der schulischen Leistungen infolge ihrer kurzfristigen „Abwesenheiten" auffällig.

Antwort Ein Grundschulkind, das **bis zu 100** tägliche plötzliche, kurzfristige, ca. **5–10 Sekunden anhaltende Episoden** mit starrem, abwesendem Blick, leichter Blässe und Unterbrechung der gerade ausgeführten Tätigkeit hat. Ein gerade begonnener Satz wird nicht zu Ende geführt, beim Laufen oder Kauen hält das Kind kurzfristig inne. Während der Absence werden äußere Stimuli nicht beantwortet. Für die Absence besteht Amnesie. Daneben können während der Absencen **motorische Phänomene** vorkommen: Lecken, Gähnen, Augenlid- oder Mundmyoklonien, konjugierte Bulbusdeviation nach oben, Kopf- und Rumpfstreckung. Das Ende der Absence ist ebenso abrupt wie ihr Beginn; angefangene Tätigkeiten werden fortgeführt, als ob nichts geschehen wäre.

FRAGE
Kennen Sie den charakteristischen EEG-Befund bei Absencen?

Antwort Als charakteristische EEG-Veränderung finden sich bei Absencen generalisierte, bilaterale, synchrone Spike-wave-Komplexe einer Frequenz von 3/s (➤ Abb. 10.1).

FRAGE
Lassen Sie uns nun auf die **fokalen Anfälle** zu sprechen kommen. Können Sie einige **grundsätzliche Charakteristika** von fokalen Anfällen schildern?

Antwort Prinzipiell spiegelt die **Klinik** der Anfälle die **Funktion des jeweils betroffenen Hirnareals** wider. Hieraus erklärt sich die außerordentliche Fülle von Symptomen **motorischer, sensorischer, vegetativer** oder **psy-**

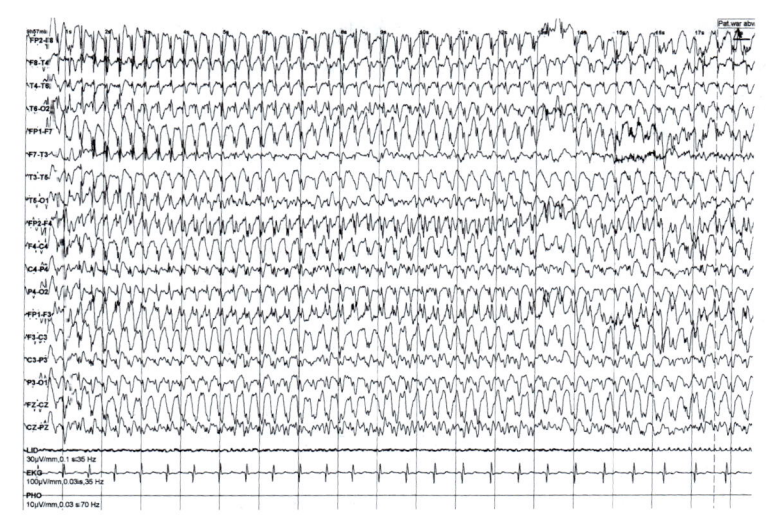

10.1 Grundlagen, Anfallstypen und Epilepsiesyndrome

Abb. 10.1 EEG eines 10-jährigen Mädchens mit Absencen-Epilepsie: paroxysmal auftretende generaliserte 3/s Spike-wave-Komplexe [T537]

chischer Art, zu denen es im Rahmen fokaler Anfälle kommen kann (➤ Tab. 10.1, ➤ Abb. 10.2). Je nachdem, in welchem Hirnlappen sich der epileptische Fokus befindet, unterteilt man grob in Frontal-, Temporal-, Parietal- und Okzipitallappenanfälle. Fokale Anfälle sind zumeist Ausdruck einer umschriebenen Hirnläsion.

Phänomenologie fokaler Anfälle
Bei fokalen Anfällen erlaubt die Anfallssemiologie oft die anatomische Lokalisation des Anfallsursprungs:

supplementär motorisch
tonische Haltungsschablone, kurz, häufig, meist nächtlich, ohne Bewusstseinsstörung (Vokalisationen, Spracharrest, Fechterstellung)

Zentralregion
kontralaterale klonische Konvulsionen oder Sensationen (Parästhesien, Taubheit, Bewegungsgefühl) z.T. mit Jackson March

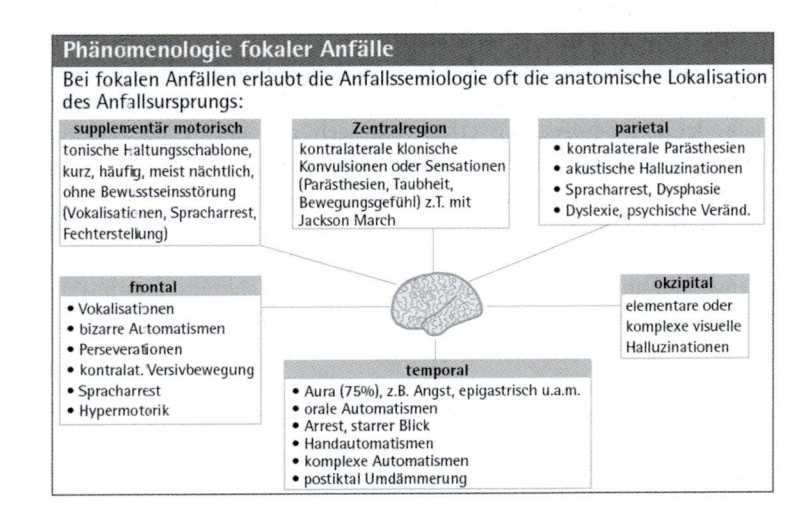

parietal
- kontralaterale Parästhesien
- akustische Halluzinationen
- Spracharrest, Dysphasie
- Dyslexie, psychische Veränd.

frontal
- Vokalisationen
- bizarre Automatismen
- Perseverationen
- kontralat. Versivbewegung
- Spracharrest
- Hypermotorik

temporal
- Aura (75%), z.B. Angst, epigastrisch u.a.m.
- orale Automatismen
- Arrest, starrer Blick
- Handautomatismen
- komplexe Automatismen
- postiktal Umdämmerung

okzipital
elementare oder komplexe visuelle Halluzinationen

Abb. 10.2 Phänomenologie fokaler Anfälle [E895]

FRAGE
Der englische Neurologe Hughlings Jackson beschrieb einen bestimmten, charakteristischen Anfallstyp. Worum handelt es sich bei einem sogenannten **Jackson-Anfall**?

PLUS Als EEG-Charakteristik finden sich bei einfach motorischen Anfällen kontralateral zur klinischen Symptomatik epileptische Entladungen über dem korrespondierenden kortikalen Repräsentationsareal.

Antwort Ein Jackson-Anfall ist ein einfach-fokaler **motorischer** oder **sensibler Anfall**, der in einer Körperregion beginnt und von dort aus in andere Körperregionen **wandert**. Man spricht vom **„march of convulsion"**. Typischerweise beginnt ein Jackson-Anfall z. B. in der Hand und greift in der Folge auf den Arm und das Gesicht über. Motorische Jackson-Anfälle haben ihren Ausgangspunkt in der kontralateralen motorischen Zentralregion. Das Wandern der Symptomatik beruht auf einer Ausbreitung der epileptischen Aktivität über den motorischen Kortex.

FALLBEISPIEL
Ein Patient kann im Anschluss an einen einfach motorischen Anfall mit klonischen Zuckungen im Bereich des linken Armes diesen vorübergehend nicht bewegen.

FRAGE
Worum handelt es sich hierbei?

PLUS iktal = während eines Anfalls, postiktal = nach einem Anfall, interiktal = im Intervall zwischen Anfällen

Antwort Im Anschluss an einen einfach motorischen Anfall kann es relativ häufig zu einer transitorischen postiktalen Parese in der vom Anfall betroffenen Muskulatur kommen (sog. **postiktale** oder **Todd-Parese**).

FRAGE
Was ist eine **Aura**?

PLUS Déjà-vu: Gefühl, etwas vormals schon gesehen zu haben; jamais-vu: Gefühl, etwas noch nie gesehen zu haben; dreamy state: traumartiger Zustand.

Antwort Unter einer Aura versteht man das, was manche Patienten unmittelbar vor Beginn eines zumeist komplex-fokalen, seltener auch eines (dann sekundär generalisierten) Grand-Mal-Anfalls empfinden. Es ist der Teil des Anfalls, der dem Bewusstseinsverlust vorausgeht und an den sich Patienten nachher erinnern. Auren sind formal **einfach-fokale Anfälle** mit einer Dauer von Sekunden bis Minuten und können auch isoliert ohne darauf folgenden Anfall auftreten. Sie sind besonders typisch vor **komplex-fokalen Anfällen des Temporallappens,** bei denen oft eine **epigastrische Aura,** ein aus der Magengegend aufsteigendes diffuses Gefühl des Unwohlseins, auftritt. Eine Aura kann sich aber auch in Form von Geruchs- und Geschmackshalluzinationen oder kognitiven Phänomenen (déjà-vu, jamais-vu, dreamy state) manifestieren.

FRAGE
Komplex-fokale Anfälle haben Ihren Ursprung oft im Temporallappen oder Frontallappen. Schildern Sie Symptome von **komplex-fokalen Anfällen des Temporallappens.**

PLUS Komplex-fokale Frontallappenanfälle: kurze Dauer, oft keine postiktale Verwirrtheit, rasche sekundäre Generalisierung, komplexe gestische Automatismen, bei bilateralen Entladungen häufig Stürze.

Antwort Ein komplex-fokaler Anfall des Temporallappens kündigt sich in ca. 80 % durch eine gerade besprochene **Aura** (epigastrisch/psychisch) an. Hierauf kommt es zu einer **Bewusstseinsstörung** mit Unfähigkeit, auf exogene Reize normal zu reagieren. Oft tritt zunächst eine **motorische Erstarrung**

(Verharren/Arrest) auf, wobei die Patienten einen **starren Blick** bekommen und entfernt wirken. Dies ist typischerweise gefolgt von oralen **Automatismen.** Die Dauer eines Anfalls beträgt ungefähr ½ bis zu 3 Minuten; sein Ende ist oft unscharf mit langsamer Rückkehr zu vollem Bewusstsein und postiktaler Umdämmerung und Verwirrtheit. Für den Anfall besteht eine **Amnesie.** Ein lokalisatorisches Zeichen kann eine **dystone Haltung** der kontralateralen oberen Extremität während des Anfalls darstellen. Eine **postiktale Aphasie** gibt einen Hinweis auf Lage des Fokus in der sprachdominanten Hemisphäre.

FRAGE
Was wissen Sie zur **Ätiologie** von **Temporallappen-Epilepsien?**

Antwort Der Ursprungsort von Temporallappen-Epilepsien liegt überwiegend im amygdalo-hippokampalen Komplex. Neuropathologisch findet sich bei ungefähr der Hälfte der Patienten mit Temporallappen-Epilepsien eine **mesiale-temporale Sklerose** (hippokampale Sklerose, Ammonshornsklerose). Man vermutet, dass u. a. komplizierte Fieberkrämpfe in den ersten Lebensjahren an ihrer Entstehung beteiligt sind.

PLUS Auch Tumoren (u. a. Hamartome), posttraumatische Narben oder umschriebene kortikale Malformationen können Temporallappen-Epilepsien zugrunde liegen.

FRAGE
Was versteht man unter einem **Epilepsiesyndrom?**

Antwort Unter einem Epilepsiesyndrom werden bestimmte regelhaft gemeinsam auftretende Charakteristika bei Anfallserkrankungen zusammengefasst: z. B. Anfallstyp, Erkrankungsalter, Auslösefaktoren, Tagerhythmusabhängigkeit, Verlauf. Die korrekte Zuordnung zu bestimmten Epilepsiesyndromen hat prognostische und therapeutische Bedeutung.

MERKE

Im klinischen Umgang mit Epilepsien gibt es zwei Ebenen der Einteilung: **1. Anfallstyp** und **2. Epilepsiesyndrom.**

FRAGE
Viele epileptische Syndrome treten typischerweise altersgebunden auf. Beispielsweise das **West-Syndrom,** das in den ersten Lebensmonaten beginnt oder die **Absencenepilepsie** (Pyknolepsie) des Kindesalters. Ich schildere Ihnen nun den Fall eines Teenagers. Versuchen Sie das Bild einem Syndrom zuzuordnen.

FALLBEISPIEL
Ein 16-jähriger Gymnasiast wird von seinen Eltern bei Ihnen vorgestellt, da er einen epileptischen Anfall gehabt habe. Die Beschreibung des Anfalls ist mit einem Grand-Mal-Anfall vereinbar. Seine bisherige Entwicklung sei normal verlaufen und auch auf dem Gymnasium komme er gut mit. Seit einiger Zeit würde er aber besonders morgens nervös wirken, manchmal kurzfristig mit beiden Armen einmal oder mehrmals hintereinander zucken und dabei Dinge fallen lassen oder seinen Kaffee verschütten. Anfangs hätten seine Eltern dies als Ungeschicklichkeit aufgefasst, jetzt würden sie aber doch einen Zusammenhang mit dem Anfall vermuten. Besonders auffällig sei die morgendliche Unruhe, wenn er abends zuvor länger unterwegs gewesen sei und wenig geschlafen habe.

Antwort Die Fallgeschichte ist mit einer **juvenilen Myoklonus-Epilepsie (Impulsiv-petit-Mal)** vereinbar. Dieses Epilepsiesyndrom kommt typischerweise bei **Teenagern** vor und manifestiert sich in oft nur **sekundenlangen beidseitigen Myoklonien** der Schultern und Arme, bei denen nicht selten Gegenstände fallen gelassen oder umgeworfen werden und die **gehäuft am Morgen** auftreten. Das Bewusstsein ist während der durch **Schlafentzug** und **Alkohol** provozierten Attacken meist erhalten. Eine Kombination mit generalisierten tonisch-klonischen Anfällen ist häufig, mit Absencen hingegen selten. Betroffene haben eine normale Intelligenz. Im EEG finden sich typischerweise irreguläre Spike-waves und Poly-spike-waves. Die Anfälle lassen sich im Allgemeinen durch Valproinsäure gut kontrollieren.

10.2 Diagnostik

FRAGE
Wie diagnostiziert man eine Epilepsie?

Antwort Eine Epilepsie kann prinzipiell allein anhand einer gründlichen **Anamnese,** oft auch Fremdanamnese, diagnostiziert werden.

FRAGE
Welche **Zusatzuntersuchungen** spielen bei Patienten mit Verdacht auf Epilepsie eine wichtige Rolle?

Antwort In der Diagnostik von Epilepsien sind ein **EEG** sowie eine kraniale Bildgebung mittels **MRT** obligat. Die Kernspintomografie ist u. a. in Bezug auf den Nachweis von Rindenfehlbildungen und Veränderungen der Temporallappenregion (Hippokampussklerose) als Ursache einer Epilepsie sensitiver als die CT.

FRAGE
Was wissen Sie zum **EEG bei Epilepsien?**

Antwort
- Die typischen Veränderungen im EEG bei Epilepsien bezeichnet man als **epilepsietypische Potenziale.**
- **Iktal** finden sich bei allen Typen generalisierter Anfälle im EEG Auffälligkeiten. Auch bei fokalen Anfällen finden sich iktal Veränderungen. Bei manchen fokalen Anfällen kann jedoch, abhängig von der Lage des epileptischen Fokus, das Oberflächen-EEG iktal unauffällig sein. Spezielle Ableitungen können dann die Sensitivität erhöhen.
- **Interiktal** finden sich in Abhängigkeit vom Epilepsietyp im Routine-EEG Veränderungen bei nur etwa 50 % der Patienten.

10.2 Diagnostik

- Durch serielle EEGs, Langzeit-EEGs sowie Provokationsmanöver (Hyperventilation, Photostimulation, Schlafentzug) lässt sich die Aussagekraft interiktaler EEGs erhöhen.

FRAGE
Wissen Sie, wie **charakteristische epilepsietypische Potenziale im EEG** aussehen?

Antwort ➤ Abb. 10.3.

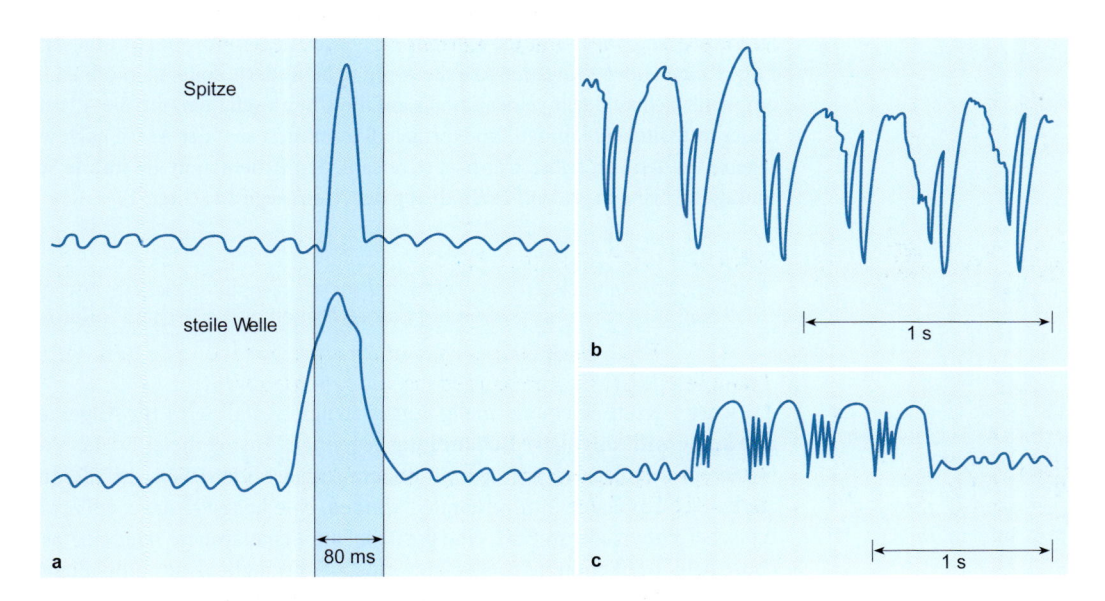

Abb. 10.3 Charakteristische epilepsietypische Potenziale im EEG. [L141]
a) Aus der Grundtätigkeit hervortretende Wellen einer Dauer < 80 ms nennt man **spikes** (Spitzen), solche mit einer Dauer > 80 ms **sharp waves** (steile Wellen).
b) **Spike-wave-Komplexe:** Kombination aus einem spike und einer darauffolgenden Welle (wave), meist hochamplitudig.
c) **Poly-spike waves:** Kombination aus mehreren spikes und einer darauf folgenden Welle.

MERKE
Wie alle Zusatzuntersuchungen sollte man auch das EEG immer im Zusammenhang mit der Klinik betrachten. Ein normales EEG schließt eine Epilepsie nicht aus. Ebenso kommen epilepsietypische Potenziale auch selten ohne gleichzeitiges Vorliegen einer Epilepsie vor.

FRAGE
Nennen Sie mir einige **Differenzialdiagnosen** von **epileptischen Anfällen**.

Antwort
- **Häufige** DD: Synkopen, psychogene (dissoziative) Anfälle, TIAs, Panikattacken sowie respiratorische Affektkrämpfe im Kindesalter
- **Seltenere** DD: Narkolepsie, Migräne, drop-attacks, Hypoglykämien und nichtepileptische Myoklonien

PLUS Psychogene und „echte" epileptische Anfälle kommen nicht selten beim gleichen Patienten auch nebeneinander vor.

10.3 Therapie

FRAGE
Stellen Sie sich vor, im Supermarkt hat jemand vor Ihnen in der Schlange an der Kasse einen **Grand-Mal-Anfall.** Was tun Sie?

Antwort   Zunächst achtet man darauf, **Gegenstände zu entfernen,** an denen sich der Patient während des Anfalls verletzen könnte. Man sollte den Patienten nicht festhalten oder versuchen, einen Beißkeil zwischen die kontrahierten Kiefer zu pressen. Dies birgt die Gefahr von Verletzungen für Patient und Arzt. Enge Kragen oder Krawatten, die die Atmung behindern, sollte man öffnen. Es empfiehlt sich zu Beginn eines Anfalls **auf die Uhr zu schauen,** um die Anfallsdauer festhalten zu können. Im Normalfall terminiert sich der Anfall nach wenigen Minuten von selbst. Dann ist es ratsam, den Patienten in die **stabile Seitenlage** zu bringen und auf **Freihaltung der Atemwege** zu achten.

FRAGE
Kommen wir zu prinzipiellen Vorgehensweisen in der Epilepsietherapie. Was machen Sie therapeutisch nach einem **einmalig aufgetretenen epileptischem Anfall?**

PLUS   Risiko für erneuten epileptischen Anfall unabhängig von der Ätiologie:
nach 1. Anfall ca. 30 %,
nach 2. Anfall ca. 70 % und
nach 3. Anfall ca. 75 %.

Antwort   Nach einem erstmalig aufgetretenem Anfall wird **im Allgemeinen keine antikonvulsive Behandlung** begonnen. Ausnahmen sind das Vorliegen eines Epilepsiesyndroms mit hohem Anfallrezidivrisiko, klar identifizierbare epileptogene intrazerebrale Läsionen, eine hohe Frequenz epilepsietypischer Potenziale im EEG, eine positive Familienanamnese oder eine psychosoziale Indikation (Arbeitsplatzverlust, Fahrtauglichkeit, individuelles Sicherheitsbedürfnis).

FRAGE
Wann würden Sie in Ergänzung zu dem bereits Gesagten eine **antikonvulsive Behandlung** beginnen?

Antwort   In der Regel bietet man eine anfallsprophylaktische Dauertherapie **nach** einem **zweiten** oder **dritten Anfallsereignis** bei gesicherter Diagnose einer Epilepsie an. Ausnahmen hiervon können sehr seltene oder wenig belastende Anfälle, aber auch eine zu erwartende mangelnde Compliance (z. B. bei schwer Alkoholkranken) oder ein mangelnder Behandlungswunsch seitens des Patienten darstellen.

FRAGE
Was empfehlen Sie bei der **nichtmedikamentösen Therapie** von Epilepsien?

Antwort   Grundsätzlich strebt man zunächst die **Vermeidung anfallsprovozierender Faktoren** an. Man sollte auf **ausreichenden** und **regelmäßigen**

Schlaf hinwirken. Falls spezifische auslösende Faktoren (z. B. Flackerlicht) bekannt sind, sollten diese gemieden werden. Der Patient muss auf potenziell gefährdende Situationen (Rauchen im Bett, Schwimmen, Arbeiten an gefährlichen Maschinen) hingewiesen werden.

FRAGE
Wie geht man grundsätzlich bei der **medikamentösen Therapie** von Epilepsien vor?

Antwort Wenn eine medikamentöse Behandlung notwendig wird, sollte diese zunächst als **Monotherapie** mit einem geeigneten antikonvulsiven Medikament durchgeführt werden. Dieses muss **ausreichend hoch** und **lange** gegeben werden, bevor man von Therapieversagen spricht. Ausreichend hohe Dosierung bedeutet Steigerung, bis die Anfälle kontrolliert sind bzw. bis intolerable Nebenwirkungen auftreten. Bei mangelndem therapeutischem Ansprechen stellt man im Allgemeinen auf ein **anderes Antikonvulsivum als Monotherapie** oder aber eine **Kombinationstherapie** aus zwei Wirkstoffen um.

PLUS Zur Therapiekontrolle sollte ein Anfallskalender geführt werden.

FRAGE
Welche Präparate werden bei **Epilepsien fokalen Ursprungs,** welche bei **idiopathischen generalisierten Epilepsien** verabreicht?

Antwort
- **Epilepsie mit fokalem Ursprung:** Lamotrogin, Levetiracetam, Carbamazepin, Oxcarbazepin und Gabapentin. Die Medikamentenwahl richtet sich nach Alter, Geschlecht, Begleiterkrankungen, erwartetem Nebenwirkungsspektrum der Medikamente oder individuellen Faktoren wie Schwangerschaft oder Kinderwunsch
- **Idiopathische generalisierte Epilepsien:** Valproinsäure (Medikament erster Wahl), Lamotrigin oder Topiramat. Bei Absencen ist Ethosuximid gleichermaßen effektiv wie Valproinsäure.

FRAGE
Das Therapieziel bei Epilepsien ist die Anfallsfreiheit. Welche **Erfolgsaussichten** hat eine medikamentöse **antikonvulsive Therapie?**

Antwort Man kann grob davon ausgehen, dass ungefähr **60 %** der Patienten unter Monotherapie **anfallsfrei** werden bzw. eine gute Anfallskontrolle erreichen. Von den restlichen Patienten sprechen einige wiederum auf eine Kombinationstherapie mit zwei oder mehr Medikamenten an. Es verbleibt eine Gruppe von ca. **20–30 %,** deren Anfälle auch mit multiplen Medikamentenkombinationen **nicht befriedigend behandelbar** sind. Hier spricht man von pharmakoresistenten Epilepsien.

PLUS Grundsätzlich sprechen idiopathische generalisierte Epilepsien besser auf Medikamente an als fokale Epilepsien.

FRAGE
Wie kann bei **pharmakoresistenten fokalen** Epilepsien weiter verfahren werden?

Antwort Zunächst sollte eine **Überprüfung der Diagnose** (u. a. Ausschluss zusätzlicher oder ausschließlicher psychogener Anfälle) an einem spezialisierten Zentrum erfolgen. Bei jedem Patienten mit pharmakoresistenter fokaler Epilepsie besteht prinzipiell die Indikation zur Diagnostik bezüglich einer **epilepsiechirurgischen Behandlung.** Bei Patienten, die nicht für eine epilepsiechirurgische Therapie in Betracht kommen, kann die Behandlung mit einem **Vagusnervstimulator** erwogen werden.

FRAGE
Äußern Sie sich kurz zu **epilepsiechirurgischen Eingriffen.**

Antwort Epilepsiechirurgische Eingriffe führen spezialisierte Zentren nach ausführlicher **prächirurgischer Diagnostik** (umfangreiche MRT, EEG und neuropsychologische Untersuchungen) durch. Von den 20–30 % pharmakoresistenten Epilepsiepatienten sind ungefähr 10–20 % für einen epilepsiechirurgischen Eingriff geeignet. Insbesondere bei **Temporallappenepilepsien** im Rahmen einer **unilateralen Hippokampussklerose** werden nach resezierenden Eingriffen gute Raten postoperativer Anfallsfreiheit erzielt, wobei postoperativ eine medikamentöse antikonvulsive Therapie zunächst fortgesetzt werden muss. Bei Patienten mit guten Erfolgsaussichten eines epilepsiechirurgischen Eingriffs besteht gegenwärtig die Tendenz zu einem bereits frühzeitigen operativen Vorgehen.

FRAGE
Epilepsien als häufige Erkrankung gerade auch von Menschen im jüngeren Alter haben vielfache soziale und medizinische Konsequenzen. Nennen Sie **Problemfelder von Menschen mit Epilepsien.**

Antwort
- **Fahrtauglichkeit:** aufgehoben, so lange ein „wesentliches Risiko von Anfallsrezidiven" besteht. Eine Wiedererlangung des Führerscheins ist in Abhängigkeit vom Anfallstyp und weiteren Kriterien nach festgelegten Zeiträumen mit fachärztlichem Gutachten möglich.
- **Berufswahl:** Es sollten keine Berufe mit erhöhter Unfallgefahr (z. B. Berufskraftfahrer, Arbeiten an ungeschützten gefährlichen Maschinen) ausgeübt werden. Wenn eine Epilepsie nicht ausgeheilt ist und Bedeutung für den Beruf hat, besteht auf Anfrage Auskunftspflicht gegenüber dem Arbeitgeber.
- **Epilepsie und Schwangerschaft:** Bei mehr als der Hälfte der Patientinnen kommt es zu keiner Änderung der Anfallsfrequenz in der Schwangerschaft. Das Risiko von Fehlbildungen bei Kindern von Patientinnen mit Epilepsien ist zwei- bis dreimal so hoch wie in der Normalbevölkerung. Bei Einnahme von Antikonvulsiva in Monotherapie steigt das Risiko auf das 5- bis 6-Fache, bei Kombinationstherapien kommt es zu einer weite-

ren Risikoerhöhung. Bei Kinderwunsch und während einer Schwangerschaft sollten eine spezielle Beratung und Betreuung erfolgen.

10.4 Status epilepticus

FRAGE
Was versteht man unter einem **Status epilepticus?**

Antwort Bei einem Status epilepticus handelt es sich um einen epileptischen Anfall, dessen Dauer eine festgelegte Grenze von **5 Minuten bei generalisierten tonisch-klonischen Anfällen** oder von **20–30 Minuten bei fokalen Anfällen oder Absencen** überschreitet. Ebenso spricht man von einem Status, wenn Anfälle in kurzen Abständen hintereinander auftreten und dazwischen klinisch (kein Wiedererlangen des Bewusstseins) und elektroenzephalografisch keine komplette Remission vorliegt.

PLUS Wiederholte Anfälle mit zwischenzeitlicher Wiedererlangung des Bewusstseins nennt man Anfallsserie.

FRAGE
Prinzipiell kann sich jeder Anfallstyp zu einem Status ausweiten. Auch bei Absencen oder einfach und komplex-fokalen Anfällen kann dies der Fall sein. Was wissen Sie hierzu?

Antwort
- Einen Status **einfach-fokaler** Anfälle bezeichnet man als **Epilepsia partialis continua** oder **Kojevnikow-Syndrom.** Solche Anfälle können sich manchmal in wochen- bis monatelang anhaltenden Zuckungen in einer Körperregion (z. B. der Hand) äußern.
- Bei andauernden **komplex-fokalen** Anfällen spricht man von einem komplex-fokalen Status oder **Status psychomotoricus.** Je nachdem, ob motorische Entäußerungen vorliegen, kann man einen konvulsiven oder non-konvulsiven Status unterscheiden.
- Der **Absencen-Status** ist ein non-konvulsiver generalisierter Status. Die Abgrenzung eines Absencen-Status von einem non-konvulsiven komplex-fokalen Status ist oft nur im EEG möglich.

PLUS Auch bei psychogenen Anfällen kann ein Status epilepticus auftreten.

FRAGE
Was macht einen Status generalisierter tonisch-klonischer Anfälle (Grand-Mal-Status) so gefährlich?

Antwort Ein Status generalisierter tonisch-klonischer Anfälle ist ein **lebensbedrohlicher neurologischer Notfall** mit einer Mortalität von bis zu 20 %. Beim Status kommt es durch die anhaltende neuronale elektrische Aktivität vermutlich zu einer direkten neuronalen Schädigung. Daneben führt die Steigerung des zerebralen Metabolismus im Status zu erhöhtem Blutfluss und einem konsekutiven **vasogenen Hirnödem.** Die kontinuierlichen Muskelkontraktionen führen zu einer metabolischen **Azidose, Hyperthermie** und evtl. **Rhabdomyolyse.** Eine Ateminsuffizienz begünstigt ihrerseits eine **respiratorische Azidose** und **Hypoxie.** Es besteht die Gefahr der Entwicklung eines **Lungenödems** und eines **Nierenversagens.**

> **FRAGE**
> Ein Status generalisierter tonisch-klonischer Krampfanfälle wird rein klinisch durch Verhaltensbeobachtung diagnostiziert. Wie geht man in **Management und Therapie des Status generalisierter tonisch-klonischer Anfälle** vor?

PLUS Burst-Suppression-Muster: periodisches EEG-Muster, bei dem zwischen hochamplitudigen Komplexen die Hirnaktivität auf weniger als 10 μV abfällt.

Antwort Prinzipiell ist nach initialer Ersthelfer- bzw. notärztlicher Therapie des Status epilepticus eine unverzügliche neurologische Weiterbehandlung auf einer Überwachungsstation erforderlich.

Initialmanagement: Freihaltung der Atemwege und Lagerung mit Schutz vor Selbstgefährdung. Herz-Kreislauf-Überwachung, Pulsoxymetrie, i. v. Zugang. Bei Verdacht auf oder Nachweis einer Hypoglykämie Glukose 40 % 60 ml i. v. Bei V. a. alkoholassoziierten Status und vor Glukosegabe 100 mg Thiamin i. v. Sauerstoffgabe bei Zyanose, Temperatursenkung bei Hyperthermie.

Initialtherapie: Lorazepam (0,1 mg/kg i. v., 2 mg/min, max. 10 mg). Alternativ: Diazepam (ggf. auch als Rectiole) oder Clonazepam.

Danach, ggf. parallel: bei Fortbestehen der Anfälle über separaten i. v. Zugang Phenytoin (15–20 mg/kg i. v., 50 mg/min über ca. 5 min, Rest über 20–30 min, max. 30 mg/kg) immer unter EKG und RR-Monitoring.

Alternativ oder bei Kontraindikationen gegen bzw. Unwirksamkeit von Phenytoin: Valproat 20–30 mg/kg als Bolus i. v. oder Phenobarbital 20 mg/kg i. v. (100 mg/min), immer unter Intensivüberwachung (Intubations- und Beatmungbereitschaft).

Bei Versagen von Phenytoin, Valproat oder Phenobarbital: Thiopental, Propofol oder Midazolam i. v. (jeweils EEG-gesteuert, Ziel: Burst-Suppression-Muster).

MERKE Vorgehen beim Status epilepticus: 1. Diagnose des Status, 2. Anfallsunterbrechung, 3. Ursachensuche.

10.5 Synkopen

> **FRAGE**
> Definieren Sie den Begriff der Synkope.

Antwort Eine Synkope ist ein **kurzer Verlust von Bewusstsein und Haltungskontrolle,** ausgelöst durch eine transiente, globale **Minderperfusion** des Gehirns.

10.5 Synkopen

FRAGE
Nehmen Sie bitte eine interdisziplinäre griffige **Einteilung** der Synkope vor.

Antwort   Die derzeit allgemein akzeptierteste Einteilung der Synkopen sieht folgendermaßen aus (➤ Tab. 10.2):

Tab. 10.2 Einteilung der Synkopen (modifiziert nach www.dgk.org)

Zirkulatorische Synkope			Kardiale Synkope	
Neuro-kardiogen (vasovagal)	Orthostatisch	Zerebrovaskulär	Kardiale Arrhythmien	Strukturelle Herzerkrankung
• Karotissinus-Syndrom • vasovagale Synkope • situationsbedingte Synkope: Miktion, Husten etc. • andere (postprandial, Gewichtsabnahme)	• autonome Dysregulation • primär (z. B. bei Parkinson) • sekundär (z. B. diabetische Neuropathie, Amyloidose) • Volumenmangel • medikamenteninduziert	• vertebrobasiläre TIA • Steal-Syndrom • andere Gründe	• Syndrom des kranken Sinusknotens • AV-Überleitungsstörungen • supraventrikuläre oder ventrikuläre Tachykardien • angeborene arrhythmogene Syndrome (z. B. Brugada Syndrom, Long-QT-Syndrom) • medikamenteninduziert	• Klappenfehler (insbes. Aortenstenose) • obstruktive Kardiomyopathie • Myxom • akuter Myokardinfarkt • akute Aortendissektion • Perikardtamponade • Lungenembolie/pulmonale Hypertonie

FRAGE
Der Schlüssel zur diagnostischen Einordnung einer Synkope liegt in einer sehr sorgfältigen Anamnese. Was fragen Sie eine Patientin, um eine **Synkope** von einem **epileptischen Anfall abzugrenzen?**

Antwort   Bei der Eigen- und Fremdanamnese sind folgende Punkte herauszuarbeiten (➤ Tab. 10.3).

DD der vorübergehenden Vigilanzstörung: Synkopen, epileptische Anfälle, Hypoglykämien, drop-attacks bei Durchblutungsstörungen im vertebrobasilären Stromgebiet, TIAs, psychogene Anfälle und Einschlafattacken.

MERKE

FRAGE
Kennen Sie **Laborwerte,** die bei der Abgrenzung von Synkopen und epileptischen Anfällen hilfreich sein können?

PLUS   Bei etwa 50 % der Patienten bleibt die Ursache der Synkope trotz gründlicher Diagnostik ungeklärt.

Antwort   Die **Prolaktinplasmakonzentration** ist in der ersten Stunde nach einem generalisierten tonisch-klonischen Anfall erhöht, die **Kreatinkinase** beginnt nach 2 Stunden über den Normalwert anzusteigen. Beide Werte bleiben nach Synkopen unverändert. Ein fehlender Anstieg allein reicht natürlich nicht aus, um eine Synkope zu diagnostizieren, da falsch-negative Befunde ebenso bedacht werden müssen wie andere nicht-epileptische Episoden, z. B. psychogene Anfälle.

10 Epilepsien, nichtepileptische anfallsartige Erkrankungen

Tab. 10.3 Differenzialdiagnose von Synkope und generalisiert tonisch-klonischem Anfall (nach Lempert 1999)

	Synkope	Generalisierter tonisch-klonischer Anfall
Unmittelbarer Auslöser	ca. 50 %	keiner
Dauer	meist < 30 s	1–3 min
Sturz	schlaff oder steif	steif
Myoklonien	• ca. 80 % • mild bis heftig • meist < 30 s • arrhythmisch • multifokal/generalisiert	• 100 % • meist heftig • 1–2 min • rhythmisch • generalisiert
Augen	offen, transiente Blickwendung nach oben, seltener zur Seite	offen, oft anhaltende Blickwendung nach oben oder zur Seite
Halluzinationen	gegen Ende der Attacke, oft angenehm	als Aura vorausgehend, meist unangenehm/neutral
Inkontinenz	häufig	häufig
Zungenbiss	sehr selten	häufig
Postiktale Verwirrtheit	< 30 s	5–30 min
Prolaktin, Kreatinin	normal	erhöht

PLUS Risikofaktoren für kardiale Synkopen: vorbest. Herzkrankung, pathol. EKG, Erstmanifestation im höheren Lebensalter ohne klaren Auslöser, Synkope im Sitzen, Liegen oder bei körperl. Anstrengung

PLUS Cave: Begriffsverwirrung: Die NKS nennt man auch vasovagale Synkope oder im Englischen „neurally mediated syncope".

FRAGE
Welche **diagnostischen Maßnahmen** leiten Sie bei Verdacht auf Synkope ein?

Antwort Die **Basisdiagnostik** zur Einordnung einer Synkope umfasst neben der allgemeinen **körperlichen Untersuchung**:
- die **klinische Untersuchung** von Herzfrequenz, -geräuschen, RR, Karotisgeräuschen
- **EKG:** AV-Block, Arrhythmien, Extrasystolen, alte oder frische Ischämiezeichen; evtl. 24-Stunden-EKG
- **Laboruntersuchungen:** BB, BZ, Elektrolyte, CK, CK-MB, Leber- und Nierenwerte
- **Schellong-Test:** Patient liegt 10 Minuten, Messung von RR und Puls; nach Aufstehen Messungen von RR und Puls regelmäßig über 10 Minuten.

Bei rezidivierenden Synkopen unklarer Genese oder kardialen Synkopen sollten **zusätzlich** durchgeführt werden:
- **EEG** (Herdbefund, epilepsietypische Potenziale?)
- extra- und transkranielle **Doppler-** und **Duplexsonografie** (Stenosen?)
- **Kipptischuntersuchung,** bei der Patienten für 10–60 Minuten unter Puls- und RR-Kontrolle um einen Winkel von 60° bis 80° gekippt werden (orthostatische Blutdruckregulation?)
- **Röntgen-Thorax** (Herzgröße?), **Herzecho** (Emboliequelle?)
- **CCT, cMRT** und evtl. MR-Angiografie, je nach Fragestellung

10.6 Paroxysmale Anfälle anderer Genese

FRAGE
Kennen Sie neben Synkopen und epileptischen Anfällen noch andere **Erkrankungen**, bei denen es zu Stürzen – also sog. **Sturzanfällen – ohne begleitende Vigilanzstörung** kommen kann?

Antwort Zu Sturzanfällen ohne Vigilanzstörung kann es kommen bei:
- **Kataplexie:** bei Narkolepsie
- **Gangstörung:** bei peripheren (Polyneuropathie) oder zentralen Erkrankungen (Morbus Parkinson, Normaldruck-Hydrozephalus), aber auch vestibulären Erkrankungen (Morbus Menière)
- **orthostatischem Tremor**
- **zerebralen** oder **spinalen Durchblutungsstörungen**
- **Drop-attacks:** Sturz wegen wenige Sekunden dauerndem Tonusverlust der Beine, die wahrscheinlich durch eine kurzfristige Minderperfusion von Hirnstammanteilen verursacht werden. Typisch sind Verletzungen im Bereich der Kniegelenke, das Fehlen von Prodromi, jeglicher Begleitsymptomatik und Vigilanzstörung. Die Gefäßdiagnostik erbringt häufig keinen wegweisenden Befund.
- **nicht-epileptischen Anfallsereignissen:** z. B. **tonische Hirnstammanfälle** (z. B. bei MS, sehr selten), **Hyperekplexie** und **psychogene Anfälle**

FALLBEISPIEL
Eine 37-jährige Fotografin wird notfallmäßig eingeliefert. Sie habe plötzlich Luftnot und ein Engegefühl über dem Herzen verspürt und Angst bekommen, sodass sie stark nach Luft ringen müsse. Sie habe ein taubes Gefühl an den Fingern sowie am Mund. Im Anschluss an einen Streit mit ihrer Arbeitskollegin habe sie sich geärgert; dann sei ihr plötzlich schlecht geworden und sie habe Atemnot verspürt.

FRAGE
Welche Diagnose stellen Sie?

Antwort Die 37-jährige Patientin klagt über Luftnot, Parästhesien perioral sowie an den Armen, die am ehesten im Zusammenhang mit einer sie belastenden Situation aufgetreten sind. Falls keine wesentlichen Vorerkrankungen bestehen, ist als Arbeitsdiagnose die **Hyperventilationstetanie** am wahrscheinlichsten. Durch die Hyperventilation kommt es zu einer alkalischen Stoffwechsellage mit Verminderung des freien Ca^{2+} im Serum. Dies hat eine erhöhte neuromuskuläre Erregbarkeit zur Folge, die zu einer Tetanie und den genannten Symptomen führen kann.

PLUS **Trousseau-Zeichen:** bei ipsilateraler passagerer Ischämie durch Stauung am Oberarm (RRManschette) → Pfötchenstellung der Hand.
Chvostek-Zeichen: bei präaurikulärem Beklopfen des Fazialisstammes → ipsilaterales Zucken der mimischen Muskulatur.

10.7 Anfälle mit Störung der Schlaf-Wach-Regulation

FRAGE
Welche ist die häufigste Erkrankung, die mit Symptomen **erhöhter Tagesmüdigkeit** und kurz dauerndem **Einschlafen über Tag** einhergeht?

Antwort   Hier ist das **Schlaf-Apnoe-Syndrom** zu nennen, dessen Prävalenz in der Bevölkerung auf etwa 1–2 % geschätzt wird. Man unterscheidet die zentrale, obstruktive und gemischte Schlaf-Apnoe. Bei der **obstruktiven** Apnoe kommt es durch Obstruktion der oberen Atemwege zu einem Absinken des Sauerstoffgehalts im Blut. Prädisponierende Faktoren für das obstruktive Schlaf-Apnoe-Syndrom sind Veränderungen an den oberen Atemwegen (Tonsillenhyperplasie, Nasenseptumdeviation), kurzer dicker Hals und Übergewicht. Das obstruktive ist neunmal häufiger als das **zentrale** Schlaf-Apnoe-Syndrom, bei dem eine Störung der Atemregulation im Hirnstamm vorliegt; **gemischte** Formen kommen ebenfalls vor. Ein zentrales Schlaf-Apnoe-Syndrom kommt z. B. bei Hirnstammischämien, -tumoren, und Enzephalitiden vor.

FRAGE
Worüber klagen Patienten mit **Schlaf-Apnoe-Syndrom**?

PLUS   Eine Schlaf-Apnoe liegt vor, wenn pro Stunde Nachtschlaf mehr als fünf oder pro Nacht mehr als 30 Apnoephasen von mehr als 10 Sekunden Dauer auftreten.

Antwort   Leitsymptome sind **Insomnie bei Nacht** und **erhöhte Tagesmüdigkeit,** Konzentrations- und Gedächtnisstörungen, Persönlichkeitsveränderungen mit depressiver Verstimmung, Antriebslosigkeit und vermehrter Reizbarkeit, Potenzstörungen, morgendliche Kopfschmerzen und Mundtrockenheit sowie Enuresis nocturna. Wegen der Gefahr sekundärer Komplikationen, wie z. B. arterielle Hypertonie, ist bei Verdacht eine **schlafpolygrafische Diagnostik** angezeigt.

FRAGE
Was versteht man unter der „**klassischen narkoleptischen Tetrade**"?

PLUS   50 % der Narkolepsien sind hereditär, ein autosomal-dominanter Erbgang mit wechselnder Penetranz ist beschrieben. Genetischer Marker: HLA-DR 2 (bei 99,5 % aller Narkolepsie-Patienten), HLA DQw 1. Symptomatische Narkolepsien: nach Enzephalitiden, SHT, Tumoren des 3. Ventrikels und des Hirnstamms.

Antwort   Die Narkolepsie ist eine anfallsartig auftretende Störung der Schlaf-Wach-Regulation, die im Vollbild mit vier Leitsymptomen (Tetrade) einhergehen kann:
- **Hypersomnie:** anfallsartig, besonders in den späten Vormittagsstunden, Dauer von 10–20, maximal 60 Minuten
- **Kataplexie (affektiver Tonusverlust):** muskulärer Tonusverlust mit Hinstürzen, häufig ausgelöst durch Schreck oder Lachen
- **Schlaflähmung:** Bewegungsunfähigkeit und Sprachblockierung beim Aufwachen

10.7 Anfälle mit Störung der Schlaf-Wach-Regulation

- **hypnagoge Halluzinationen:** traumähnliche Episoden mit oft bedrohlichen Sinnestäuschungen verstärkt bei Ermüdung und affektiver Anspannung

Diese Tetrade ist als klinisches Vollbild nur bei 10–15 % der Betroffenen zu finden. Daher knüpft man die Diagnose der Narkolepsie neben der Polysomnografie an fast tägliches Auftreten von Einschlafattacken über einen Zeitraum von 6 Monaten und den anamnestischen Nachweis kataplektischer Attacken.

FRAGE
Wie **behandeln** Sie die **Narkolepsie**?

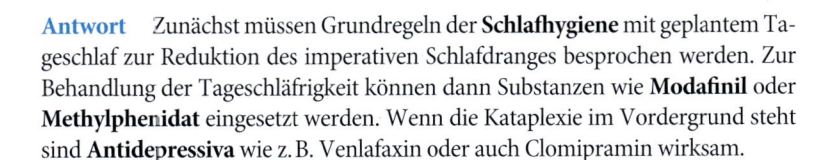

Antwort Zunächst müssen Grundregeln der **Schlafhygiene** mit geplantem Tageschlaf zur Reduktion des imperativen Schlafdranges besprochen werden. Zur Behandlung der Tagesschläfrigkeit können dann Substanzen wie **Modafinil** oder **Methylphenidat** eingesetzt werden. Wenn die Kataplexie im Vordergrund steht sind **Antidepressiva** wie z. B. Venlafaxin oder auch Clomipramin wirksam.

TIPP Immer zuerst allgemeine Maßnahmen vor die spezielle Therapie stellen.

FRAGE
Der schwedische Neurologe Ekbom beschrieb 1945 das eigenartige Beschwerdebild der **„ruhelosen Beine"**, worum handelt es sich?

Antwort Charakteristisch für das **Restless-Legs-Syndrom (RLS)** ist die Kombination aus schwer beschreibbaren **Missempfindungen** und **imperativem Bewegungsdrang**. Die Missempfindungen werden oft auf das „Innere der Beine" und nicht auf die Haut bezogen. Sie werden durch Bewegung gelindert und nehmen zu bei Ruhe, gegen Abend und nachts oder treten dann erst auf **(tageszeitliche Bindung)** verbunden mit z. T. **schweren Schlafstörungen**. Die genannten Symptome gehören zu den obligaten Diagnosekriterien des RLS. Man unterscheidet eine **idiopathische,** meist autosomal-dominant vererbte Form, von **symptomatischen Formen** z. B. bei Niereninsuffizienz, Dialysepatienten, Eisenmangel, aber auch Schwangerschaft.

PLUS DD des RLS: Polyneuropathien (Burning feet), arterielle Verschlusskrankheit, Wadenkrämpfe, Einschlafmyoklonien, nächtl. Pruritus bei Niereninsuffizienz und Akathisie.

FRAGE
Wann stellen Sie eine Indikation für eine **Therapie des RLS** und wie sieht diese aus?

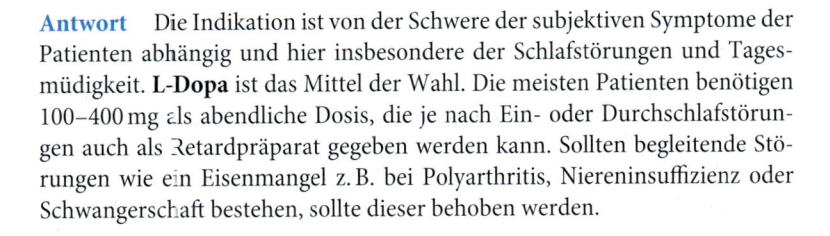

Antwort Die Indikation ist von der Schwere der subjektiven Symptome der Patienten abhängig und hier insbesondere der Schlafstörungen und Tagesmüdigkeit. **L-Dopa** ist das Mittel der Wahl. Die meisten Patienten benötigen 100–400 mg als abendliche Dosis, die je nach Ein- oder Durchschlafstörungen auch als Retardpräparat gegeben werden kann. Sollten begleitende Störungen wie ein Eisenmangel z. B. bei Polyarthritis, Niereninsuffizienz oder Schwangerschaft bestehen, sollte dieser behoben werden.

10.8 Schwindel

FRAGE

In Ihre Sprechstunde kommt ein Patient, der über Schwindel klagt. Worauf achten Sie bei der **Anamneseerhebung?**

PLUS Die häufigsten Schwindelformen sind in absteigender Reihenfolge der benigne periphere paroxysmale Lagerungsschwindel, die vestibuläre Migräne, der phobische Schwankschwindel, zentral-vestibuläre Schwindelformen, Neuritis vestibularis und Morbus Menière.

Antwort Schwindel ist ein vieldeutiges Symptom. Um die klinischen Beschwerden herauszuarbeiten, achtet man auf:
- **Art** des Schwindels (Dreh- oder Schwankschwindel)
- **Dauer** der Symptomatik (Sekunden, Minuten, Stunden)
- **Auslösbarkeit** des Schwindels durch bestimmte Bewegungen oder Situationen
- **Begleitsymptome** (Hörminderung, Tinnitus, Kopfschmerzen oder Hirnstammsymptome wie Doppelbilder, Schluck- und Sprechstörungen sowie Paresen)

Ähnlich wie bei Kopfschmerzsyndromen ist die Anamnese das wichtigste Instrument zur Differenzierung der unterschiedlichen Schwindelformen.

FALLBEISPIEL

Ein 67-jähriger Patient bemerkt frühmorgens nach dem Aufwachen beim Umdrehen im Bett einen akut einsetzenden Drehschwindel, der für etwa 10 Sekunden anhält und von Übelkeit und Erbrechen begleitet ist. Er legt sich wieder auf den Rücken und erleidet beim Aufrichten erneut eine mit leichter Übelkeit verbundene Drehschwindelattacke. Diese Attacken treten in den folgenden Tagen immer wieder auf, sodass er zu Ihnen in die neurologische Poliklinik kommt.

FRAGE

An welche Erkrankung denken Sie bei der geschilderten Symptomatik und welchen Befund erwarten Sie in der neurologischen Untersuchung?

PLUS Der BPLS kann von der Kindheit bis zum Senium auftreten, ist aber eine typische Alterserkrankung mit Maximum in der 6. bis 7. Lebensdekade. Etwa 5 % aller Menschen leiden einmal im Leben darunter. Frauen erkranken häufiger (M:F = 1:2).

Antwort Die Anamnese mit lagerungsabhängigen Drehschwindelattacken ist typisch für den **benignen peripheren paroxysmalen Lagerungsschwindel** (BPLS). Die Drehschwindelattacken werden durch Herumdrehen im Bett zum betroffenen Ohr, aber auch z. B. durch Kopfreklination ausgelöst. Drehschwindel und Nystagmus treten bei der **Lagerungsuntersuchung** beim Patienten mit einer Latenz von wenigen Sekunden auf. Der **Nystagmus** schlägt typischerweise rotierend-horizontal zum unten liegenden Ohr mit Crescendo-decrescendo-Charakter und einer Dauer von ca. 30 Sekunden. **Ansonsten** ist der Patient **klinisch-neurologisch unauffällig.**

FRAGE
Welche **Zusatzdiagnostik** führen Sie außer der klinischen Untersuchung durch?

Antwort Bei typischer Anamnese und charakteristischem Befund in der Lagerungsuntersuchung sind keine weiteren apparativen Untersuchungen notwendig. Bestehen jedoch Zweifel an der Diagnose, sollte ein kraniales MRT erfolgen, um etwa Ursachen zentraler Schwindelformen wie Multiple Sklerose (MS-Plaque), Ischämien im hinteren Kreislauf (PICA-Infarkt), aber auch ein Gefäß-Nerven-Kompressionssyndrom (Vestibularisparoxysmie) auszuschließen.

FRAGE
Können Sie etwas zur **Pathogenese** und **Therapie des BPLS** sagen?

Antwort Der BPLS als häufigste Schwindelform ist harmlos und gut behandelbar. Er entsteht dadurch, dass sich spontan oder traumatisch **abgelöste Otholithenpartikel,** meistens **im hinteren Bogengang,** zu einem frei beweglichen Pfropf sammeln. Bei Lagewechsel bewegt sich der gegenüber der Endolymphe schwerere Pfropf zum jeweils tiefsten Punkt des Bogenganges. Dadurch kommt es zur Cupulaauslenkung mit typischem Lageschwindel und Nystagmus.

Der BPLS lässt sich durch ein **Befreiungsmanöver** (> Abb. 10.4) behandeln, durch das der Pfropf aus dem Bogengang herausgeschwemmt werden kann. Die Patienten sind innerhalb weniger Tage beschwerdefrei.

PLUS In der Mehrzahl der Fälle ist der BPLS idiopathisch; bei 15 % steht das Auftreten in zeitlichem Zusammenhang mit einem Schädeltrauma oder einer Erkrankung, die zu längerer Bettruhe geführt hat.

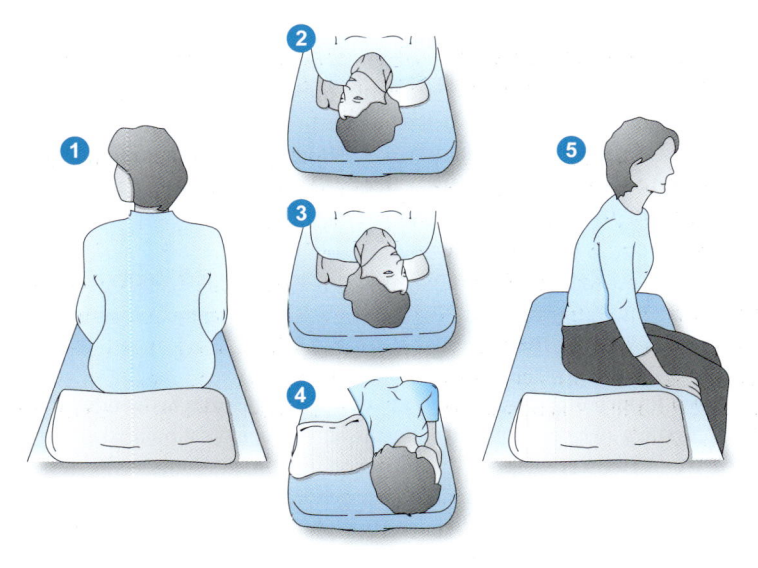

Abb. 10.4 Befreiungsmanöver nach Epley bei benignem paroxysmalem Lagerungsschwindel (hier gezeigt für den linken posterioren Bogengang) [L141]

10 Epilepsien, nichtepileptische anfallsartige Erkrankungen

FRAGE
Gehen Sie kurz auf die **Klinik** und **Pathophysiologie der Neuritis vestibularis** (Labyrinthausfall) ein.

PLUS Therapie der Neuritis vestibularis: Antivertiginosa nur innerhalb der ersten Tage, da sie eine zentrale Kompensation des peripheren Vestibularisausfalls verzögern. Methylprednisolon 100 mg in den ersten 10 Tagen in absteigender Dosierung kann die Rekompensationszeit verkürzen.

PLUS Oberstes Behandlungsprinzip: Förderung der zentralen Kompensation durch spezifisches Gleichgewichtstraining.

Antwort   Das klinische Syndrom der Neuritis vestibularis ist gekennzeichnet durch:
- anhaltenden, heftigsten, über mehre Tage, teilweise einige Wochen, andauernden **Drehschwindel** (kontraversiv = „zur gesunden Seite")
- **Gangabweichung,** Fallneigung und Vorbeizeigen (ipsiversiv)
- horizontal rotierenden **Spontannystagmus** (kontraversiv) mit Scheinbewegungen (Oszillopsien)
- Übelkeit, Erbrechen
- einseitige Funktionsstörung des horizontalen Bogengangs im raschen Kopfdrehtest (vestibulo-okulärer Reflex) und in der kalorischen Prüfung

Pathophysiologisch kommt es zu einer Teilschädigung bzw. einem kompletten Ausfall des Labyrinths. Die Ätiologie ist bislang nicht geklärt. Diskutiert werden sowohl eine virale und/oder autoimmunologische Genese als auch Durchblutungsstörungen der A. labyrinthi.

FRAGE
Schildern Sie die klassischen **drei Symptome,** die Sie an **Morbus Menière** denken lassen.

PLUS Der Morbus Menière entsteht wahrscheinlich durch Hydrops des häutigen Labyrinths mit periodischen Rupturen der Trennmembran zwischen Endo- und Perilymphraum, die die typischen Attacken auslösen.

Antwort   Eine typische Menière-Attacke, die Minuten bis Stunden dauern kann, ist durch abrupt einsetzenden heftigen **Drehschwindel, Tinnitus** sowie eine einseitige **Hörminderung** mit gleichzeitigem Druckgefühl charakterisiert. Die einzelnen Komponenten können unterschiedlich stark ausgeprägt sein. Weiterhin kann es zu horizontalem, rotierendem Nystagmus, gerichteter Fallneigung sowie Blässe, Übelkeit und Erbrechen kommen. Die Attacken treten ohne Prodromi oder erkennbare Auslöser und ohne tageszeitliche Bindung, auch aus dem Schlaf heraus, auf.

FRAGE
Erläutern Sie die **Pathogenese zentral-vestibulärer Schwindelformen.** Welche klinischen Charakteristika weisen sie auf?

PLUS Bei Schwindel mit zusätzlich Doppelbildern, Dysarthrie und sensomotorischen Ausfällen immer auch an die **Basilaristhrombose** denken.

Antwort   Die häufigste Ursache von zentral-vestibulären Schwindelformen sind Läsionen der vestibulären Bahnen, die von den Vestibulariskernen im Hirnstamm zum Zerebellum, Thalamus und bis zum vestibulären Kortex ziehen. Zu den wichtigsten Erkrankungen gehören die **vestibuläre Migräne,** entzündliche Veränderungen bei der **Multiplen Sklerose, Hirnstammischämien** und **-blutungen.**

Zentral-vestibuläre Schwindelformen sind durch **Dreh- oder Schwankschwindel** unterschiedlicher Dauer mit Übelkeit und Erbrechen charakterisiert. Häufig kommen noch andere Hirnstammsymptome wie Nystagmus,

Doppelbilder, Schluck- und Sprechstörungen hinzu, die je nach Beginn und Progredienz bei der klinischen Einordnung des Syndroms helfen können.

> **FRAGE**
> Der **phobische Schwankschwindel** steht an zweiter Stelle der Schwindelursachen nach dem BPLS. Was kann man bei diesem Krankheitsbild therapeutisch tun?

Antwort Der wichtigste Schritt nach der Diagnosestellung ist, dass man dem Patienten den psychogenen Mechanismus seiner Erkrankung erklärt und ihm klarmacht, dass er vor einer organischen Ursache seiner Krankheit keine Angst zu haben braucht. Durch eine strukturierte **desensibilisierende Verhaltenstherapie** werden etwa zwei Drittel der Patienten mit phobischem Schwankschwindel beschwerdefrei, oder zeigen eine deutliche Besserung. Bei starken Angstzuständen können kurzfristig **Anxiolytika** eingesetzt werden. Für eine medikamentöse Langzeittherapie kommen trizyklische Antidepressiva und Beta-Blocker infrage.

PLUS Charakteristika des phobischen Schwankschwindels: subjektive Stand- und Gangunsicherheit bei normalem neurologischem Befund und unauffälliger Zusatzdiagnostik.

KAPITEL 11

S. v. Stuckrad-Barre

Erkrankungen des peripheren Nervensystems

11.1 Hirnnervenläsionen

FRAGE
An welche Erkrankungen denken Sie bei einem akuten **ein- und beidseitigen Visusverlust**?

Antwort Einen akuten **einseitigen Visusverlust** bezeichnet man als **Amaurosis**. Differenzialdiagnostisch kommen hierbei vaskuläre Syndrome wie ein Zentralarterien-, Zentralvenen-, Karotisverschluss, ein Trauma mit Fraktur im Canalis opticus aber auch eine Optikusneuritis oder eine Arteriitis temporalis infrage.

Ein akuter **beidseitiger Visusverlust** kann z. B. beim Basilarisspitzensyndrom, beidseitigen A.-cerebri-posterior-Infarkten oder beidseitigen Retinaischämien auftreten.

TIPP Bei Schmerzen + Visusstörung an Arteriitis temporalis, Optikusneuritis, Glaukom, Migräne, Hirndruck denken.

FRAGE
Wie äußert sich eine **einseitige** komplette **Okulomotoriuslähmung**?

Antwort Eine komplette einseitige Okulomotoriuslähmung führt zu folgenden Symptomen:
- **Ptosis**, durch Lähmung des M. levator palpebrae und Überwiegen des von N. facialis innervierten M. orbicularis oculi
- **fixierte Augenstellung** mit Blickrichtung nach unten außen infolge Überwiegens des M. rectus lateralis (N. VI) und des obliquus superior (N. IV)
- **Pupillendilatation** durch Ausfall des M. sphincter pupillae, der vom Parasympathikus innerviert wird, sodass Lichtreflex und Akkommodation fehlen

Abduzensparesen machen ca. 40 % und Okulomotoriusparesen 30 % der Augenmuskellähmungen aus.

PLUS **Ophthalmoplegia interna** = isolierter Ausfall von M. sphincter pupillae und M. ciliaris; absolute Pupillenstarre und freie Bulbusbeweglichkeit. **Opthalmoplegia externa** = Bulbusmotilität eingeschränkt, parasympathische Innervation erhalten.

MERKE

FRAGE
Durch welche klinischen Charakteristika unterscheidet sich die **periphere** von der **zentralen Fazialisparese**?

Antwort Charakteristisch für die **periphere Fazialisparese** ist die Lähmung der mimischen Muskulatur der betroffenen Seite (➤ Abb. 11.1). Die Patienten haben auf der betroffenen Seite einen verminderten Lidschluss, die

PLUS Die Untersuchung von Fazialisläsionen sollte stets eine Überprüfung aller wichtigen mimischen Muskelgruppen umfassen: Stirnrunzeln, Augenschluss, Naserümpfen, Zähnezeigen.

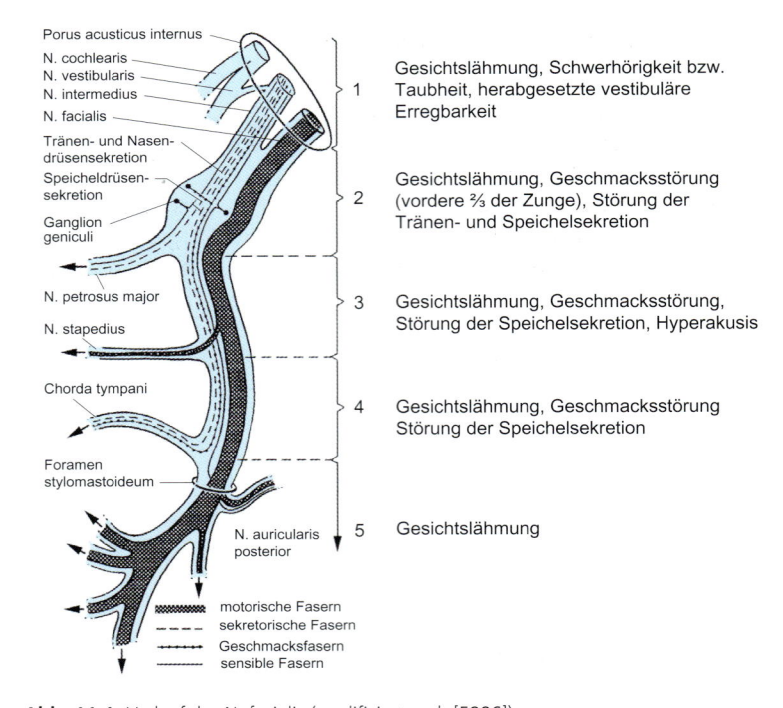

11 Erkrankungen des peripheren Nervensystems

Abb. 11.1 Verlauf des N. facialis (modifiziert nach [E886])

Stirn- und Nasolabialfalte ist verstrichen, und man findet einen **Lagophthalmus** mit positivem Bell-Phänomen. Durch Lähmung des M. stapedius kann es zu einer **Hyperakusis** kommen. Besteht die Schädigung vor Abgang der Chorda tympani, liegt eine **Geschmacksstörung** der vorderen zwei Zungendrittel, bei Schädigung proximal des Ganglion geniculi eine Beeinträchtigung der **Tränensekretion** vor.

Bei der **zentralen Fazialisparese** ist besonders die orale Gesichtsmuskulatur betroffen, während der Stirnast ausgespart bleibt. Häufig findet man zusätzliche fokalneurologische Symptome, wie z. B. eine latente Armparese.

FRAGE
Können Sie etwas zur **Ätiologie** der **peripheren Fazialisparese** sagen?

PLUS Eine bilaterale Fazialisparese kann bei Neuroborreliose, Guillain-Barré-Syndrom, Lymphomen und Sarkoidose auftreten.

Antwort Ursachen einer peripheren Fazialisparese sind:
- **idiopathisch:** In mehr als 50 % der Fälle kann eine periphere Fazialisparese ätiologisch nicht eingeordnet werden.
- **entzündlich:** u. a. Zoster oticus, bakterielle Meningitis, Neuroborreliose, Guillain-Barré-Syndrom, Otitis media, Mastoiditis
- **traumatisch:** Felsenbeinquerfrakturen (50 % mit Parese)
- **neoplastisch:** Akustikusneurinom, Meningeom, Parotistumoren
- **angeboren:** Möbius-Syndrom mit beidseitiger Fazialis- und Abduzensparese
- **weitere Ursachen:** Sarkoidose

FRAGE
Was versteht man unter dem **Kulissenphänomen**?

Antwort Bei einer einseitigen N.-glossopharyngeus- (IX) und N.-vagus-Parese (X) werden Gaumensegel und hintere Rachenwand bei Phonation oder Auslösung des Würgereflexes wie eine Kulisse auf die „gesunde" Seite gezogen. Die sensible Komponente des N. glossopharyngeus versorgt den oberen Teil des Parynx und ist der afferente Schenkel des Würgereflexes. Der efferente Teil, also die motorische Versorgung des Gaumensegels, wird vom N. vagus versorgt.

Topodiagnostik bei Hirnnervenausfällen:
- **III, IV, VI:** Bulbus bleibt bei Bewegung in Aktionsrichtung des paretischen Muskels zurück
- **VIII:** Nystagmus zur gesunden Seite
- **IX:** Rachenhinterwand/Kulissenphänomen zur gesunden Seite
- **XI:** Kopfdrehung zu gesunden Seite schwächer
- **XII:** Zunge weicht zur kranken Seite ab

MERKE

11.2 Läsionen peripherer Nerven

FRAGE
Erläutern Sie grundsätzliche **klinische Unterschiede** zwischen **radikulären Läsionen** und **Läsionen peripherer Nerven**. Welche Punkte müssen Sie bei der Untersuchung beachten?

Antwort Zur Unterscheidung achtet man klinisch in erster Linie darauf,
- ob die Verteilung von **Sensibilitätsstörungen dem sensiblen Versorgungsgebiet einer Wurzel oder eines peripheren Nervs** entspricht,
- ob die betroffenen Muskeln eine gemeinsame radikuläre oder periphere Innervation haben,
- dass die Grenzen einer radikulär bedingten Sensibilitätsstörung weniger exakt sind als bei peripheren Nervenläsionen,
- ob fassbare Störungen der vegetativen Innervation, wie z. B. Anhidrose, vorliegen, die nur bei peripheren Nervenläsionen zu erwarten sind.

PLUS Bei radikulärer Sensibilitätsstörung ist die Algesie stärker als die Ästhesie betroffen.

FALLBEISPIEL
Eine 52-jährige Schneiderin stellt sich bei Ihnen in der Ambulanz vor. Sie klagt über v. a. nachts akzentuiertes und rechtsbetontes Kribbeln und Schmerzen in den Händen. Wenn sie frühmorgens die Hände „ausschütteln" würde, bessere sich die Symptomatik. Bei der körperlichen Untersuchung finden Sie rechtsseitig ein sensibles Defizit mit Angabe von Parästhesien der Finger I–III, Paresen sind nicht vorhanden und der Reflexbefund ist unauffällig.

FRAGE
Woran denken Sie?

11 Erkrankungen des peripheren Nervensystems

PLUS Das KTS ist das mit Abstand häufigste Engpass-Syndrom und macht ca. 45 % aller nicht-traumatischen Nervenschädigungen aus.

Antwort Die Anamnese, das Alter und der klinische Befund sprechen für das Vorliegen eines rechtsbetonten **Karpaltunnelsyndroms** (KTS). Das KTS entsteht durch chronische Kompression des N. medianus innerhalb des Karpalkanals, der von den Handwurzelknochen und dem Retinaculum flexorum (Lig. carpi transversum) gebildet wird. Typischerweise klagen die Patienten über Kribbeln und Schmerzen in den Händen (**Brachialgia paraesthetica nocturna**) sowie Morgensteifigkeit und Schwellungsgefühl in den Fingern und berichten, dass das „Ausschütteln" der Hände die Symptomatik bessert. Die Dysästhesien und Schmerzen sind häufig nicht auf das sensible Versorgungsareal des N. medianus begrenzt, sondern greifen auf die ulnare Handpartie und auf proximal des Handgelenks gelegene Regionen bis hinauf zur Schulter über. Bei längerer Anamnese kann es zu einer Parese und Atrophie der lateralen Daumenballenmuskulatur (Mm. abductor pollicis brevis und opponens pollicis) kommen, sodass die Abduktion senkrecht zur Handebene beeinträchtigt ist.

FRAGE
Welche **klinischen Tests** und welche **Zusatzdiagnostik** führen Sie durch?

PLUS Ursachen des Karpaltunnelsyndroms MEDIANTRAP: **M**yxödem, **E**dema (perimenstruell), **D**iabetes mellitus, **i**diopathisch, **A**kromegalie, **N**eoplasma, **T**rauma, **r**heumatoide Arthritis, **A**myloidose, **P**regnancy.

Antwort Folgende klinische Tests weisen auf ein KTS hin:
- **Hoffmann-Tinel-Zeichen:** Schmerz und Parästhesien bei Beklopfen des Karpaltunnels
- **Flaschenzeichen:** Bedingt durch eine Parese des M. abductor pollicis brevis, liegt beim Greifen um eine Flasche die Hautfalte zwischen Daumen und Zeigefinger nicht an der Flasche an.
- **Phalen-Test:** Bei maximaler Flexion des Handgelenks kommt es zu einer Akzentuierung der Beschwerden.

An Zusatzdiagnostik bestimme ich mittels **Neurografie** die sensible und motorische Nervenleitgeschwindigkeit sowie die distale motorische Latenz des N. medianus. Wegen der Möglichkeit eines beidseitigen KTS bzw. einer systemischen Affektion des peripheren Nervensystems (z. B. Polyneuropathie), muss stets eine motorische und sensible Neurografie auch des **ipsilateralen N. ulnaris** und des **kontralateralen N. medianus** erfolgen.

FRAGE
Wie grenzen Sie eine **periphere Radialislähmung** von einer Fallhand bei einer **zentralen Parese** ab?

Antwort Dies ist mitunter gar nicht leicht, da es z. B. bei einem lakunären Infarkt zu einer zentralen Parese mit Fallhand und entsprechender Unfähigkeit zur Dorsalextension der Hand, ähnlich einer Fallhand bei peripherer Radialislähmung, kommen kann. Im Gegensatz zur peripheren Parese kann aber in solchen Fällen eine **Dorsalextension als unwillkürliche Mitbewegung** beim festen Umklammern eines Gegenstandes (oder Faustschluss) ausgelöst werden. Dies geschieht bei einer Radialislähmung nicht.

11.2 Läsionen peripherer Nerven

Der **N. radialis** versorgt alle Armextensoren; der **N. ulnaris** alle intrinsischen Handmuskeln außer den M. opponens pollicis, Mm. lumbricales I et II, M. abductor pollicis brevis, M. flexor pollicis brevis („OLAF"). Der **N. medianus** versorgt **OLAF**.

MERKE

FRAGE
Welche **klinischen Charakteristika** erwarten Sie bei einer **Plexusläsion**?

Antwort Immer wenn der neurologische Funktionsausfall über das Versorgungsareal einzelner peripherer Nerven oder auch einzelner Nervenwurzeln hinausgeht, muss an eine Plexusläsion gedacht werden. Charakteristika einer Plexusläsion sind:
- Schmerzausstrahlung und Sensibilitätsstörungen mit Überlappung der Dermatome
- motorische Ausfälle mehrerer benachbarter radikulärer Innervationsbereiche
- Reflexminderungen
- Störungen der Schweißsekretion durch Verletzung der sympathischen sudorimotorischen Fasern im Plexusbereich

FRAGE
Die **Unterscheidung** eines **C8-Syndroms** von einer **Parese des N. ulnaris** kann klinisch Probleme bereiten. Wie gehen Sie zur Differenzierung am besten vor?

Antwort Bei der **Ulnarisparese** finden sich
- eine Krallenstellung der Langfinger
- eine Atrophie der Mm. interossei und des Hypothenars
- ein Sensibilitätsausfall der ulnaren Seite des Handrückens sowie des V. Fingers und der ulnaren Hälfte des IV. Fingers

Der motorische Funktionsausfall zeigt eine Schwäche für Beugung und Ulnarabduktion im Handgelenk, eine Beugerschwäche der Fingerendglieder IV und V, eine Abduktionsschwäche des Kleinfingers sowie ein positives Froment-Zeichen.

Das **radikuläre C8-Syndrom** ist in der Regel von einer motorischen Schwäche und Atrophie der kleinen Handmuskeln und des Hypothenars begleitet. Im Gegensatz zur Ulnarisparese finden sich Schmerzen an der medialen Fläche des Oberarms und sensible Ausfälle der ulnaren Seite des Unterarms, der Trizepssehnenreflex kann abgeschwächt oder aufgehoben sein. Außerdem finden sich Paresen und ein pathologisches EMG der vom N. medianus innervierten Fingerbeuger und Handmuskeln.

PLUS Froment-Zeichen: Fordert man den Patienten auf, einen Papierstreifen zwischen Daumen und Zeigefinger zu zerreißen, kommt es zur Beugung des Daumenendgliedes als Ersatz für die fehlende Adduktionsfunktion des paretischen M. adductor pollicis.

FRAGE
An welche Erkrankungen denken Sie differenzialdiagnostisch bei Schwäche und **Atrophie der kleinen Handmuskeln**?

Antwort Außer einer peripheren Nervenläsion des N. medianus (Thenar) oder des N. ulnaris (Hypothenar) und einem radikulären Syndrom (C8) kann

11 Erkrankungen des peripheren Nervensystems

bei Vorderhornprozessen wie der **amyotrophen Lateralsklerose** oder **spinalen Muskelatrophie** eine Atrophie der kleinen Handmuskeln auftreten. Außerdem kommen intramedulläre Prozesse wie die **Syringomyelie** in Betracht.

MERKE
- **Ulnarisparese:** Adduktionsschwäche des Daumens (M. adductor pollicis), Froment-Zeichen positiv.
- **Medianusparese:** Daumen kann nicht rechtwinklig zur Handfläche abduziert werden (M. abductor pollicis brevis), Flaschenzeichen positiv.
- **Radialisparese:** Daumenabduktion in der Handebene nicht möglich (M. abductor pollicis longus).

FALLBEISPIEL
Eine im 7. Monat schwangere Patientin klagt über Parästhesien und brennende Schmerzen an der rechten Oberschenkelaußenseite, die durch Stehen verstärkt werden und im Sitzen fast verschwinden. Jegliche Berührungen an dieser Stelle, auch durch ihre Kleidung, bereiten stärkste Schmerzen.

FRAGE
Woran denken Sie?

Antwort Die Lokalisation der Beschwerden fällt in das Hautareal, das durch den **N. cutaneus femoris lateralis** versorgt wird. Der zunehmende Leibesumfang der Patientin könnte eine lokale **Nervenkompression** an der Durchtrittsstelle des Nervs medial der Spina iliaca anterior superior durch das Leistenband bewirken und die Beschwerden hervorrufen. Die Weite der Durchtrittspforte kann aufgrund von Veränderungen der Bauchwand variieren, sodass es zu Symptomen besonders bei Belastung im Stehen kommt. Diese Symptomatik nennt man auch **Meralgia paraesthetica.**

FRAGE
Durch unsachgemäße Injektion in die Glutealregion kann es zum **Ausfall des N. gluteus superior** kommen. Können Sie etwas zum zu erwartenden Funktionsausfall sagen? Wie macht er sich bemerkbar?

Antwort Der N. gluteus superior innerviert den **M. gluteus medius,** der der stärkste Abduktor im Hüftgelenk ist. Eine Parese dieses Muskels führt beim Einbeinstand auf der betroffenen Seite zum Abkippen des Beckens zur Gegenseite der Läsion, was man auch als **Trendelenburg-Zeichen** bezeichnet.

FRAGE
Beschreiben Sie die Symptomatik einer **Parese** des **N. peroneus** auf dem Boden seiner peripheren Anatomie. Wo liegt ein typischer Schädigungsort dieses Nervs?

Antwort   Der N. peroneus communis geht aus dem N. ischiadicus hervor und schlingt sich in einem osteomuskulären Kanal unterhalb des Caput fibulae zur Extensorenloge des Unterschenkels. Im Bereich des Caput fibulae liegt der Nerv unmittelbar dem Periost auf. Eine **Druckläsion** an dieser Stelle ist die häufigste Ursache einer Peroneusparese (z. B. Sitzen mit überschlagenen Beinen, „crossed leg palsy"). Der N. peroneus communis teilt sich in zwei Äste, den **N. peroneus profundus** und den **N. peroneus superficialis**. Der N. peroneus profundus versorgt die Fuß- und Zehenhebermuskulatur sowie sensibel das Areal zwischen 1. und 2. Zehe **(Sandalenlücke).** Der N. peroneus superficialis innerviert die Mm. peronei (Fußeversion) sowie sensibel die Haut des Fußrückens mit Aussparung der lateralen Kante. Bei einer typischen Druckläsion des N. peroneus communis kommt es somit zu einer Schwäche der Fuß- und Zehenheber sowie der Fußreversion mit einem daraus resultierenden **Fallfuß** und typischem **Steppergang.** Die Sensibilitätsstörung umfasst das Versorgungsgebiet des N. peroneus profundus und superficialis sowie die laterale Unterschenkelseite, die von einem sensiblen Hautast, der direkt aus dem N. peroneus communis entspringt, versorgt wird (➤ Tab. 11.1).

PLUS   DD der Fußheberparese: Peroneusläsion, Schädigung des N. ischiadicus, L5-Syndrom (abgeschwächter oder erloschener Tibialis-posterior-Reflex), zentrale Fußheberschwäche, Tibialis-anterior-Syndrom.

PLUS   Eine Schädigung des N. peroneus profundus führt zum Steppergang!

Tab. 11.1 Hauptfunktionen häufig gestörter peripherer Nerven (nach Hallen)

N. ulnaris	1. Daumenadduktion 2. Kleinfingerabspreizung 3. Beugung in den Fingerendgliedern IV und V
N. medianus	1. Daumenopposition 2. Daumenabduktion im Grundgelenk 3. Beugung in den Fingerendgliedern I–III 4. Pronation
N. radialis	1. Fingerstreckung im Grundgelenk 2. Handstreckung 3. Supination über die Mittelstellung 4. Armstreckung
N. peroneus profundus	1. Fußhebung
N. peroneus superficialis	1. Fußaußenkantenhebung
N. peroneus communis	1. Fußhebung 2. Fußaußenkantenhebung
N. tibialis	1. Fußbeugung 2. Fußinnenkantenhebung
N. ischiadicus	1. Fußhebung 2. Fußaußenkantenhebung 3. Fußbeugung 4. Kniebeugung
N. femoralis	1. Kniestreckung

FRAGE

Was versteht man unter einer **funktionellen Lähmung?** Welche typischen klinischen Charakteristika funktioneller Lähmungen kennen Sie?

Antwort Unter diesem Begriff fasst man Lähmungen zusammen, bei denen keine aktive Innervation erfolgt, obwohl **keine objektiven neuromuskulären Funktionsstörungen** nachzuweisen sind. Klinisch ist an eine funktionelle Lähmung zu denken, wenn
- keine Muskelatrophien vorliegen
- im EMG keine für eine echte Denervation sprechende Spontanaktivität nachweisbar ist
- die Lähmung mit dem Aufbau des zentralen oder peripheren Nervensystems nicht vereinbar ist
- sich die Lähmung bei Ablenkung bessert
- sich die Lähmung in fluktuierender Ausprägung darstellt

11.3 Polyneuropathien

FALLBEISPIEL
Zu Ihnen kommt ein 54-jähriger Patient, bei dem Sie eine Parese der Zehen- und Fußextensoren beidseits, ein Taubheitsgefühl an den Füßen bis zu den Unterschenkeln sowie fehlende Achillessehnenreflexe feststellen.

FRAGE
Fassen Sie die Symptome zu einem Syndrom zusammen.

Antwort Die von Ihnen genannten Symptome entsprechen den klinischen Charakteristika einer **distal symmetrischen Polyneuropathie** (PNP) mit sensiblen und motorischen Ausfallserscheinungen und Reflexverlust.

FRAGE
Schildern Sie Ihr weiteres **diagnostisches Vorgehen.**

Antwort Die diagnostischen Schritte bei Verdacht auf eine PNP bestehen in einer genauen **Anamneseerhebung** und **Untersuchung,** bei der die Ausfälle und der Verteilungstyp festgelegt werden. Dann folgen die **neurografische Untersuchung,** um zwischen einer überwiegend axonalen und einer demyelinisierenden Schädigung unterscheiden zu können, sowie das **EMG,** um das Ausmaß und die Verteilung der Denervierung festzuhalten. Der nächste Schritt ist eine **Basislaboruntersuchung** sowie fakultativ eine **Lumbalpunktion** zum Ausschluss behandelbarer, z. B. entzündlicher oder erregerbedingter, Ursachen. Bei weiterer ätiologischer Unklarheit wird man zusätzlich gezielte Laboruntersuchungen (z. B. Vaskulitisparameter, s. u.) initiieren. Bleibt die Ursache dann weiter unklar, muss man insbesondere bei klinisch multifokalen oder asymmetrischen Ausfällen eine Nervenbiopsie z. B. des N. suralis und eine Tumorsuche erwägen.

11.3 Polyneuropathien

MERKE Leitsymptome der PNP: schlaffe Lähmung, sensible Reiz- und Ausfallserscheinungen und vegetative Störungen.

FRAGE
Welche **Laborwerte** bestimmen Sie bei V. a. auf eine PNP im „Zeitalter der Kostendeckelung"?

Antwort Zunächst initiiert man eine **Basisuntersuchung**: Blutbild, CRP, BSG, Elektrophorese, Glukose, HbA$_{1c}$, Leberenzyme und γ-GT, Nierenwerte mit Kreatinin und Harnstoff, Vitamin B$_{12}$ und Folsäure im Serum, Rheumafaktoren und ANCA.

Ergebnisabhängig untersucht man gezielter in **weiterführenden Untersuchungen**: Schilddrüsenparameter T$_3$, T$_4$, TSH, eine Immunelektrophorese, Vaskulitisparameter wie C3, C4, Lupus-Antikoagulans, Liquor und evtl. Tumormarker.

TIPP Cave, da der Prüfer sicherlich nur gut begründete Vorschläge akzeptieren wird und ggf. bei unsinnigen teuren Untersuchungen nachhakt.

FRAGE
Welche **elektrophysiologischen Standarduntersuchungen** führen Sie bei Verdacht auf eine Polyneuropathie durch?

Antwort Bei klinisch und anamnestisch begründetem Verdacht auf eine PNP besteht die elektrophysiologische Untersuchung aus:
- **sensibler Neurografie** mindestens eines Arm- und Beinnerven (z. B. N. ulnaris, N. suralis)
- **motorischer Neurografie** mit F-Wellen mindestens eines Arm- und Beinnerven (N. ulnaris, N. medianus, N. suralis, N. tibialis)
- **elektromyografischer Untersuchung** des M. tibialis anterior und/oder des M. extensor digitorum brevis zur Dokumentation eventueller Spontanaktivität in Form von Fibrillationspotenzialen und positiven scharfen Wellen

MERKE Bei überwiegend **axonaler Störung** findet sich neurografisch eine Abnahme der Amplituden der motorischen und sensiblen Reizantworten sowie Spontanaktivität im EMG. Bei **demyelinisierenden Prozessen** zeigt sich eine Abnahme der Nervenleitgeschwindigkeit, evtl. Nachweis von Leitungsblöcken, F-Wellen-Verzögerung oder fehlende F-Wellen.

FRAGE
Polyneuropathien betreffen alle Teile des peripheren Nervensystems. Welche **häufigsten Verteilungstypen** unterscheidet man klinisch?

Antwort Das klinische Bild der PNP richtet sich danach, welche Faseranteile und Nervenabschnitte hauptsächlich betroffen sind. Beachtet man das Verteilungsmuster der Störungen, so kann man drei Manifestationstypen unterscheiden:

- **symmetrisch-sensibler** Manifestationstyp: distal betonte symmetrische Sensibilitätsstörungen und Reflexausfälle (z. B. häufigste Form der diabetischen PNP)
- **symmetrisch-paretischer** Manifestationstyp: zusätzlich distal betonte symmetrisch angeordnete schlaffe Paresen (z. B. akutes oder chronisches Guillain-Barré-Syndrom)
- **asymmetrischer** Manifestationstyp: Unterteilung in die **Mononeuritis multiplex** mit Ausfällen entsprechend des Versorgungsgebietes einzelner Nerven und **Schwerpunkt-PNP** mit symmetrischem Grundmuster bei gleichzeitiger Betonung der Störung im Versorgungsgebiet einzelner Nerven (z. B. bei Vaskulitiden, Neuroborreliose)

FRAGE
Nennen Sie die häufigsten **Ursachen von Polyneuropathien.** Kennen Sie darüber hinaus eine **Einteilung** der Ursachen für Polyneuritiden und Polyneuropathien?

PLUS Frühsymptome der alkoholischen und diabetischen PNP sind Ausfall der ASR und des Vibrationsempfindens. Trotz intensiver Ursachensuche einschließlich Nervenbiopsie bleiben etwa 20–30 % der PNP ätiologisch ungeklärt.

Antwort Zu den häufigsten Ursachen der PNP zählen **Diabetes mellitus** (ca. 30 %), **Alkohol** und die Gruppe der **idiopathischen** Polyneuropathien.

Die vielfältigen Ursachen für PNP lassen sich in **vier Gruppen** zusammenfassen:
1. **entzündliche PNP:** immunologisch, erregerbedingt, z. B. GBS, Borreliose (➤ Kap. 11.4)
2. **vaskulär bedingte PNP und Kollagenosen,** z. B. Panarteriitis nodosa
3. **exogen toxische PNP:** Medikamente, Umwelt-, Gewerbegifte, z. B. Alkohol, Vincristin, Phenytoin, Blei, Acrylamid
4. **metabolische und hereditäre PNP:** Stoffwechselerkrankungen, Endokrinopathien, Paraproteinämien, maligne Prozesse, hereditäre Verlaufsformen, z. B. Diabetes mellitus, Hypothyreose, Morbus Waldenström, hereditäre motorische und sensible Neuropathie

FRAGE
Was versteht man unter einer **Critical-Illness-Polyneuropathie?**

Antwort Die Critical-Illness-Polyneuropathie stellt eine **reversible, akute, axonale PNP** dar und ist eine **Komplikation beatmeter Intensivpatienten** mit septischen Infektionen, Multiorganversagen oder Polytrauma. Das Krankheitsbild ist durch schlaffe distal betonte **symmetrische Tetraparesen, fehlende** oder **verminderte Muskeleigenreflexe, Muskelatrophien** sowie eine verzögerte Entwöhnung von der Beatmungsmaschine geprägt. Der Verlauf ist monophasisch und selbstlimitierend, da sich nach Beendigung der Intensivbehandlung auch die Neuropathie spontan zurückbildet. Ein einheitlicher Pathomechanismus konnte bisher nicht nachgewiesen werden.

11.4 Entzündliche Polyneuropathien

FALLBEISPIEL

Eine 42-jährige Kinderkrankenschwester entwickelte nach einem mehrtägigen, fieberhaften gastrointestinalen Infekt mit Durchfällen eine von distal nach proximal aufsteigende schlaffe Parese, begleitet von Areflexie und Sensibilitätsstörungen zuerst der Beine, dann der Arme. Bei der Aufnahmeuntersuchung stellen Sie zusätzlich eine beidseitige periphere Fazialisparese fest. Ein von der Patientin mitgebrachtes CT vom Vortag ist unauffällig.

FRAGE
An welche Erkrankung denken Sie und warum?

Antwort Die Patientin bietet das Bild einer innerhalb von Tagen rasch **progredienten symmetrischen schlaffen Tetraparese mit Reflexverlust.** Dies sind typische klinische Befunde beim **akuten Guillain-Barré-Syndrom** (GBS). Weiterhin typische Charakteristika sind die Symmetrie der Ausfälle, der Liquorbefund und die elektrophysiologischen Befunde. Sensible Symptome sind nur gering ausgeprägt oder fehlen ganz. **Differenzialdiagnostisch** muss das GBS von einer Myelonkompression, der Borreliose, Myasthenia gravis, Botulismus, aber auch metabolischen oder toxischen Neuropathien abgegrenzt werden.

Faustregel für die DD: Atypische Formen des GBS sind häufiger als andere seltene Differenzialdiagnosen.

MERKE

FRAGE
Welche **Untersuchungen** führen Sie durch, um die Symptomatik diagnostisch einordnen zu können?

Antwort Neben den klinischen Befunden und der Anamnese nimmt man zunächst eine **Liquoruntersuchung** vor. Beim GBS findet man bei normaler Zellzahl eine deutliche Vermehrung des Proteingehalts im Liquor (zytalbuminäre Dissoziation) und eine normale Glukosekonzentration. Das Liquor-Protein-Profil weist auf eine Schrankenstörung hin. Zusätzlich kann man **elektroneurografisch** in der **Frühphase** verlängerte Latenzzeiten bzw. Ausfall der F-Wellen sowie einen partiellen Leitungsblock nachweisen.

PLUS Das Miller-Fisher-Syndrom ist eine Variante des GBS mit Ophthalmoplegie, sensibler Ataxie und Areflexie. Im Serum findet man häufig zirkulierende IgG-Antikörper gegen das Gangliosid GQ1b.

FRAGE
Nennen Sie Symptome, die Sie an der Diagnose eines GBS zweifeln lassen.

Antwort Gegen das Vorliegen eines GBS sprechen asymmetrische Ausfälle, eine Liquorpleozytose von mehr als 50 Zellen pro µl, ein eindeutiges sensibles Niveau und eine persistierende Blasen-Mastdarm-Schwäche.

11 Erkrankungen des peripheren Nervensystems

PLUS Bei ca. 2/3 der Patienten ist eine vorangegangene virale oder bakterielle Infektion des Respirationstrakts (ca. 50 % der Fälle) oder Gastrointestinaltrakts (ca. 20 %) zu eruieren.

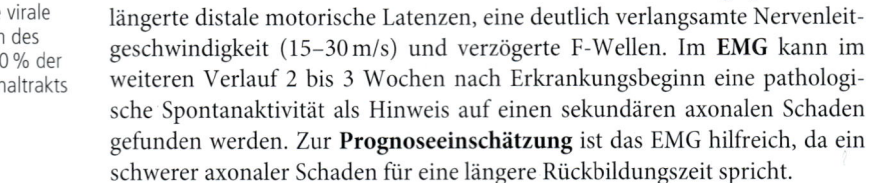

FRAGE
Was zeigen **elektrophysiologische Untersuchungen beim GBS?** Können sie Ihnen bei der Einschätzung der Prognose helfen?

Antwort In der ersten Krankheitswoche findet man neurographisch verlängerte distale motorische Latenzen, eine deutlich verlangsamte Nervenleitgeschwindigkeit (15–30 m/s) und verzögerte F-Wellen. Im **EMG** kann im weiteren Verlauf 2 bis 3 Wochen nach Erkrankungsbeginn eine pathologische Spontanaktivität als Hinweis auf einen sekundären axonalen Schaden gefunden werden. Zur **Prognoseeinschätzung** ist das EMG hilfreich, da ein schwerer axonaler Schaden für eine längere Rückbildungszeit spricht.

FRAGE
Wie sieht die **Therapie** des akuten GBS aus? Auf welche **Komplikationen** müssen Sie achten?

PLUS Kontraindikationen für eine Immunglobulinbehandlung sind Überempfindlichkeit gegen IVIG, IgA-Mangel und Niereninsuffizienz.

PLUS Die Prognose des GBS hängt im Wesentlichen von der Beherrschung der auftretenden Komplikationen ab.

Antwort Bei der Behandlung des GBS sind drei Punkte von entscheidender Bedeutung:
- **Überwachung** der respiratorischen Funktion mittels Messung der Vitalkapazität, um den Patienten bei respiratorischer Insuffizienz auf eine Intensivstation verlegen und rechtzeitig intubieren zu können. Weiterhin müssen aufgrund möglicher **autonomer Störungen** Blutdruck, Herzfrequenz und Volumenstatus engmaschig überwacht werden.
- **Allgemeine Maßnahmen** bei immobilisierten Patienten, wie Thromboseprophylaxe mittels Heparin s. c., Schmerzbehandlung, Sondenernährung, Krankengymnastik und psychische Unterstützung.
- **Spezielle Behandlung** des GBS mit Immunglobulinen (IVIG) oder Plasmapherese. Beide Therapien haben vergleichbare positive Effekte, wobei die Therapie mit intravenösen Immunglobulinen (tgl. 0,4 g/kg KG für 5 Tage) potenziell weniger Nebenwirkungen hat und technisch einfacher durchzuführen ist.

FRAGE
Nennen Sie die diagnostischen Kriterien und schildern Sie den Verlauf der **chronisch-entzündlichen demyelinisierenden Polyneuritis** (CIDP) in Abgrenzung zum GBS.

PLUS Stufentherapie der CIDP: im Gegensatz zum GBS mit Steroiden, bei Nichtansprechen Immunglobuline oder Plasmapherese. Danach dauerhafte Rezidivprophylaxe z. B. mit Azathioprin.

Antwort Bei einer **Progredienz der Lähmungen über 8 Wochen** spricht man von einer CIDP. Verteilung und Ausprägung der Klinik sind dem akuten GBS ähnlich: Angesichts der längeren Verlaufszeit finden sich jedoch meist **distal betonte Muskelatrophien** und sensible Störungen wie **handschuh-** oder **sockenförmige Hypästhesien,** die deutlicher als beim GBS sind. Eine Hirnnerven- aber auch autonome Mitbeteiligung ist bei der CIDP seltener als beim GBS. Der Liquorbefund ist bei beiden Erkrankungen ähnlich. Die CIDP ist im Gegensatz zum GBS nur selten infektassoziiert. Elektrophysiologisch dominieren bei der CIDP demyelinisierende Nervenläsionen mit Leitungsblock, F-Wellen-Verzögerung und verzögerten distal motorischen Latenzen.

Im Gegensatz zum GBS ist der Zusammenhang bei der CIDP mit vorangegangenen Infektionen nicht so deutlich.

FRAGE
Können Sie abschließend etwas zur **Epidemiologie** der CIDP sagen?

Antwort Die Erkrankung ist mit einer Prävalenz von ca. 3–5 pro 100.000 Einwohner verbreitet. Die CIDP kann in jedem Lebensalter auftreten, beginnt jedoch am häufigsten zwischen dem 40. und 60. Lebensjahr, wobei Männer häufiger als Frauen betroffen sind.

KAPITEL 12

K. Ruprecht

Neuromuskuläre und muskuläre Erkrankungen

12.1 Myasthenia gravis

FALLBEISPIEL
Ein 55-jähriger Architekt berichtet Ihnen über folgende Symptomatik: „Seit einiger Zeit hängen meine Augenlider immer wieder herunter, mal das rechte, mal das linke, mal beide. Insgesamt sind die Beschwerden abends schlechter als morgens. Ich muss dann mitunter sogar meinen Kopf in den Nacken legen oder die Stirne hochziehen, um etwas sehen zu können. Außerdem sehe ich manchmal doppelt, besonders wenn ich längere Zeit lese oder fernsehe."

FRAGE
An welche Erkrankung denken Sie in erster Linie?

Antwort Eine belastungsabhängige Ptose und Doppelbilder sind die charakteristischen Symptome einer **okulären Myasthenia gravis.**

FRAGE
Kennen Sie einen **klinischen Provokationstest** bei okulärer Myasthenie?

Antwort Ja, den **Simpson-Test:** Lässt man Patienten mit okulärer Myasthenie längere Zeit nach oben blicken, können sich Ptose oder Doppelbilder verstärken.

FRAGE
Man unterscheidet eine okuläre und eine generalisierte Form der Myasthenie. Bei mehr als der Hälfte der Patienten geht die okuläre innerhalb von 2 Jahren in eine generalisierte Myasthenie über. Beschreiben Sie die **Klinik** einer **generalisierten Myasthenie.**

Antwort Das Leitsymptom der Myasthenie ist eine **abnorme muskuläre Ermüdbarkeit** mit **belastungsabhängiger Muskelschwäche**, die sich vorzugsweise an der **okulären, faziopharyngealen** sowie **proximalen Extremitäten- und Nackenmuskulatur** manifestiert (> Tab. 12.1).
Charakteristischerweise verstärkt sich die Symptomatik **belastungsabhängig**: Beispielsweise können Mahlzeiten nur halb aufgegessen werden oder im Laufe eines Telefongesprächs wird die Sprache zunehmend näselnder und unverständlicher. Daneben ist eine **Symptomzunahme im Tagesverlauf** und eine **Besserung nach Ruhephasen** typisch.

PLUS Bei der Myasthenie finden sich keine sensiblen Störungen, keine Pyramidenbahnzeichen, und die Muskeleigenreflexe sind erhalten.

Tab. 12.1 Syptomatik der generalisierten Myasthenie

Betroffene Muskelgruppe	Symptomatik
Augenmuskulatur (äußere Augenmuskeln u. M. levator palpebrae)	Ptose, Doppelbilder (häufig Initialbeschwerden)
Faziopharyngeale Muskulatur	Schwäche der mimischen Muskulatur, Kau-Schluck-Schwäche, Verschlucken, evtl. Regurgitation durch die Nase, Artikulationsstörungen mit verwaschener und näselnder Sprache (Rhinolalie)
Proximale Extremitäten- und Nackenmuskulatur	Schwierigkeiten bei Arbeiten über Kopf, Arm-, Beinvorhaltezeit und Kopfhaltezeit verkürzt, bei schweren Formen Beteiligung der Atemmuskulatur mit Atemschwäche und erschwertem Abhusten

FRAGE
Erläutern Sie die **Pathophysiologie** der Myasthenia gravis.

PLUS Bei Labortieren löst die Gabe von gereinigten Immunglobulinen myasthenieerkrankter Patienten ein myasthenieartiges Bild aus, was die pathogenetische Relevanz der Autoantikörper unterstreicht.

Antwort Die Myasthenie ist eine **neuromuskuläre Übertragungsstörung**, bei der es zu einer Abnahme funktionstüchtiger **nikotinischer Acetylcholinrezeptoren** an der postsynaptischen Membran der motorischen Endplatte in quergestreiften Muskelfasern kommt. Hierdurch ist die Erregungsübertragung über die neuromuskuläre Synapse nicht mehr sichergestellt. Dieser Prozess ist mit **Antikörpern gegen Acetylcholinrezeptoren** assoziiert, die u. a. die postsynaptische Membran durch Komplementaktivierung schädigen, zu einer erhöhten Abbaurate von Acetylcholinrezeptoren führen und die Bindung von Acetylcholin an den Acetylcholinrezeptor blockieren. Die Myasthenie wird als eine **autoimmune Störung** angesehen und man nimmt an, dass der **Thymus** eine zentrale Rolle in ihrer Autoimmunpathogenese spielt. Die Ursache der Synthese von Acetylcholinrezeptor-Autoantikörpern ist unbekannt.

FRAGE
Welche **Zusatzuntersuchungen** sind bei Verdacht auf Myasthenia gravis indiziert? Welche **Befunde** erwarten Sie?

Antwort
- **Acetylcholinrezeptor-Antikörper:** Acetylcholinrezeptor-AK finden sich bei > 80 % der Patienten mit generalisierter MG und bei etwa 50 % der Patienten mit okulärer Myasthenie. Der Antikörper-Titer korreliert nicht mit der Schwere der Erkrankung, kann aber als **intraindividueller Verlaufsparameter** dienen.
- **Elektrophysiologie:** Bei repetitiver Stimulation (Serienreizung) mit 3 Hz (Stimulation zumeist am N. accessorius mit Ableitung am M. trapezius) zeigt sich im Krankheitsfall bei Vergleich des ersten und fünften Reizes eine pathologische Amplitudenreduktion **(Dekrement)** des Muskelsummenpotenzials über 15 %.

- **Tensilon-Test:** Nach i. v. Injektion eines kurz wirkenden Acetylcholinesterasehemmers bessert sich die Muskelschwäche und elektrophysiologisch geht das Dekrement zurück.
- **Thorax-CT/MRT:** Nachweis von Thymusveränderungen. Bei 10–15 % der Myasthenie-Patienten liegt ein **Thymom** vor, in diesen Fällen spricht man von einer paraneoplastischen Myasthenie. Weitere Thymusveränderungen wie eine **Thymitis** finden sich bei bis zu zwei Drittel der Patienten (im CT/MRT nicht immer nachweisbar).

FRAGE
Bei 10–20 % der Patienten mit generalisierter Myasthenie finden sich keine Acetylcholinrezeptor-Antikörper. Was wissen Sie zu dieser Patientengruppe?

Antwort Bei ca. 40–50 % dieser sogenannten **seronegativen** Patienten ist die Myasthenie mit **Autoantikörpern** gegen eine **muskelspezifische Rezeptor-Tyrosinkinase** (MuSK) assoziiert.

FRAGE
Wie geht man bei der Myasthenie **therapeutisch** vor?

Antwort
- **Cholinesterasehemmer** (z. B. Pyridostigmin): Stellen die Basis der symptomatischen Behandlung der Myasthenie dar.
- **immunsuppressive Therapie:** Ziel ist die Unterdrückung der Antikörperproduktion. Die Behandlungsstrategie richtet sich nach der Schwere der Symptomatik und nach dem Alter der Patienten. **Initial** werden meist **Kortikosteroide** verabreicht. Daneben wird häufig **Azathioprin** eingesetzt, um in der Langzeitbehandlung Kortikosteroide einzusparen. Anderweitige Immuntherapien, die bei der Myasthenie angewandt werden, sind u. a. Mykophenolat-Mofetil, Rituximab, intravenöse Immunglobuline und die Plasmapherese.
- **Thymektomie:** bei Nachweis eines **Thymoms** unabhängig vom Alter des Patienten und der Art der Myasthenie indiziert. Auch in Abwesenheit von Hinweisen auf ein Thymom wird die Thymektomie insbesondere bei jungen operationsfähigen Patienten mit generalisierter Myasthenie als eine Therapieoption angesehen.

PLUS Azathioprin führt zu einem Abfall der Lymphozytenzahlen und einem Anstieg des MCV. Unter einer Azathioprin-Therapie muss das Blutbild regelmäßig kontrolliert werden.

FRAGE
Was versteht man unter einer **myasthenen Krise?**

Antwort Unter einer myasthenen Krise versteht man eine potenziell **lebensbedrohliche Exazerbation einer Myasthenie** mit Entwicklung einer **respiratorischen Insuffizienz,** die bis zur Intubation und Beatmung führen kann.

FRAGE
Beschreiben Sie die **Klinik** und **Ursachen** einer myasthenen Krise.

Antwort Bei einer myasthenen Krise kommt es zu **Dyspnoe** aufgrund einer Schwäche der Atem-, Kopfhalte- und oropharyngealen Muskulatur. Durch Erschöpfung der Schlundmuskulatur besteht ferner die Gefahr einer **Aspiration** mit einer konsekutiven Aspirationspneumonie. Daneben kann sich bei schwachem Hustenstoß ein **tracheobronchialer Sekretstau** entwickeln. In der manifesten myasthenen Krise können als Ausdruck eines erhöhten Sympathikotonus eine Mydriasis, Tachykardie und Blässe der Haut vorliegen. Typische **Auslösefaktoren** einer myasthenen Krise sind (respiratorische) **Infekte,** Änderungen der Medikation, myasthenieverstärkende Medikamente oder Operationen.

FRAGE
Neben der Myasthenia gravis gibt es noch andere **myasthene Syndrome**. Kennen Sie das **Lambert-Eaton-Syndrom?**

Antwort Das Lambert-Eaton-Syndrom ist eine neuromuskuläre Erkrankung, die mit Antikörpern gegen spannungsabhängige präsynaptische Kalziumkanäle (voltage-gated calcium channels, VGCC) assoziiert ist. In 70 % kommt es paraneoplastisch vor, oft im Rahmen eines **kleinzelligen Bronchialkarzinoms.**

FRAGE
Kennen Sie das **klinische Bild** und **typische Untersuchungsbefunde** beim Lambert-Eaton Syndrom?

PLUS Therapie: Tumorentfernung; symptomatische Therapie mit 3,4-Diaminopyridin und Pyridostigmin; immunsuppressive Therapie mit Kortison, Azathioprin, Plasmapherese oder intravenösen Immunglobulinen.

Antwort Die Patienten leiden unter einer **abnormen Ermüdbarkeit** der **proximalen Extremitätenmuskulatur,** insbesondere der **Bein-** und **Beckengürtelmuskulatur. Okuläre Symptome** (Ptose, Doppelbilder) sind seltener (ca. 50 %) als bei Myasthenia gravis. Daneben kann eine **autonome Dysfunktion** mit verminderter Schweiß- und Speichelsekretion, Blasenstörungen, erektiler Dysfunktion und orthostatischer Hypotonie vorliegen. Gelegentlich können auch **Parästhesien** bestehen. Als typischer Untersuchungsbefund findet sich eine **kurzfristige Besserung der Muskelkraft zu Beginn einer Belastung,** die danach wieder abnimmt. Die **Reflexe** sind in Ruhe oft **abgeschwächt,** können aber nach kurzer, kräftiger muskulärer Anspannung auslösbar oder gesteigert sein.

FRAGE
Das EMG stellt eine wichtige Zusatzuntersuchung zur Sicherung der Diagnose beim Lambert-Eaton-Syndrom dar. Kennen Sie die typischen **EMG-Befunde** beim Lambert-Eaton-Syndrom?

Antwort Typischerweise findet sich eine deutliche **Amplitudenminderung des Muskelsummenaktionspotenzials in Ruhe** mit einer Zunahme **(Inkrement)** um 100–1.200 % nach 20–30 Sekunden maximaler willkürlicher Anspannung. Bei einer Serienreizung mit hoher Frequenz (10–50 Hz) – was aufgrund der Schmerzhaftigkeit der Untersuchung jedoch nur selten erfolgt – zeigt sich nach kurzfristiger initialer Abnahme ebenfalls eine deutliche Zunahme der Amplitude. Bei Serienreizung mit 3 Hz findet man, ähnlich wie bei der Myasthenie, ein pathologisches Dekrement.

TIPP Schwere Frage!

12.2 Myopathien

FRAGE
Können Sie mir die Begriffe **Myopathie** und **Muskeldystrophie** definieren?

Antwort
- **Myopathien** = Oberbegriff für Erkrankungen der Muskulatur (unterschiedlicher Ätiologie)
- **Muskeldystrophien** = heterogene Gruppe genetisch determinierter Muskelerkrankungen mit Defekten in Muskelstrukturproteinen, die mit muskulärer Schwäche und Atrophie einhergehen

FRAGE
Welche unterschiedlichen **Arten** von Myopathien lassen sich gemäß ihrer **Ätiologie** abgrenzen?

Antwort Innerhalb der Myopathien unterscheidet man hereditäre, toxisch/medikamentösinduzierte, endokrine, metabolische und entzündliche Myopathien.

FRAGE
Kennen Sie **typische klinische Symptome und Befunde** bei Myopathien?

Antwort
- **Muskelschwäche:** typischerweise proximal (Schultergürtel, Oberarme, Beckengürtel, Oberschenkel), im Gegensatz zur meist distalen Schwäche bei Neuropathien, symmetrische Manifestation, evtl. Facies myopathica
- **Muskelatrophie,** z. T. auch **Pseudohypertrophie**
- **Muskelschmerzen (Myalgien):** nur fakultativ
- **keine sensiblen Defizite**
- **Muskeleigenreflexe** können bei Myopathien normal oder in Abhängigkeit vom Ausmaß der Paresen vermindert oder erloschen sein.

PLUS Facies myopathica: schlaffe Gesichtszüge mit beidseitiger Ptose, reduzierter Mimik, geöffnetem Mund

PLUS Myopathisches Muster im EMG: schmale, niedrigamplitudige, vermehrt polyphasische Potenziale motorischer Einheiten mit rasch dichtem Interferenzmuster schon bei leichter Willküraktivierung.

FRAGE
Welche **Zusatzuntersuchungen** spielen bei Verdacht auf eine Myopathie eine Rolle?

Antwort
- **Elektromyografie:** Nachweis myopathischer Veränderungen in betroffenen Muskeln
- **Labor:** Kreatinkinase (CK) bei vielen myogenen Erkrankungen in Abhängigkeit von Akuität des Prozesses erhöht
- **Bildgebung:** Muskel-MRT, evtl. Muskelsonografie
- **Muskelbiopsie: oft entscheidende diagnostische Maßnahme,** sorgfältige Auswahl eines mittelgradig betroffenen Muskels; histologische, enzymhistochemische, immunhistochemische und ggf. elektronenmikroskopische Aufarbeitung des Biopsats
- **EKG/Echokardiografie:** bei Verdacht auf begleitende Kardiomyopathie
- In Abhängigkeit von der Verdachtsdiagnose **humangenetische Diagnostik**

FRAGE
Was sind **metabolische Myopathien,** welche Erkrankungsgruppen fasst man unter diesem Begriff zusammen?

Antwort
Bei den metabolischen Myopathien handelt es sich um relativ seltene genetisch bedingte **Störungen des anaeroben** oder **aeroben Muskel-Energiestoffwechsels,** die vier Gruppen umfassen:
- Störungen im Kohlenhydratstoffwechsel (Glykogenosen und Glykolyse-Defekte)
- Störungen im Lipidstoffwechsel (Muskellipidosen oder Lipidmyopathien)
- mitochondriale Myopathien
- anderweitige Einzelerkrankungen (Myadenylat-Deaminase-Mangel)

FRAGE
Die häufigste Glykogenose ist der autosomal-rezessiv vererbliche **Muskelphosphorylase-Mangel** (Glykogenose Typ V, Morbus McArdle). Können Sie mir die Erkrankung kurz schildern?

PLUS Second-Wind-Phänomen: Bei Myophosphorylase-Mangel können sich Muskelschmerzen nach körperlicher Anstrengung durch kurzes Ausruhen und darauf folgendes langsames Weiterarbeiten wieder bessern.

Antwort
Aufgrund eines Mangels an Muskelphosphorylase kommt es zu einem gestörten Glykogenabbau mit Erhöhung von Glykogen im Muskel. Klinisch manifestiert sich die Erkrankung im Kindheits- oder Erwachsenenalter durch eine **vorzeitige muskuläre Erschöpfung bei stärkerer Belastung** (Rennen, Treppensteigen) begleitet von **Muskelkrämpfen, Schmerzen, Paresen, Kontrakturen,** und evtl. **Schwellungen.** Die belastungsinduzierten Paresen können über Stunden bis Tage anhalten. Durch Zerstörung von Muskelgewebe (Rhabdomyolyse) kann eine **Myoglobinurie** mit bräunlicher Verfärbung des Urins auftreten. In der Labordiagnostik findet sich eine leichte CK-Erhöhung und ein fehlender Laktat-Anstieg im Laktat-Ischämie-Test. Die Diagnosesicherung erfolgt durch den histochemischen Nachweis des Myophosphorylase-Mangels in der Muskelbiopsie.

12.2 Myopathien

Eine Myoglobinurie kann bis zum Nierenversagen (Crush-Niere) führen!

MERKE

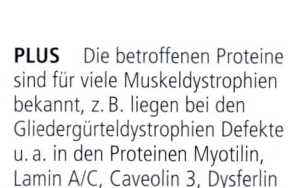

FRAGE
Was genau ist der **Laktat-Ischämie-Test?**

Antwort Beim **Laktat-Ischämie-Test** wird nach Abnahme eines Ausgangswertes für **Laktat** und **Ammoniak** in der Ellenbeuge mithilfe einer Blutdruckmanschette am Oberarm eine Ischämie erzeugt. Darunter lässt man den Patienten die ischämische Faust für 1 Minute öffnen und schließen. Nach Lösen der Blutdruckmanschette werden nach 1, 5, 10 und 20 Minuten erneut Laktat- und Ammoniakwerte abgenommen. Während der Ischämiephase wird die anaerobe Glykogenolyse und Glykolyse zur Energiegewinnung benötigt, was normalerweise zum Anstieg von Laktat und Ammoniak im venösen Blut einige Minuten nach Belastung führt. Bei **Glykogenosen** (z. B. Muskelphosphorylase-Mangel) **bleibt der Laktatanstieg aus.** Beim **Myadenylat-Deaminase-Mangel** findet sich **kein Ammoniak-Anstieg.**

FRAGE
Bei den **Muskeldystrophien** handelt es sich um eine **umfangreiche Krankheitsgruppe** klinisch und **molekulargenetisch definierter Erkrankungen.** Können Sie mir einen Überblick über die Muskeldystrophien geben?

Antwort ➤ Tab. 12.2.

PLUS Die betroffenen Proteine sind für viele Muskeldystrophien bekannt, z. B. liegen bei den Gliedergürteldystrophien Defekte u. a. in den Proteinen Myotilin, Lamin A/C, Caveolin 3, Dysferlin und den Sarkoglykanproteinen vor.

Tab. 12.2 Einteilung der Muskeldystrophien

Erkrankung	Unterformen	Klinik
Dystrophinopathien	• Typ Duchenne (DMD) • Typ Becker-Kiener (BMD)	Paresen der Becken- u. Oberschenkel-, später auch Schultermuskulatur, Wadenhypertrophie
Kernhüllenmyopathien	• Muskeldystrophie Emery-Dreifuss (Emerinopathie) • Muskeldystrophie Hauptmann-Thannhauser	Kontrakturen (Ellenbogen u. Achillessehnen), humeroperoneale Paresen, Kardiomyopathie
Gliedergürteldystrophien (= limb girdle muscular dystrophy, LGMD)	• autosomal-dominant (LGMD1A bis E) • autosomal-rezessiv (LGMD2A bis I)	Paresen von Becken- und Schultergürtelmuskulatur
Fazioskapulohumerale Dystrophie (FSHD)		faziale und scapulohumerale Paresen
Okulopharyngeale Muskeldystrophie (OPMD)		Ptose, Dysphagie, Paresen der proximalen Extremitäten
Distale Myopathien		Paresen der Unterschenkel u. Hände
Kongenitale Muskeldystrophien		Paresen prox > dist., muskuläre Hypotonie

12 Neuromuskuläre und muskuläre Erkrankungen

FRAGE
Der französische Neurologe Guillaume Benjamin Amand Duchenne de Boulogne veröffentlichte 1868 eine Arbeit, in der er seine über 10-jährigen Beobachtungen zu dem Krankheitsbild, das wir heute **Duchenne-Muskeldystrophie** (DMD) nennen, zusammenfasste. Wie häufig tritt diese Erkrankung auf?

Antwort Die Muskeldystrophie vom Typ Duchenne ist mit einer Frequenz von 1 : 3.000 bis 1 : 5.000 die häufigste erbliche Muskelerkrankung bei männlichen Neugeborenen.

FRAGE
Was wissen Sie über die **Ätiologie** der Muskeldystrophie vom Typ Duchenne?

PLUS Nur bei etwa ⅓ der Fälle findet sich eine positive Familienanamnese auf der maternalen Seite, da relativ häufig **Spontanmutationen** vorliegen.

Antwort Es handelt sich um eine **X-chromosomal** (Xp21) erbliche Erkrankung. Hierbei führen verschiedene Punktmutationen, Duplikationen und Deletionen in dem nach der Erkrankung benannten **Dystrophin-Gen** zu einer **fast kompletten Abwesenheit des Dystrophin-Proteins.** Dystrophin kommt normalerweise an der zytoplasmatischen Seite der Muskelmembran vor und verbindet Aktin im Zytoplasma der Muskelzelle über einen Glykoproteinkomplex im Sarkolemma indirekt mit extrazellulärem Kollagen.

FRAGE
Beschreiben Sie die klinische **Entwicklung der Krankheit** von der Geburt der Patienten bis zu ihrem vorzeitigen Tod meist im 3. Lebensjahrzehnt.

PLUS Das Gowers-Zeichen ist ein typisches Phänomen bei der Duchenne-Muskeldystrophie: Aufstehen aus dem Sitzen oder Liegen kann nur über die Vierfüßlerstellung und Hochklettern an sich selbst bewerkstelligt werden.

Antwort Die Krankheit manifestiert sich zumeist bis zum 3. Lebensjahr mit einer Muskelschwäche der **Beckengürtel- und Oberschenkelmuskulatur.** Im weiteren Verlauf breitet sich die Erkrankung auf die **Rumpf- und Schultermuskulatur** aus. Die Betroffenen stolpern leicht, haben ein watschelndes Gangbild (**Trendelenburg-Hinken**) und können nicht springen. Das Treppensteigen ist erschwert und gelingt nur unter Zuhilfenahme des Geländers. Die **Wadenmuskulatur** wird zunehmend durch Binde- und Fettgewebe ersetzt, was zu einer **Pseudohypertrophie** (Gnomenwaden) führt. Die paretischen Muskeln werden im Gegensatz dazu nach und nach **atrophisch.** Eine deutliche **Lendenlordose** bildet sich infolge der Schwäche der Rumpfmuskeln aus. Spätestens mit dem **15. Lebensjahr** werden die Patienten **rollstuhlpflichtig.** Durch den Bewegungsverlust entwickeln sich häufig Spitzfüße und **Kontrakturen.** Später können sich die Patienten nicht mehr im Rollstuhl aufrecht halten und werden um das **20. Lebensjahr bettlägerig.** Atemwegsinfektionen und Herzversagen infolge einer **Kardiomyopathie** sind die häufigsten Todesursachen.

FRAGE
Wie lässt sich die **Muskeldystrophie vom Typ Duchenne** diagnostisch sichern?

Antwort Die **DNA-Analyse** ist der am wenigsten invasive Weg der Diagnosesicherung, bei einem Drittel der Patienten liegen jedoch Punktmutationen vor, die angesichts der extremen Größe des Dystrophin-Gens (2,5 Mio. Basenpaare, 79 Exons) nur mit großem Aufwand nachzuweisen sind. In der **Muskelbiopsie** kann immunhistochemisch die Abwesenheit von Dystrophin demonstriert werden. Daneben findet man histologisch ein **myopathisches Gewebesyndrom** (erhöhte Faserkalibervarianz, vermehrt zentral liegende Kerne) sowie eine Binde- und Fettgewebsvermehrung. Die **CK** ist deutlich erhöht (> 10-fach). Eine CK-Erhöhung findet sich auch bei der Mehrzahl der Konduktorinnen.

FRAGE
Äußern Sie sich zu **therapeutischen Möglichkeiten** bei der Duchenne-Muskeldystrophie.

Antwort Wie auch bei den anderen Muskeldystrophien gibt es **keine kausale Therapie** der Duchenne-Muskeldystrophie. Versorgung mit **Hilfsmitteln, Krankengymnastik** und die **nicht-invasive Heimbeatmung** im vorangeschrittenen Stadium stellen eine supportive Therapie dar. Eine Kortisontherapie kann zur Verbesserung der Muskelkraft versucht werden.

FRAGE
Welche **andere Erkrankung,** bei der ebenfalls eine **Störung des Dystrophins** vorliegt, ist Ihnen noch bekannt? Was wissen Sie zu dieser Erkrankung?

Antwort Bei der **Muskeldystrophie vom Typ Becker-Kiener** (BMD) ist der gleiche Genort wie bei der DMD betroffen. Patienten mit BMD können jedoch noch Dystrophin bilden, allerdings zumeist in einer abnormalen Form mit erniedrigtem Molekulargewicht. Die BMD kommt seltener vor als die DMD. Das klinische Bild und das Verteilungsmuster der Paresen bei der BMD ähneln dem der DMD, ihr Verlauf ist jedoch **langsamer** und **gutartiger.** Die Erkrankung manifestiert sich zwischen dem 5. und 20. Lebensjahr. Die Gehfähigkeit der Patienten kann bis zum 5. Lebensjahrzehnt oder länger erhalten bleiben. Auch bei der BMD können **Kardiomyopathien** auftreten.

PLUS Bei der Becker-Muskeldystrophie lässt sich im Western-Blot eine Verminderung des Dystrophingehalts im Muskel und eine abnorme Größe des Dystrophin-Proteins nachweisen.

12.3 Myotonien

FRAGE
Was beschreibt der Begriff „Myotonie"?

Antwort Unter Myotonie versteht man eine **Störung der Erschlaffung** (Dekontraktion) **des Muskels** nach vorangegangener Kontraktion.

FRAGE
Nennen Sie typische **klinische Untersuchungsbefunde** bei Patienten mit Myotonien.

Antwort Bei manchen Patienten kann die Diagnose schon bei der Begrüßung gestellt werden: Nach festem Händedruck sind sie nicht in der Lage, die Hand unverzüglich wieder zu öffnen. Die anhaltende Kontraktion ist oft nach einer vorhergehenden Ruhephase am stärksten (z. B. Aufstehen nach längerem Sitzen). Unter **Faustschlussmyotonie** versteht man eine verzögerte Öffnung der Faust nach kräftigem Faustschluss. Lässt man die Patienten Bewegungen mehrere Male wiederholen, bessert sich die verzögerte Dekontraktion (sogenanntes **„warm-up"-Phänomen**). Die Auslösung einer für einige Sekunden persistierenden myotonen Kontraktion durch Beklopfen der Muskulatur mit dem Reflexhammer nennt man **Perkussionsmyotonie.** Oftmals wird dies an der Muskulatur des Daumenballens getestet. Dieses für die Myotonien typische Phänomen kann aber auch in anderen Muskelgruppen nachweisbar sein.

FRAGE
Kennen Sie den **klassischen EMG-Befund** bei Myotonien?

PLUS Myotone Serien sind kennzeichnend für myotone Erkrankungen, können sich selten aber auch bei anderen Erkrankungen (z. B. Polymyositis) finden.

Antwort Der typische elektromyografische Befund bei myotonen Erkrankungen sind sogenannte **myotone Serien,** deren Geräusch im EMG-Lautsprecher oft mit dem eines „Sturzkampfbombers" verglichen wird (➤ Abb. 12.1).

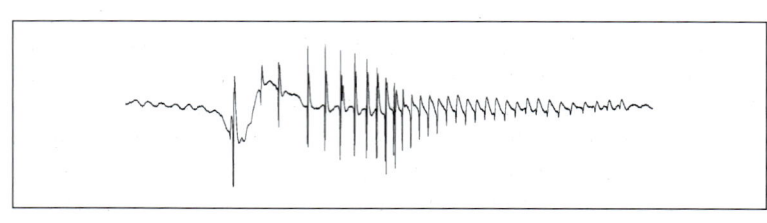

Abb. 12.1 Myotone Serie im EMG: hochfrequente, kurz dauernde Entladungssequenz mit abnehmender Amplitude [T536]

FRAGE
Können Sie mir einen Überblick über die Erkrankungen, die mit einer Myotonie einhergehen können, geben?

Antwort ➤ Tab. 12.3.

FRAGE
Wissen Sie, zu welcher **molekularen Krankheitsgruppe** man die nichtdystrophen myotonen Erkrankungen rechnet?

12.3 Myotonien

Tab. 12.3 Erkrankungen, die mit einer Myotonie einhergehen

Myotone Dystrophien	Nicht-dystrophe Myotonien
myotone Dystrophie Typ 1 (DM1, Curschmann-Steinert-Erkrankung)	Chloridkanal-Myotonien • Myotonia congenita Thomsen • Myotonia congenita Becker
myotone Dystrophie Typ 2 (DM2, proximale myotone Myopathie = PROMM, Ricker-Syndrom)	Natriumkanal-Myotonien • Paramyotonia congenita (Eulenburg) • kaliumsensitive Myotonien (Myotonia fluctuans, Myotonia permanens, Azetazolamid-empfindliche Myotonie) • hyperkaliämische periodische Paralyse

Antwort Bei den nicht-dystrophen Myotonien handelt es sich um sogenannte **„Kanalkrankheiten"** oder **„Channelopathies"**. Hierbei kommt es aufgrund von Genmutationen zu Veränderungen in den muskulären Chlorid- bzw. Natriumkanälen. Diese führen zu einer vermehrten oder verminderten Erregbarkeit der Muskelzellmembran, was entweder eine gestörte Erschlaffung oder eine gestörte Muskelkontraktion mit transienter Muskelschwäche zur Folge hat.

PLUS http:/www.neuro.wustl.edu/neuromuscular/

FRAGE
Was wissen Sie zu den klassischen erblichen Myotonie-Syndromen **(Myotonia congenita) Typ Thomsen** und **Typ Becker**?

Antwort Die angeborenen Myotonie-Syndrome, Myotonia congenita Typ Thomsen und Becker, sind seltene Erkrankungen, die sich in der 1. oder 2. Lebensdekade manifestieren. Die myotonen Phänomene sind beim Typ Becker meist ausgeprägter als beim Typ Thomsen. Oft fällt bei den Betroffenen ein **athletischer Körperbau** (Thomsen > Becker) und eine Muskelhypertrophie besonders im Bereich der Beine auf. Je nach Ausprägung der Symptomatik kann eine medikamentöse Behandlung mit **Mexiletin** erwogen werden. Die Patienten haben eine normale Lebenserwartung. Bei beiden Erkrankungen liegt eine Störung im muskulären Chloridkanal (CLCN1) vor, man spricht somit auch von Chloridkanal-Myotonien.

PLUS Die angeborene Myotonie (Myotonia congenita) wurde erstmals 1876 vom dänischen Arzt Julius Thomsen beschrieben, der selbst neben weiteren Mitgliedern seiner Familie an der Erkrankung litt.

Myotonia congenita **Thom**sen: autosomal-**dom**inanter, Myotonia congenita Be**c**ker: autosomal-**r**ezessiver Erbgang.

MERKE

FRAGE
Die myotone Dystrophie Curschmann-Steinert ist die häufigste Muskeldystrophie des Erwachsenenalters und eine multisystemische Erkrankung, die zu einem typischem einprägsamem klinischem Erscheinungsbild führt. Beschreiben Sie die **Symptome** einer **myotonen Dystrophie.**

PLUS Steinert TH, Über das klinische und anatomische Bild des Muskelschwunds der Myotoniker, Deutsche Zeitschrift für Nervenheilkunde 1909; 37: 58

Antwort

- **Muskelschwäche** und **-atrophie:** Zunächst häufig **distal** an Fuß- und Handmuskulatur (Fingerbeuger), Mm. sternocleidomastoidei, Mm. temporales und Gesichtsmuskulatur mit Ausbildung einer **Facies myopathica;** eine Schwäche der Larynx- und Pharynxmuskulatur kann eine leise, nasale Stimme verursachen.
- **Myotonie:** insbesondere an Händen und Beinen, klinisch oft nicht im Vordergrund stehend
- **Augen:** bei 90 % der Patienten **Katarakt** („myotoner Katarakt")
- **Herzmuskel:** dilatative Kardiomyopathie, Herzrhythmusstörungen
- **Endokrine Störungen:** Hypogonadismus, Ovarialinsuffizienz, abnorme Glukosetoleranz, Diabetes mellitus, gelegentlich Schilddrüsenerkrankungen
- **Neuropsychologisch:** verminderter Antrieb, kognitive Beeinträchtigungen, Tagesmüdigkeit
- **Glatte Muskulatur:** Schluckstörungen, Gallenblasenentleerungsstörungen, verminderte Uteruskontraktion
- **Stirnglatze**

FRAGE
Was wissen Sie zum **Verlauf** dieser Erkrankung?

Antwort Die Krankheit manifestiert sich meist **bis zum 40. Lebensjahr**, kann aber auch schon in der Kindheit beginnen. Bei Kindern betroffener Mütter kann eine **kongenitale Form** auftreten. Der Krankheitsverlauf ist langsam voranschreitend und sehr variabel. Bei schweren Verläufen ist die Lebenserwartung herabgesetzt. Wie auch bei anderen Muskelerkrankungen kann eine Beteiligung des Diaphragmas auftreten, was zu alveolärer Hypoventilation und rekurrenten Infekten führen kann. Neben der Kardiomyopathie sind respiratorische Probleme die Ursache für einen vorzeitigen Tod der Patienten.

FRAGE
Was wissen Sie über die **Molekulargenetik** der myotonen Dystrophie (DM1)?

TIPP Schwere Frage!

Antwort Die myotone Dystrophie (DM1) wird **autosomal-dominant** vererbt. Molekulargenetisch handelt es sich um eine Erkrankung mit **CTG-repeats** in einem Gen auf Chromosom 19q13.3, das für die **Dystrophia myotonica Proteinkinase (DMPK)** kodiert. Bei Gesunden liegen bis zu 37 repeats vor, bei Erkrankten zwischen 50 und 4.000. Die Länge der repeats korreliert mit dem Beginn und der Schwere der Erkrankung.

FRAGE
Was versteht man unter einer **Paramyotonie?**

Antwort Eine Paramyotonie ist eine Form der Myotonie, bei der es im Gegensatz zur „normalen" Myotonie zu einer **Zunahme der Myotonie unter Belastung** kommt. Weiteres Charakteristikum ist eine **Verschlechterung** der Myotonie **durch Kälte.** Eine Paramyotonie kommt im Rahmen der Paramyotonia congenita sowie der hyperkaliämischen periodischen Paralyse vor.

12.4 Myositiden

FRAGE
Können Sie mir die **wichtigsten Formen** entzündlicher Muskelerkrankungen (Myositiden) nennen?

Antwort ➤ Tab. 12.4.

Tab. 12.4 Einteilung der Myositiden

Autoimmune (oder idiopathische) Myositiden • Dermatomyositis (DM) • Polymyositis (PM) • Einschlusskörperchen-Myositis (inclusion body myositis = IBM)
Myositiden im Rahmen entzündlicher Systemerkrankungen, z. B. Sarkoidose
Erregerbedingte Myositiden, z. B. Trichinose, Zystizerkose (selten)

FRAGE
Sagen Sie mir etwas zur Häufigkeit und der Geschlechterpräferenz der **autoimmunen Myositiden.**

Antwort Die autoimmunen Myositiden sind hierzulande die **häufigsten entzündlichen Muskelerkrankungen,** wobei es sich insgesamt bei einer Inzidenz von zusammen ca. 1/100.000 pro Jahr um seltene Erkrankungen handelt. Bei der PM und DM sind Frauen häufiger als Männer (2:1), bei der IBM Männer häufiger als Frauen (3:1) betroffen.

FRAGE
Beschreiben Sie typische **Merkmale von Dermatomyositis** (DM), **Polymyositis** (PM) und **Einschlusskörperchen-Myositis** (IBM).

Antwort ➤ Tab. 12.5.

Tab. 12.5 Differenzialdiagnose der Myositiden

	DM	PM	IBM
Erkrankungsalter	jedes Lebensalter, Gipfel: 5–15, 45–65 Jahre	> 18 Jahre	> 50 Jahre
Verteilung der Paresen	proximal symmetrisch	proximal symmetrisch	proximal u. distal, asymmetrisch (M. tibialis ant., Fingerbeuger, M. quadriceps)
Progredienz der Symptome	akut	subakut	langsam
Muskelatrophien	gering	v. a. bei chronischen Formen	ausgeprägt in bestimmten Muskeln (s. o.)
Muskelschmerzen	oft (speziell im Akutstadium)	manchmal	nie
Hautefloreszenzen	vorhanden	fehlend	fehlend

FRAGE
Worüber klagen Patienten mit **proximalen Paresen**?

Antwort Bei Paresen der proximalen Bein und Armmuskulatur wird typischerweise über **Schwierigkeiten beim Treppensteigen** sowie bei der Duchführung von **Tätigkeiten über dem Kopf** (z. B. Gardinen aufhängen, Dinge aus hohem Regal holen, Kämmen) berichtet.

FRAGE
Können Sie mir **typische Hautbefunde** bei der **Dermatomyositis** schildern?

PLUS Bei der DM handelt es sich histopathologisch um eine Vaskulitis kleiner Gefäße, weshalb extramuskuläre Manifestationen häufig sind.

Antwort
- Typisch in der Akutphase: heliotropes, rötlich-livides Erythem („lilac disease"), oft an Augenlidern, Wangen und vorderem Halsdreieck
- bei chronischen Verläufen: De- und Hyperpigmentierungen
- schmerzhaft erweiterte Kapillaren am Nagelfalz (Keinig-Zeichen)
- Erosionen (Kollodiumflecken) an Fingerknöcheln (Gottron-Zeichen)
- aufgeraute und aufgesprungene Haut an Handflächen und Fingern („Mechanikerhände")
- subkutane Kalzifikationen

FRAGE
Welche **Untersuchungen** leiten Sie in die Wege, um die Diagnose einer Myositis zu erhärten?

PLUS Bei der IBM kann sich elektromyografisch ein gemischtes myogenes und neuropathisches Muster zeigen.

Antwort
- **Labor:** Eine **CK-Erhöhung** korreliert in der Regel mit der Krankheitsaktivität, die Werte können auf das 50-Fache der Norm gesteigert sein. Wenn überhaupt, sind BSG und CRP vor allem bei akuten Manifestationen erhöht. Serologisch lassen sich bei einem Teil der Patienten verschiedene

12.4 Myositiden

myositisassoziierte Autoantikörper (z. B. Mi-2, SRP, Jo-1, Ku, PM-Scl) nachweisen.
- **EMG:** **myopathisches Muster** und in floriden Stadien auch **pathologische Spontanaktivität**
- **MRT:** fakultativ Nachweis eines **Muskelödems,** Hilfe bei Auswahl eines Biopsiemuskels
- **Muskelbiopsie:** Entscheidend zur **Diagnosesicherung** durch typisches histologisches Bild:
  - DM: entzündliche Infiltrate (B-Zellen, CD4+ T-Zellen) perifaszikulär und perivaskulär, perifaszikuläre Atrophie
  - PM: entzündliche Infiltrate (CD8+ T-Zellen) peri- und endomysial
  - IBM: variables Infiltrat (CD8+ T-Zellen) endomysial, atrophische Fasern, „rimmed vacuoles", eosinophile Einschlüsse

FRAGE
An welche **assoziierten Erkrankungen** sollte man bei Patientinnen und Patienten mit Myositis denken?

Antwort Myositiden, insbesondere die Dermatomyositis, treten nicht selten in Assoziation mit Erkrankungen aus dem **rheumatischen Formenkreis** wie Sklerodermie, Sjögren-Syndrom oder rheumatoide Arthritis auf. In diesem Zusammenhang spricht man auch von einem **Overlap-Syndrom.** Insbesondere bei einer nach dem 40. Lebensjahr auftretenden Dermatomyositis sollte man stets an ein **Malignom** als Grunderkrankung denken.

PLUS Unter den Malignomen, die mit einer DM assoziiert sind, ist das kleinzellige Bronchialkarzinom die häufigste Tumorart.

FRAGE
Myositiden gehören zu den wenigen aktuell behandelbaren Muskelerkrankungen. Welche **Medikamente** kommen in ihrer Therapie zum Einsatz?

Antwort Bei **DM und PM** werden an erster Stelle **Kortikosteroide** (z. B. Prednisolon 1–2 mg/kg/Tag) über mehrere Wochen gegeben. Nach Ansprechen erfolgt eine langsame Dosisreduktion bis auf die niedrigst wirksame Erhaltungsdosis. In der Langzeittherapie kann bei schwerer Ausprägung zusätzlich mit **Azathioprin** behandelt werden. Daneben kommen **intravenöse Immunglobuline** (IVIG) in Betracht. IVIG stellen im Kindesalter die Therapie der 1. Wahl dar. Als weitere **Immunsuppressiva** stehen Methotrexat, Ciclosporin, in schweren Fällen auch Cyclophosphamid zur Verfügung.

Die **IBM** ist weitgehend **therapierefraktär,** individuell kann jedoch eine Behandlung mit IVIG erfolgen.

KAPITEL 13

K. Ruprecht

Neoplasien

13.1 Hirntumoren

FRAGE
Welche **klinischen Symptome** lassen Sie an einen **Hirntumor** denken?

Antwort Ungefähr ein Drittel der Patienten mit Hirntumoren wird initial durch **Kopfschmerzen** auffällig. Kopfschmerzen mit Zunahme am Morgen begleitet von **Übelkeit** und **Erbrechen** sind ein **Alarmzeichen** und deuten auf Hirndruck hin. Ein weiteres wichtiges Symptom von Hirntumoren sind **epileptische Anfälle.** Außerdem können Hirntumoren **neuropsychologische Ausfälle** und **Persönlichkeitsveränderungen** wie Konzentrations- und Gedächtnisstörungen, Verlangsamung, Antriebsarmut und Verflachung hervorrufen. Bei Kindern sind mitunter schulischer Leistungsabfall, Konzentrationsschwäche, vermehrte Unlust und Reizbarkeit die einzigen Hinweise auf einen Tumor. Im Verlauf einer Tumorerkrankung können sich in Abhängigkeit von der Lokalisation des Tumors **fokale Ausfallsymptome,** z. B. eine Hemiparese oder eine Aphasie entwickeln.

PLUS Als Ausdruck eines erhöhten Hirndrucks können bei Hirntumoren Stauungspapillen vorhanden sein. Die Abwesenheit von Stauungspapillen schließt erhöhten Hirndruck aber nicht aus.

Ein erstmalig im Erwachsenenalter aufgetretener **epileptischer Anfall** muss – auch zum Ausschluss eines Tumors – eine bildgebende Diagnostik (MRT/CT) nach sich ziehen.

MERKE

FRAGE
Klinische Symptome von Hirntumoren entwickeln sich zumeist langsam progredient. Unter welchen Umständen kann es zu einer **akuten Verschlechterung** kommen?

Antwort Zu akut auftretenden Verschlechterungen können **Einblutungen** in einen Tumor oder eine **druckbedingte Ischämie** führen.

FRAGE
In unterschiedlichen Lebensaltern manifestieren sich unterschiedliche Arten von Hirntumoren. Im Kindesalter stellen Hirntumoren nach den Leukämien die zweithäufigste Tumorart dar. Nennen Sie typische **ZNS-Tumoren des Kindesalters** und deren **typische Lokalisation.**

Antwort Häufige Hirntumoren des Kindesalters sind **pilozytische Astrozytome, maligne Gliome** und **Medulloblastome.** Seltenere kindliche Hirntumoren sind anderweitige Astrozytome, Ependymome, Keimzelltumoren, Kraniopharyngeome und Hypophysentumoren. Kindliche Tumoren treten

PLUS Medulloblastome und Ependymome können in den Liquorraum metastasieren und spinale Abtropfmetastasen absiedeln.

13 Neoplasien

im Gegensatz zu Tumoren des Erwachsenenalters häufiger **infratentoriell** im Bereich der hinteren Schädelgrube auf.

FRAGE
Nennen Sie häufige und weniger häufige Hirntumoren des **Erwachsenenalters**.

Antwort
- **Häufige Hirntumoren** im Erwachsenenalter sind Meningeome, Glioblastome und Astrozytome sowie Hypophysentumoren.
- **Seltener** treten u. a. Oligodendrogliome, Ependymome, Medulloblastome und primäre ZNS-Lymphome auf.

FRAGE
Kennen Sie die gängige **Einteilung der Malignitätsgrade** von Hirntumoren? Welche klinische Bedeutung hat diese Einteilung?

Antwort Die Malignität von Hirntumoren teilt man anhand neuropathologischer Kriterien (z. B. nukleäre Atypien, mitotische Aktivität und Nekrosen) in vier Stufen, **WHO-Grad I–IV,** ein. Die WHO-Grade korrelieren mit der **Prognose** der Tumoren. Das anaplastische Astrozytom (WHO III) und das Glioblastom (WHO IV) haben mit einer medianen Überlebenszeit von ca. 10 Monaten eine ungünstige Prognose, während beim pilozytischen Astrozytom (WHO I) durch Operation eine Heilung möglich ist.

FRAGE
Welche ist die wichtigste **Zusatzuntersuchung** bei V. a. Hirntumor?

Antwort Die kraniale Kernspintomografie!

FRAGE
Können Sie mir den hier dargestellten kernspintomografischen Befund beschreiben (➤ Abb. 13.1)? Haben Sie eine Verdachtsdiagnose?

Antwort In den koronaren (➤ Abb. 13.1a) und axialen (➤ Abb. 13.1b) T1-gewichteten Sequenzen mit Kontrastmittelgabe sieht man eine bilaterale Raum-

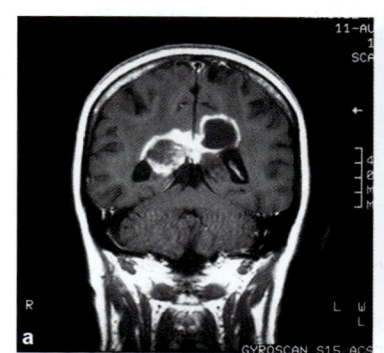

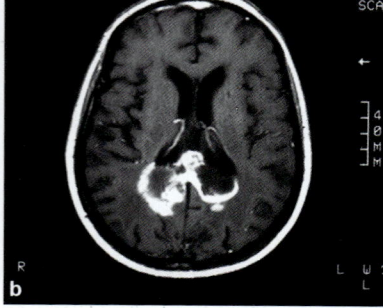

Abb. 13.1 siehe Antwort; [E464]

forderung im Bereich des hinteren Balkens, die ein relativ „unruhiges" Gewebemuster sowie eine deutliche ring- oder girlandenförmige Kontrastmittelanreicherung aufweist. Dieser Befund ist typisch für ein Glioblastom. Sich beidseits über die Mittellinie ausstreckende Glioblastome werden auch als „Schmetterlingsgliome" bezeichnet.

FRAGE
Beschreiben Sie typische Eigenschaften von **Meningeomen**.

Antwort Meningeome sind mehrheitlich **gutartige** Tumoren (WHO I), die verdrängend wachsen und von meningothelialen Zellen ausgehen. Malignere Meningeome (WHO Grad II und III) kommen vor, sind allerdings selten. Frauen sind häufiger betroffen als Männer. Die **Gefäßversorgung** von Meningeomen erfolgt oft **doppelt** über meningeale Äste der A. carotis externa und intrakranielle Äste der Hirnarterien. Meningeome wachsen oft parasagittal und im Bereich der Falx (**Falxmeningeom**), über der Konvexität des Gehirns (**Konvexitätsmeningeom**; ➤ Abb. 13.2), im Bereich des Keilbeins (**Keilbeinflügelmeningeom**) und der Sella sowie frontobasal in der Olfaktoriusrinne (**Olfaktoriusmeningeom**). In der Bildgebung (CT/MRT) nehmen sie meist **intensiv** und oft **homogen Kontrastmittel** auf. Nicht selten findet man Hyperostosen im Bereich des Tumoransatzes.

PLUS Risikofaktoren für Meningeome: unter anderem Neurofibromatose Typ 2 und Z. n. Schädelbestrahlung.

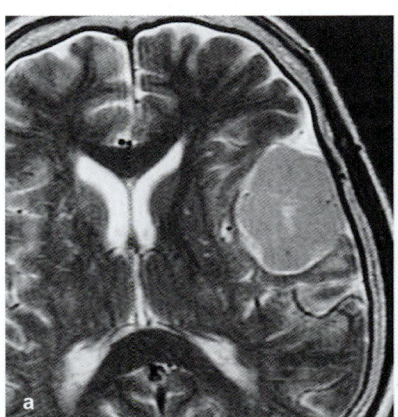

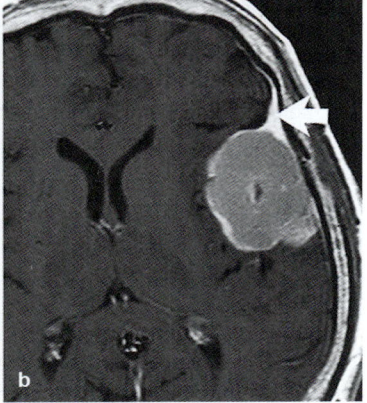

Abb. 13.2 MRT bei linkshemisphärischem Konvexitätsmeningeom. In den T2-gewichteten Sequenzen (a) stellt sich eine verdrängend wachsende, der Dura breitbasig aufsitzende Raumforderung dar, die isointens mit der grauen Substanz ist und von einem schmalem liquorisointensem Saum umgeben wird. In den T1-gewichteten Sequenzen mit Kontrastmittelgabe (b) findet sich eine Kontrastmittelanreicherung, die sich insbesondere frontal auch ein Stück seitlich auf die Dura neben dem Meningeom erstreckt (sog. „dural tail", Pfeil), was einen typischen kernspintomographischen Befund bei einem Meningeom darstellt. [E393]

FRAGE
Können Sie mir die wichtigsten Fakten zu **primären ZNS-Lymphomen** darlegen?

Antwort Bei primären zerebralen Lymphomen handelt es sich zumeist um **Non-Hodgkin-Lymphome vom B-Zell-Typ**, die in Gehirn, Rückenmark

PLUS Primär zerebrale Lymphome sind ganz überwiegend B-Zell-Lymphome: **B** wie **B**rain.

und Leptomeningen auftreten, ohne dass sich eine systemische Manifestation findet. Ein intraokulärer Befall kann vorkommen. Der wichtigste prädisponierende Faktor ist eine **Immunsuppression** (HIV, angeborene Immundefekte, iatrogene Immunsuppression). Das Hauptmanifestationsalter liegt bei 45–70 Jahren. **Kernspintomografisch** finden sich solitäre oder multiple, meist supratentoriell und periventrikulär gelegene Läsionen mit deutlicher Kontrastmittelaufnahme. In der **Liquoruntersuchung** lassen sich bei nur ca. einem Drittel der Patienten maligne Zellen nachweisen. Eine operative Resektion begünstigt die Prognose nicht, sodass zerebrale Lymphome lediglich biopsiert werden. Charakteristischerweise reagieren primär zerebrale Lymphome **sensibel auf Kortikosteroide,** die allerdings die histologische Diagnose einer Biopsie erschweren. Bei der Behandlung primärer zerebraler Lymphome ist systemisch verabreichtes **Methotrexat** wirksam.

FRAGE
Äußern Sie sich zu **Biopsien** von Hirntumoren.

PLUS Die Mortalität einer stereotaktischen Biopsie beträgt ca. 1 %.

Antwort Sofern der Zustand der Patienten und die Lokalisation des Tumors es zulassen, ist bei den meisten in der Bildgebung nachgewiesenen Hirntumoren, die nicht ohnehin operativ reseziert werden, eine **histologische Untersuchung indiziert,** um eine sinnvolle Therapieplanung festlegen zu können. Vor Durchführung einer **Strahlen-** oder **Chemotherapie** ist eine **Biopsie** praktisch immer erforderlich. Auch zur Unterscheidung zwischen Strahlennekrose und Tumorrezidiv kann eine Biopsie notwendig sein. Manche entzündliche Prozesse, wie Abszesse, Granulome, aber auch MS-Läsionen, können bildgebend Tumoren ähneln. Auch hier kann bei diagnostischer Unsicherheit eine Biopsie indiziert sein.

FRAGE
Erläutern Sie **therapeutische Strategien** bei Hirntumoren!

PLUS Mögliche Komplikationen einer Stahlentherapie: Unter anderem Strahlennekrosen, irreversible Leukenzephalopathie („Strahlenenzephalopathie"), selten Zweitmalignome.

Antwort
- **Operation:** Steht bei fast allen Hirntumoren an erster Stelle des Therapieplans. Ziel ist eine „makroskopisch komplette" Tumorentfernung, die bei Grad-I-Tumoren kurativ ist, bei Grad-II- bis -IV-Tumoren die Zeit bis zum Auftreten eines Rezidivs herauszögern kann. Bei Lokalisation in funktionell bedeutsamen Regionen („eloquente Areale", z. B. Motorkortex, Sprachzentrum) sind Tumoren unter Umständen inoperabel oder es kann nur eine Teilresektion („so viel wie möglich, so schonend wie nötig") vorgenommen werden.
- **Radiatio:** Zielvolumina einer Radiatio sind je nach Konstellation die erweiterte Tumorregion, das Gesamthirn oder der gesamte Liquorraum. Die Maximaldosis für das Gehirn beträgt 60 Gy, für das Rückenmark 50 Gy. Bei malignen Hirntumoren (WHO Grad III und IV) wird im Allgemeinen im Anschluss an die Operation eine Radiatio durchgeführt.
- **Chemotherapie:** Als dritte Säule der Therapie wird die Chemotherapie insbesondere bei malignen Gliomen (WHO Grad III und IV) und primär zerebralen Lymphomen angewandt. Die Therapieschemen umfassen u. a.

Nitrosoharnstoffe wie ACNU, daneben kommt das orale Chemotherapeutikum Temozolomid zum Einsatz.

FRAGE
Äußern Sie sich zu **symptomatischen Therapiemaßnahmen** bei Hirntumoren.

Antwort Zur Reduktion eines peritumoralen Ödems sind **Kortikosteroide** (Dexamethason, Methylprednisolon) die Medikamente der Wahl. Epileptische Anfälle im Rahmen von Tumorerkrankungen werden mit Antikonvulsiva behandelt. Kommt es zur Blockade der Liquorwege mit Aufstau und Entwicklung eines Hydrocephalus occlusus, kann eine **temporäre äußere Liquorableitung** (externe Ventrikeldrainage) aus dem Seitenventrikel über ein Bohrloch erfolgen. Auch die adäquate **Schmerztherapie** zählt zur symptomatischen Behandlung.

FRAGE
Kennen Sie eine **klinische Skala** zur Einschätzung des **Allgemeinzustands** von Tumorpatienten?

Antwort Eine klinisch gebräuchliche onkologische Skala ist der **Aktivitätsindex nach Karnofsky** (➤ Tab. 13.1).

PLUS Der Karnofsky-Index spielt auch eine Rolle für therapeutische Entscheidungen: Chemotherapien werden im Allgemeinen bei einem Karnofsky-Index > 70 % durchgeführt.

Tab. 13.1 Aktivitätsindex nach Karnofsky

100 %	normal, keine Beschwerden oder Krankheitszeichen
90 %	normale Lebensführung, geringfügige Symptome
80 %	Symptome, die eine normale Lebensführung unter Anstrengung zulassen
70 %	Selbstversorgung noch möglich, aber keine regelmäßige Arbeit
60 %	Selbstversorgung mit gelegentlicher Hilfe möglich
50 %	fremde Hilfe häufig erforderlich, häufige Arztbesuche
40 %	regelmäßige fremde Hilfe erforderlich, pflegebedürftig
30 %	stark geschwächt, hospitalisiert, noch stabiler Zustand
20 %	stark geschwächt, hospitalisiert, bedrohlicher Zustand
10 %	moribund

13.2 Hirnmetastasen

FRAGE
Hirnmetastasen machen mehr als der Hälfte aller Hirntumoren aus und stellen damit die häufigsten intrakraniellen Tumoren bei Erwachsenen dar. Welcher **Primärtumor** liegt am häufigsten **Hirnmetastasen** zugrunde?

PLUS Mitunter wird ein Bronchialkarzinom erstmalig durch zerebrale Metastasen klinisch apparent.

Antwort Der häufigste Primärtumor bei Hirnmetastasen ist das **Bronchialkarzinom,** wobei innerhalb der Bronchialkarzinome das **kleinzellige Bronchialkarzinom** vor den nichtkleinzelligen Bronchialkarzinomen am häufigsten zerebrale Metastasen absiedelt. Bronchialkarzinome sind für ca. die Hälfte aller Hirnmetastasen verantwortlich.

FRAGE
Welche **weiteren Tumoren** können in das Hirn metastasieren?

PLUS Es gibt eine unterschiedliche „Neurotropie" von Tumoren: Das maligne Melanom hat eine hohe, das Prostatakarzinom eine niedrige ZNS-Affinität.

Antwort Weitere häufige Primärtumoren sind **Mammakarzinome, Nierenzellkarzinome, Melanome** und **kolorektale Tumoren.** Nur selten finden sich Schilddrüsenkarzinome, Prostatakarzinome, Ösophaguskarzinome, oropharyngeale Karzinome, gynäkologische Tumoren und Keimzelltumore als Ausgangspunkt von Hirnmetastasen.

FRAGE
Wie schätzen Sie die **Prognose** bei Hirnmetastasen ein?

Antwort Mit einer 1-Jahres-Überlebensrate von ca. 10 % ist die Prognose bei Hirnmetastasen ungünstig.

FRAGE
Was versteht man unter einer **singulären,** was unter einer solitären **Metastase?**

Antwort Eine singuläre ist eine einzige Metastase im Gehirn bei gleichzeitig nachgewiesenen Metastasen in anderen Organen. Unter einer solitären Metastase versteht man eine einzige Metastase im Gehirn ohne Nachweis von Metastasen in anderen Organen.

FRAGE
Haben Sie eine Vorstellung von **therapeutischen Vorgehensweisen** bei Hirnmetastasen?

PLUS Als prognostisch günstig gelten: Alter < 65 Jahre, Karnofsky Index ≥ 70, kontrollierter Primärtumor.

Antwort Neben der symptomatischen Therapie mit **Kortikosteroiden** und ggf. Antikonvulsiva kommt eine operative **Metastasenresektion** hauptsächlich bei **singulären** oder **solitären Metastasen** in funktionell nicht bedenklicher Lokalisation infrage. Alternativ kommt hier auch die **stereotaktische Radiochirurgie** in Betracht. Bei **multiplen Metastasen** wird im Allgemeinen ausschließlich eine Radiotherapie angewandt. Diese wird als Ganzhirnbestrahlung in Form eines sog. Helmfelds durchgeführt. Bei metastasenverdächtigen Läsionen bei **unbekanntem Primärtumor** sollte eine **bioptische Sicherung der Histologie,** ggf. mit unmittelbar anschließender Tumorresektion erfolgen. Selbstverständlich müssen bei therapeutischen Entscheidungen die Prognose des Primärtumors und die Lebensqualität des Patienten berücksichtigt werden.

13.3 Meningeosis neoplastica

FRAGE
Was versteht man unter einer Meningeosis neoplastica oder Meningeose?

Antwort Unter einer Meningeose versteht man eine Ausbreitung von Tumorzellen – zumeist im Rahmen einer fortgeschrittenen Tumorerkrankung – im **Subarachnoidalraum** und den **weichen Hirnhäuten** von Gehirn und Rückenmark. Häufig sind hierbei die basalen Zisternen und der lumbosakrale Duralsack betroffen. Es können sowohl **solide leptomeningeale Metastasen** als auch eine **diffuse Ausbreitung nicht-adhärenter Tumorzellen** vorliegen. Abhängig vom zugrunde liegenden Tumor unterscheidet man eine Meningeosis carcinomatosa, melanomatosa, lymphomatosa etc. Nicht selten haben Patienten mit einer Meningeose gleichzeitig **solide Hirnmetastasen** oder **systemische Metastasen.**

PLUS Eine Meningeosis neoplastica ist Ausdruck einer infausten Prognose des zugrunde liegenden Tumorleidens.

FRAGE
Nennen Sie die **häufigsten Primärtumoren,** die einer Meningeosis neoplastica zugrunde liegen.

Antwort Die häufigsten Primärtumoren bei Meningeosis neoplastica sind **Bronchial-, Mammakarzinome, maligne Melanome, lymphoproliferative Neoplasien** und **Leukämien.** Mitunter gehen leptomeningeale Metastasen auch von primären Hirntumoren (z. B. Medulloblastom, Ependymom, Glioblastom) aus.

FRAGE
Wie sieht das **klinische Bild** dieser Erkrankung aus?

Antwort Im typischen Fall kommt es bei Patienten mit einer in der Regel vorbekannten Tumorerkrankung zu neu auftretenden **neurologischen Symptomen,** die auf einen multifokalen Befall des ZNS schließen lassen. Hierbei können Hirnnervenausfälle, Kopf- und Rückenschmerzen, Hirndruckzeichen, Übelkeit, Erbrechen, Meningismus, epileptische Anfälle und **neuropsychologische Störungen** gleichermaßen zum klinischen Bild gehören wie **spinale Symptome** mit (poly)radikulären Beschwerden (Schmerzen, Sensibilitätsstörungen, Paresen) und Blasen-/Mastdarmstörungen.

PLUS DD: chronische basale Meningitiden z. B. bei Sarkoidose oder Tuberkulose.

FRAGE
Welches sind die beiden **wichtigsten Zusatzuntersuchungen** bei V. a. Meningeose und was erwarten Sie von diesen?

Antwort
- **Kraniales und spinales MRT:** Das Kernspintomogramm kann eine diffuse oder noduläre Kontrastmittelanreicherung im Bereich der Meningen,

PLUS Maligne Zellen können auch bei einer normalen Zellzahl im Liquor nachweisbar sein.

des Tentoriums und der basalen Zisternen zeigen sowie unter Umständen einen Hydrozephalus bei Störung der Liquorzirkulation. Manchmal sind zusätzlich solide Hirnmetastasen sichtbar.
- **Liquoruntersuchung:** Der zytopathologische Nachweis von **Tumorzellen im Liquor** ist die **entscheidende Untersuchung** zur Diagnose einer Meningeose. Allerdings verbleibt die Zytologie bei einmaliger Punktion in bis zu 20 % negativ, weshalb mehrfache Punktionen erforderlich sein können. Liquordruck, Zellzahl, Eiweiß und Laktat können erhöht sein, die Glukose erniedrigt.

FRAGE
Wie geht man bei einer Meningeosis neoplastica in der Regel **therapeutisch** vor?

PLUS Wichtige mögliche Komplikationen einer intrathekalen Chemotherapie sind u. a. Infektionen und eine medikamentöstoxische irreversible Leukenzephalopathie.

Antwort Je nach Primärtumor und Gesamtkonstellation erfolgt die Behandlung durch eine **intrathekale Chemotherapie,** eine **systemische Chemotherapie,** eine **Radiatio** oder Kombinationen dieser Therapiemodalitäten. Die **intrathekale Chemotherapie** wird bevorzugt **intraventrikulär** über ein sogenanntes **Ommaya-Reservoir** verabreicht, ein unter die Kopfhaut implantiertes punktierbares Reservoir mit Anschluss zum Ventrikelsystem. Substanz erster Wahl in der intrathekalen Chemotherapie ist **Methotrexat.** Daneben werden Ara-C und Thiotepa eingesetzt. Eine Normalisierung des Liquorbefundes zeigt das Anschlagen der Therapie an.

FRAGE
Wie schätzen Sie die Therapiesituation bei Meningeosis neoplastica insgesamt ein? Was ergibt sich hieraus?

PLUS Ohne Therapie liegt die mittlere Überlebenszeit bei Meningeosis neoplastica bei 1–2 Monaten.

Antwort Angesichts des im Allgemeinen sehr vorangeschrittenen Krankheitsstadiums handelt es sich insgesamt um eine **palliative Therapiesituation,** bei der die verbleibende Lebenserwartung und -qualität, der potenzielle therapeutische Gewinn und die Komplikationen der Behandlung sorgfältig gegeneinander abgewogen werden müssen.

13.4 Spinale Tumoren

FRAGE
Spinale raumfordernde Prozesse können sich in verschiedener lokaler Beziehung zum Rückenmark entwickeln. Wie teilt man spinale raumfordernde Prozesse anhand ihrer **Lokalisation** ein?

PLUS Methode der Wahl zum Nachweis spinaler Raumforderungen ist die MRT.

Antwort Man unterscheidet zunächst eine **extra-** und **intradurale** Lokalisation. Bei den intraduralen Prozessen muss man wiederum **extra-** und

13.4 Spinale Tumoren

intramedulläre, also außerhalb und innerhalb des Rückenmarks wachsende Raumforderungen abgrenzen.

FRAGE
Können Sie mir typische Tumoren als **Beispiele** hierfür nennen?

Antwort ➤ Tab. 13.2.

Tab. 13.2 Übersicht: spinale Tumoren

Extradurale spinale Tumoren	Intradurale spinale Tumoren	
	Extramedullär	Intramedullär
Knochenmetastasen (z. B. bei Mamma- oder Prostatakarzinom), Plasmazytom, Sarkome	Neurinome, Neurofibrome, Meningeome, Lipome	Ependymome, Astrozytome, Glioblastome, Hämangioblastome

FRAGE
Welche **Symptome** lenken Ihren Verdacht auf einen spinalen Tumor?

Antwort
- **Spinale Syndrome:** Grundsätzlich können sich je nach Lokalisation eines spinalen Tumors spinale Ausfallssyndrome, wie ein Hinterstrangsyndrom, Spinalis-anterior-Syndrom, Brown-Séquard-Syndrom, ein zentromedulläres Syndrom, oder ein komplettes Querschnittssyndrom entwickeln.
- **Schmerzen:** Lokale, radikuläre oder gürtelförmige Schmerzen in segmentaler Ausprägung. Mitunter findet sich eine Schmerzverstärkung im Liegen oder bei spinaler Druckerhöhung durch Pressen oder Husten.
- **Sensibilitätsstörungen:** z. B. radikuläre sensible Ausfälle oder sensibles Querschnittsniveau, evtl. positives Lhermitte-Zeichen.
- **Motorische Ausfälle:** z. B. spastische Paraparese, radikuläre Paresen. Auf Höhe der Läsion kann es zu einer schlaffen, atrophischen Lähmung mit reduzierten Muskeleigenreflexen, verursacht durch Kompression der Vorderhörner, kommen.
- **Blasen-/Mastdarmstörungen.**
- **Spinale Automatismen:** Unwillkürliche Streck- und Beugesynergismen kommen mitunter bei intramedullär wachsenden Tumoren vor.

FRAGE
Welche **therapeutischen Optionen** gibt es bei spinalen Tumoren?

Antwort In der symptomatischen Therapie werden bei subakuter oder akuter Rückenmarkskompression **hoch dosierte Kortikosteroide** gegeben. Extramedulläre Tumoren werden **chirurgisch** angegangen. Intramedulläre Tumoren können ebenfalls operiert werden, ihre komplette Entfernung ist naturgemäß schwieriger, sodass zusätzlich eine **Strahlentherapie** in Betracht kommt.

PLUS Schmerzen bei Wirbelkörpermetastasen können auch mittels Vertebroplastie (Einspritzen von Knochenzement in den Wirbelkörper über eine Hohlnadel) behandelt werden.

13.5 Genetisch bedingte Erkrankungen mit ZNS/PNS-Tumoren

FRAGE
Es gibt bestimmte **autosomal-dominant erbliche Syndrome,** die mit einem vermehrten Auftreten **intrakranieller Tumoren** einhergehen. Sind Ihnen solche bekannt?

Antwort Die **Neurofibromatose** (Morbus Recklinghausen), die **tuberöse Sklerose** (Morbus Bourneville-Pringle) und das **Von-Hippel-Lindau-Syndrom** gehen neben anderen seltenen familiären Syndromen mit einem erhöhtem Risiko für das Auftreten jeweils charakteristischer intrakranieller Neoplasien einher.

FRAGE
Der klassische **Morbus Recklinghausen** wird auch als Neurofibromatose Typ 1 (NF-1) bezeichnet. Es gibt für diese Erkrankung bestimmte **Diagnosekriterien.** Sind Ihnen diese bekannt?

Antwort Diagnosekriterien für Neurofibromatose Typ 1 (NF-1) sind:
- mindestens 6 Café-au-lait-Flecken (> 5 mm präpubertär, > 15 mm postpubertär)
- mindestens zwei Neurofibrome oder ein plexiformes Neurofibrom
- Optikusgliom
- hyperpigmentierte Maculae in der Axilla oder der Inguinalregion („Freckling")
- mindestens zwei Irishamartome (Lisch-Knötchen)
- eine knöcherne Läsion wie Keilbeinflügeldysplasie oder Ausdünnung der Kortikalis eines langen Röhrenknochens mit oder ohne Pseudarthrose
- ein Verwandter ersten Grades mit NF-1 nach obigen Kriterien

Sind mindestens zwei dieser Merkmale vorhanden, liegt eine Neurofibromatose Typ 1 vor.

FRAGE
Welche Arten von **ZNS-Tumoren** können sich bei der **Neurofibromatose Typ 2 (NF-2)** entwickeln?

PLUS Chromosomale Lokalisation: NF-1-Chromosom 17q11.2, NF-2-Chromosom 22q11-q13.

Antwort Typischerweise bekommen Patienten mit NF-2 **bilaterale Schwannome des N. vestibularis („Akustikusneurinome")** die zu einem progredienten Hörverlust bis zur Ertaubung führen können. Daneben können Schwannome anderer Hirnnerven und **(multiple) Meningeome, Gliome** und **Neurofibrome** auftreten. Schwannome und Meningeome können auch **spinal** vorkommen.

FRAGE
Kennen Sie typische **ZNS-Manifestationen** des **Von-Hippel-Lindau-Syndroms** und deren klinisches Erscheinungsbild?

Antwort Die typischen Manifestationen des Von-Hippel-Lindau-Syndroms (**zerebelloretinale Hämangioblastomatose**) sind **Hämangioblastome im Kleinhirnbereich** (Lindau-Tumor), seltener auch spinal, und die **Angiomatosis retinae** (kapilläre Hämangioblastome der Retina). Die Raumforderung im Kleinhirnbereich kann zu zerebellären Symptomen sowie zu Hirndruckzeichen führen. Bei retinaler Beteiligung kann es zu einem **Visusverlust** kommen.

FRAGE
Kennen Sie auch noch anderweitige Manifestationen des Von-Hippel-Lindau-Syndroms?

Antwort Weitere Manifestationen des Von-Hippel-Lindau-Syndroms sind Nierenzysten, Nierenzellkarzinome, Pankreaszyten und -zystadenome, Phäochromozytome, Tumoren des endolymphatischen Sacks im Mittelohr sowie Zystadenome des Nebenhodens.

TIPP Typische Prüferstrategie: Vortasten vom Allgemeinen ins Spezielle.

13.6 Paraneoplastische Syndrome

FRAGE
Was versteht man unter paraneoplastischen neurologischen Syndromen?

Antwort Unter paraneoplastischen neurologischen Syndromen versteht man eine heterogene Gruppe von neurologischen Krankheitsbildern, die **mit Tumorerkrankungen assoziiert** sind, aber nicht direkt durch den Tumor, Metastasen, metabolische oder infektiöse Komplikationen, Koagulopathien oder Nebenwirkungen der Tumortherapie bedingt sind.

FRAGE
Welcher **pathogenetische Mechanismus** wird bei paraneoplastischen neurologischen Syndromen angenommen?

Antwort Paraneoplastische neurologische Syndromen werden als **immunvermittelte Erkrankungen** angesehen. Hierbei geht man davon aus, dass manche Tumoren ektop Antigene exprimieren, die physiologischerweise nur im Nervensystem vorkommen. Eine gegen diese ektopen Tumorantigene gerichtete Immunantwort kann mit den entsprechenden Antigenen im Nervensystem **kreuzreagieren** und dadurch neurologische Störungen hervorrufen. Hierbei spielen sowohl **T-Zellen** als auch **Antikörper** eine Rolle.

FRAGE
Was ist der entscheidende **Laborbefund** bei paraneoplastischen Syndromen? Welche Rolle spielt dieser Befund in der Diagnostik paraneoplastischer Syndrome?

13 Neoplasien

PLUS Paraneoplastische Syndrome können einer Tumordiagnose um Monate bis Jahre vorausgehen. Insofern kann ihnen eine **wichtige Bedeutung** bei der **Früherkennung von Tumoren** zukommen.

Antwort Bei paraneoplastischen Syndromen finden sich typischerweise bestimmte **paraneoplastische Antikörper** im Serum oder auch Liquor der betroffenen Patienten. Diese Antikörper erkennen Antigene, die im Tumorgewebe und in Neuronen exprimiert sind und werden auch als **antineuronale** oder **onkoneuronale Antikörper** bezeichnet. Allerdings ist ein Antikörpernachweis nicht bei allen Patienten mit paraneoplastischen Syndromen möglich. Bei Nachweis gut charakterisierter paraneoplastischer Antikörper gilt die paraneoplastische Genese eines neurologischen Syndroms als definitiv gesichert. Bei Gesunden kommen paraneoplastische Antikörper praktisch nicht vor. Der Nachweis paraneoplastischer Antikörper muss eine sorgfältige **Tumorsuche** zur Folge haben.

FRAGE
Nennen Sie mir einige **typische und gut charakterisierte paraneoplastische Antikörper.**

Antwort Gut charakterisierte paraneoplastische Antikörper sind: Anti-Hu, Anti-Yo, Anti-Ri, Anti-CV2/CRMP5, Anti-Ma2 und Anti-Amphiphysin.

FRAGE
Neben den genannten Antikörpern, die praktisch immer mit Tumoren assoziiert sind, gibt es noch **weitere Autoantikörper,** die sowohl paraneoplastisch als auch nicht paraneoplastisch, also **ohne Assoziation mit einem Tumor,** vorkommen können. Sind Ihnen solche bekannt?

PLUS Die Namen einiger paraneoplastischer Antikörper (Anti-Hu, Anti-Ma, Anti-Yo) sind abgeleitet von den Namen der Indexpatienten, bei denen die Antikörper erstmals beschrieben wurden.

Antwort
- **Antikörper gegen spannungsabhängige Kalziumkanäle** sind assoziiert mit dem Lambert-Eaton-Syndrom, das sowohl paraneoplastisch, oft bei kleinzelligen Bronchialkarzinomen, aber auch ohne Nachweis eines Tumors vorkommt.
- **Antikörper gegen Acetylcholin-Rezeptoren** finden sich bei der Myasthenia gravis, die in 10–15 % als paraneoplastische Erkrankung bei Thymomen auftritt.
- **Antikörper gegen den NMDA-Rezeptor** sind assoziiert mit der Anti-NMDA-Rezeptor-Enzephalitis, die ebenfalls paraneoplastisch, oft bei Ovarialteratomen, aber auch nicht tumorassoziiert auftreten kann.

FRAGE
Kennen Sie einige **typische paraneoplastische neurologische Syndrome?**

Antwort
- **Paraneoplastische Kleinhirndegeneration:** akutes/subakutes progredientes zerebelläres Syndrom; am häufigsten in Assoziation mit **Anti-Yo**-Antikörpern, die bei **gynäkologischen Tumoren** (Mamma, Ovar, Endometrium) vorkommen. Daneben sind diverse andere Antikörper bei Pa-

tienten mit paraneoplastischer Kleinhirndegeneration beschrieben (u. a. Anti-Hu, Anti-Tr, Anti-Ri, Anti CV2/CRMP5).
- **Subakute sensorische Neuronopathie:** immunvermittelte Affektion der Spinalganglien **(Ganglionitis).** Beginn mit gestörtem Vibrations- und Lagesinn, später schwere sensible Ataxie, Dysästhesien, Beeinträchtigung von Schmerz- und Temperatursinn, Reflexverlust. Kombination mit limbischer Enzephalitis möglich. Am häufigsten bei **kleinzelligen Bronchialkarzinomen** in Assoziation mit **Anti-Hu**-Antikörpern.
- **Stiff-Person-Syndrom:** Steifigkeit der Rumpf- und rumpfnahen Muskulatur und schmerzhafte Spasmen, die durch Schreckreize oder Bewegungen provoziert werden können. Als paraneoplastisches Syndrom in Assoziation mit Anti-**Amphiphysin**-Antikörpern bei **Mammakarzinomen** oder kleinzelligen Bronchialkarzinomen.
- **Limbische Enzephalitis:** akute/subakute Gedächtnisstörungen, Wesensänderung, Verhaltens- und Stimmungsauffälligkeiten, komplex-fokale epileptische Anfälle, kognitive Beeinträchtigungen. Mit verschiedenen Tumoren und Antikörpern assoziiert, u. a. **kleinzelliges Bronchialkarzinom** (Anti-Hu, Anti CV2/CRMP5) und **Hodentumoren** (Anti-Ma2).

PLUS Das Stiff-Person-Syndrom kommt auch tumorunabhängig als autoimmune Erkrankung vor. In 60–80 % dieser Patienten finden sich Antikörper gegen Glutamat-Decarboxylase (GAD). Oft besteht eine Assoziation mit einem Diabetes mellitus.

FRAGE
Was wissen Sie über die **Therapie** paraneoplastischer Syndrome?

Antwort Die Behandlung paraneoplastischer Syndrome basiert auf der Entfernung des auslösenden Antigens durch **Behandlung des zugrunde liegenden Tumors** sowie auf einer Unterdrückung der Immunantwort durch **Immuntherapien.** Hierbei spielen insbesondere **Kortikosteroide, intravenöse Immunglobuline** und **Plasmapheresen** eine Rolle. Unterschiedliche paraneoplastische Syndrome sprechen unterschiedlich gut auf Therapien an: Während z. B. eine paraneoplastische Myasthenie gut behandelbar ist, gestaltet sich die Therapie bei paraneoplastischen Kleinhirndegenerationen oder der subakuten sensorischen Neuronopathie oft schwierig.

FRAGE
Während die oben besprochenen klassischen paraneoplastischen Antikörper gegen intrazelluläre Antigene gerichtet sind, konnte in den letzten Jahren ein wichtige Gruppe von oft schweren neurologischen Krankheitsbildern charakterisiert werden, die mit Antikörpern gegen synaptische Proteine an der Neuronenmembran assoziiert sind. Die am besten untersuchte Erkrankung ist hierbei die **Anti-NMDA-Rezeptor-Enzephalitis.** Was wissen Sie zu diesem Krankheitsbild?

Antwort Die Anti-NMDA-Rezeptor-Enzephalitis beginnt oft mit **Prodromi** in Form von Kopfschmerzen, Fieber und grippeartigen Symptomen gefolgt von nach wenigen Tagen auftretenden **psychiatrischen Symptomen** in Form von Ängstlichkeit, Unruhe, Verhaltensauffälligkeiten, Wahn, Halluzinationen und formalen Denkstörungen. Hinzu kommen **Schlafstörungen, Gedächtnisstörungen** und **epileptische Anfälle.** Auch besteht eine verminderte Sprachproduktion bis hin zum **Mutismus.** Es können eine Bewusstseinsminderung und ein **katatoner Stupor** auftreten. Oft bestehen **Dyskinesien,** insbesondere orofazial, oder choreoathetoide Bewegungsstörungen, Dystonien, Rigor oder ein Opisthotonus. Manche Patienten entwickeln **autonome Störungen** mit Hyperthermie, Blutdruck- und Pulsschwankungen und eine **Hypoventilation,** die eine mechanische Beatmung notwendig machen kann. Die Diagnose wird durch den Nachweis von Anti-NMDA-Rezeptor-Antikörpern in Serum oder Liquor gestellt. Bei 50 % der Patientinnen >18 Jahre ist die Erkrankung mit **Ovarialteratomen** assoziiert. Die Patienten müssen mitunter monatelang intensivmedizinisch behandelt werden, Die Therapie umfasst eine **Tumorresektion** bei Nachweis eines Ovarialteratoms sowie eine **immunsuppressive Behandlung (Steroide, Plasmapheresen, intravenöse Immunglobuline, Rituximab, Cyclophosphamid),** was zu einer deutlichen Besserung bis zur restitutio ad integrum führen kann.

KAPITEL 14

K. Ruprecht

Liquorzirkulationsstörungen

14.1 Hydrozephalus

FRAGE
Was versteht man unter einem Hydrozephalus? Geben Sie mir einen knappen Überblick über die unterschiedlichen Formen des Hydrozephalus.

Antwort Unter einem Hydrozephalus versteht man eine pathologische Erweiterung der Liquorräume.
- **Hydrocephalus internus:** Erweiterung der inneren Liquorräume (Ventrikel)
- **Hydrocephalus externus:** Erweiterung der äußeren Liquorräume (Sulci/Zisternen); Hydrocephalus internus und externus kommen oft kombiniert vor
- **Hydrocephalus e vacuo:** Erweiterung der Ventrikel aufgrund einer Abnahme des umgebenden Hirngewebes
- **Hydrocephalus occlusivus** (bzw. occlusus) oder **nicht-kommunizierender Hydrozephalus:** Ventrikelerweiterung durch Behinderung des Liquorabflusses aus dem Ventrikelsystem (Verschlusshydrozephalus)
- **Kommunizierender Hydrozephalus:** Hydrozephalus ohne Verlegung der Liquorabflusswege aus dem Ventrikelsystem

FRAGE
Listen Sie mir einige typische **Ursachen** für einen **Hydrocephalus occlusivus** auf.

Antwort Tumoren der hinteren Schädelgrube, Kleinhirninfarkte und -blutungen, Aquädukt-Fehlbildungen und -Stenosen, eine Arnold-Chiari-Malformation oder Entzündungen mit konsekutiven Verklebungen können zu einer Blockade des Liquorabflusses im Aquädukt oder den Foramina Luschkae und Magendii im IV. Ventrikel führen und hierdurch einen Verschlusshydrozephalus hervorrufen. Raumforderungen im Bereich des III. Ventrikels mit Foramen-Monroi-Blockade führen zu einem alleinigen Aufstau der Seitenventrikel.

FRAGE
Schildern Sie mir die **Klinik** eines **Verschlusshydrozephalus** bei Kindern und Erwachsenen.

14 Liquorzirkulationsstörungen

Antwort ➤ Tab. 14.1.

Tab. 14.1 Hirndrucksymptomatik bei Kindern und Erwachsenen

Kinder	Erwachsene
• < 2 Jahre (vor Schluss der Schädelnähte): vermehrtes Kopfwachstum mit Kopfumfang über den altersentsprechenden Perzentilen, Hervorwölbung der anterioren Fontanelle, Lethargie, Irritierbarkeit • nach Schluss der Schädelnähte: Symptomatik ähnlich wie bei Erwachsenen	• Hirndruckzeichen: Kopfschmerzen, (morgendliche) Übelkeit • Bewusstseinstrübung, Nackensteifigkeit, Doppelbilder (Abduzensparese), Gangstörungen • Stauungspapillen • mitunter endokrine Störungen: Amenorrhö, Polydipsie, Polyurie

MERKE Ein akuter Verschlusshydrozephalus ist ein Notfall und muss unverzüglich neurochirurgisch versorgt werden (externe Liquordrainage, operative Entfernung des Passagehindernisses, Shuntanlage).

FALLBEISPIEL
Sie sehen einen 68-jährigen Rentner in Begleitung seiner Frau. Sie erfahren, dass der Patient vor 11 Monaten einen Autounfall hatte und bewusstlos ins Krankenhaus eingeliefert wurde. Das Aufnahme-CT zeigte eine traumatische Subarachnoidalblutung. Der Patient erlangte in der Folge das Bewusstsein wieder. Nach Rehabilitationsmaßnahmen konnte der Patient gut laufen, die neurologische Untersuchung war unauffällig. Kurze Zeit danach klagte er über zunehmende Instabilität beim Gehen, öfters sei er auch gestürzt. Seine Frau berichtet außerdem, dass er zunehmend langsamer, gleichgültiger und vergesslich geworden sei. Während der Anamnese muss der Patient das Untersuchungszimmer verlassen, um Wasser zu lassen.

FRAGE
Um welche Diagnose handelt es sich hier?

Antwort Fasst man die Leitsymptome zusammen, zeigt der Patient eine **Gangstörung, kognitive Defizite** sowie eine **Blasenstörung.** Dies ist die typische **Symptomentrias** eines **Normaldruckhydrozephalus** (normal pressure hydrocephalus, NPH).

FRAGE
Erläutern Sie dieses Krankheitsbild.

PLUS Ursächlich wird beim sekundären Normaldruckhydrozephalus eine gestörte Liquorrückresorption vermutet (Hydrocephalus malresorptivus).

Antwort Beim Normaldruckhydrozephalus handelt es sich um eine **Ventrikelerweiterung bei normalem lumbalem Liquordruck.** Der Normaldruckhydrozephalus ist ein **kommunizierender Hydrozephalus,** eine Verlegung der Liquorabflusswege aus dem Ventrikelsystem liegt nicht vor. Man unterscheidet den **idiopathischen** (primären) Normaldruckhydrozephalus ohne derzeit bekannte Ursache vom **sekundären** Normaldruckhydrozephalus, der sich nach z. B. Subarachnoidalblutungen – wie beim beschriebenen Patienten – oder Meningitiden entwickeln kann.

14.1 Hydrozephalus

FRAGE
Welche sind die zwei wichtigsten **Zusatzuntersuchungen** bei Verdacht auf Normaldruckhydrozephalus?

Antwort Die wichtigsten Zusatzuntersuchungen bei Verdacht auf Normaldruckhydrozephalus sind die **kraniale Bildgebung** mittels MRT oder CT und die **Lumbalpunktion.**

FRAGE
Was erwarten Sie beim Normaldruckhydrozephalus in der **zerebralen Bildgebung?**

Antwort Im kranialen CT/MRT findet sich eine überproportionale **Erweiterung der Seitenventrikel** einschließlich der Temporalhörner bei in der Regel **engen äußeren Liquorräumen.** Darüber hinaus findet man frontal betonte periventrikuläre hypodense Signalveränderungen, die auch als „Druckkäppchen" bezeichnet werden und vermutlich auf eine transependymale Liquordiapedese zurückgehen (➤ Abb. 14.1).

PLUS Selbstverständlich darf sich im CT/MRT bei einem Normaldruckhydrozephalus keine andere Ursache für eine Ventrikelerweiterung, wie ein Verschluss des Aquädukts oder der Liquorabflüsse im IV. Ventrikel, darstellen.

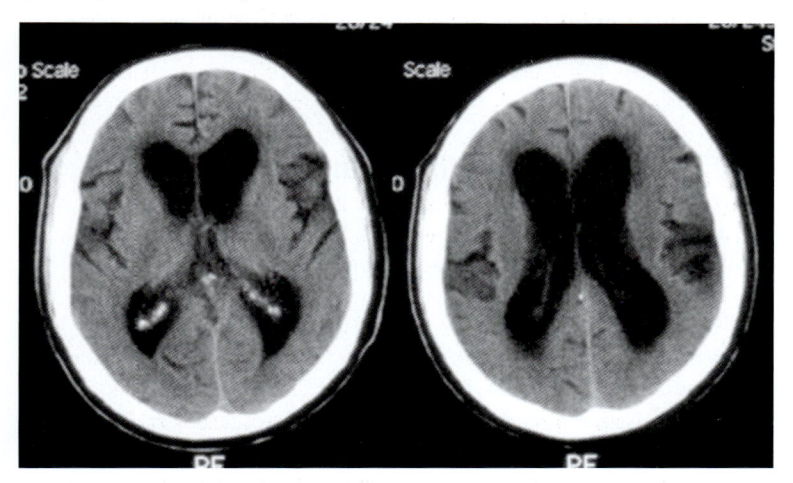

Abb. 14.1 CT bei Normaldruckhydrozephalus; Beschreibung siehe Antwort; [T533]

FRAGE
… und in der **Lumbalpunktion?**

Antwort Bei der diagnostisch-therapeutischen Lumbalpunktion (**Spinal-Tap-Test**) entnimmt man bei V. a. Normaldruckhydrozephalus 30–50 ml Liquor und beurteilt anhand standardisierter Tests das Gangbild sowie kognitive Funktionen vor und nach der Punktion. Eine **Besserung der klinischen Symptomatik,** insbesondere der Gangstörung, im Zeitraum von **bis zu 2 Tagen nach Punktion** unterstützt die Diagnose eines Normaldruckhydrozephalus. Der Liquordruck ist beim Normaldruckhydrozephalus erwartungsgemäß normal.

FRAGE
Welche **Therapiemöglichkeiten** des Normaldruckhydrozephalus kennen Sie? Welche Komplikationen können hierbei auftreten? Was ergibt sich daraus?

Antwort Sollte sich eine anhaltende klinische Besserung nach einer Lumbalpunktion einstellen, können **therapeutisch** wiederholte **Lumbalpunktionen** durchgeführt werden.

Eine dauerhaftere Therapie ist die Anlage eines **Ventrikelkatheters (Shunt)**, wobei zumeist ein Shunt mit einem zwischengeschalteten Ventil aus einem Seitenventrikel in die Bauchhöhle (ventrikulo-peritonealer Shunt) implantiert wird.

Die Komplikationsrate von Shunts ist nicht unbeträchtlich (ca. 30 % im Langzeitverlauf). Es können u.a. Shuntinfektionen, Shuntinsuffizienzen oder Überdrainagen mit konsekutiven Hygromen oder subduralen Hämatomen auftreten. Der sorgfältigen Auswahl von Patienten, die potenziell aus einer Shuntanlage Nutzen ziehen, kommt somit eine große Bedeutung zu. Als **günstige prognostische Faktoren für eine Shuntimplantation** gelten: Kürzere Krankheitsvorgeschichte, im Vordergrund stehende Gangstörung, geringe kognitive Defizite und deutliche Besserung nach Liquorentnahme.

14.2 Idiopathische intrakranielle Hypertension

FRAGE
Was versteht man unter einer idiopathischen intrakraniellen Hypertension?

Antwort Unter einer **idiopathischen intrakraniellen Hypertension** oder auch **Pseudotumor cerebri** versteht man eine Erhöhung des intrakraniellen Drucks ohne Nachweis einer intrakraniellen Raumforderung oder eines Hydrozephalus.

FRAGE
Bei welchen Personen tritt diese Erkrankung besonders häufig auf?

Antwort Die idiopathische intrakranielle Hypertension tritt insbesondere bei **übergewichtigen Frauen im gebärfähigen Alter** auf.

FRAGE
Welche **Symptome** finden Sie bei einer idiopathischen intrakraniellen Hypertension?

Antwort Die Symptome einer idiopathischen intrakraniellen Hypertension resultieren aus der intrakraniellen Druckerhöhung: Das häufigste Symptom sind pulsierende **Kopfschmerzen**, mitunter begleitet von **Übelkeit und**

14.2 Idiopathische intrakranielle Hypertension

Erbrechen. Zweites wichtiges Leitsymptom sind **Sehstörungen** mit **Gesichtsfelddefekten, Visusminderung** und **Obskurationen.** Häufig besteht auch ein **pulsatiler Tinnitus.** Gelegentlich kann es zu **Doppelbildern** aufgrund einer ein- oder beidseitigen **Abduzensparese,** selten auch anderer okulomotorischer Hirnnerven, kommen.

PLUS Manche Patienten berichten auch über Photopsien, kurze Lichtblitze, die mitunter durch Positionsänderungen hervorgerufen werden können.

FRAGE
Was genau sind **Obskurationen**?

Antwort Als Obskurationen bezeichnet man vermutlich durch Hirndruckschwankungen hervorgerufene, sekundenlang anhaltende **Attacken** mit **vorübergehendem Dunkelsehen** („als ob das Licht ausgeknipst wird"), die typischerweise bei Kopfdrehungen oder beim Aufstehen auftreten.

FRAGE
Welches **klinische Zeichen** finden Sie in der klinischen Untersuchung bei Patienten mit idiopathischer intrakranieller Hypertension?

Antwort Bei der Untersuchung finden sich **beidseitige Stauungspapillen,** die sich infolge des gesteigerten intrakraniellen Drucks ausbilden.

Wegen der Gefahr einer bleibenden Sehstörung müssen Visus und Gesichtsfelder bei Patienten mit Pseudotumor cerebri regelmäßig ophthalmologisch kontrolliert werden!

MERKE

FRAGE
Welche Auffälligkeit finden Sie bei der idiopathischen intrakraniellen Hypertension in der **Lumbalpunktion?**

Antwort In der Lumbalpunktion lässt sich ein **erhöhter Liquordruck** nachweisen. Der normale lumbale Liquordruck beträgt im Liegen in Seitenlage < 20 cm H_2O. Liquordruckwerte zwischen 20–25 cm sind grenzwertig; ein Liquordruck > 25 cm H_2O pathologisch. Patienten mit idiopathischer intrakranieller Hypertension geben oftmals eine Erleichterung der Kopfschmerzen nach der Liquorentnahme an.

PLUS Der weitere Liquorbefund (Zellzahl, Protein, Laktat, Glukose) ist bei der idiopathischen intrakraniellen Hypertension zumeist normal.

FRAGE
Wie werden Sie **therapeutisch** tätig?

Antwort Es sollte stets auf eine **Gewichtsreduktion** hingewirkt werden. Die initiale medikamentöse Behandlung erfolgt zumeist mit **Acetazolamid** was eine Verminderung der Liquorproduktion bewirken soll. Eine Alternative zu Acetazolamid ist **Topiramat.** Auch kann **Furosemid** eingesetzt werden. **Wiederholte Lumbalpunktionen** können eine vorübergehende Besserung bei Patienten mit rasch progredienten Symptomen bewirken. Bei Nichtansprechen auf konservative Maßnahmen und progredienter Visusminderung kann eine operative **Optikusscheidenfensterung** erwogen werden: Durch Inzision der Optikusscheide wird ein Liquorabfluss hergestellt und somit der N. opticus entlastet. Ebenso kann in schwer verlaufenden Einzelfällen eine **Shunt-Anlage** in Betracht kommen.

KAPITEL 15
S. v. Stuckrad-Barre

Neurologische Intensivmedizin und Neurotraumatologie

15.1 Vigilanzstörung und Hirntod

FRAGE
In der Notaufnahme nehmen Sie eine 74-jährige alte Dame auf, die von Ihrer Tochter bewusstlos in der Wohnung liegend aufgefunden wurde. Was unternehmen Sie?

Antwort Die Dame hat offenbar eine Vigilanzstörung, sodass eine schnelle **notfallmäßige Untersuchung** durchgeführt werden muss, um eine entsprechende Notfallbehandlung einleiten zu können. Die Erstuntersuchung der Patientin nimmt man in folgenden Schritten **strukturiert** und **zügig** vor (➤ Tab. 15.1):

TIPP Im Notfall immer an die Allgemeinmaßnahmen wie die „Neurologische ABC-Regel": Neck (HWS-Verletzung? Cave: Meningismusprüfung!), Atemwege, Beatmung, Circulation und die Notwendigkeit eines sicheren venösen Zugangs denken!

Tab. 15.1 Neurologische Untersuchung bei unklarer Bewusstlosigkeit

Parameter	Frage nach ...?
Allgemeine Untersuchung	Vitalparametern: Atmung, Atemmuster, Luftwege, Herz-Kreislauf-System
Fremdanamnese	Beginn und Verlauf des Komas, Trauma, Vorerkrankungen, Medikamenten-, Alkoholanamnese, soziale Situation
Einschätzung der Komatiefe	Glasgow-Coma-Scale Score (0–15)
Meningismus	Nackensteifigkeit, Cave: HWS-Trauma
Pupillen	Weite, Form und Lichtreaktion
Augenstellung	Bulbusstand, Fixation, Blickdeviation, Spontannystagmus
Schutzreflexe	Korneal-, Droh- und Würgereflex
Vestibulo-okulärer Reflex	positiv, dissoziierte tonische Restreaktion, negativ (➤ Abb. 15.1)
Motorik	Paresen, Tonus, Reflexe, Pyramidenbahnzeichen
Notfall-Labor	BB, BZ, Elektrolyte, Blutgas, CK, Kreatinin, Harnstoff, GOT, GPT, γ-GT, CRP, BSG, Quick, PTT, INR, Urinstatus, Drogenscreening, evtl. Medikamenten-Spiegel

MERKE
Pupillenstörungen: **P**in-point = **p**ontine Läsion/**O**piate; beidseits fixiert **m**ittelgroß = **M**ittelhirnläsion; **u**nilateral lichtstarr und weit = **u**nkale Herniation.

FRAGE
Man unterscheicet in Abhängigkeit von der Tiefe der Vigilanzstörung drei **Grade**: Somnolenz, Sopor und Koma. Definieren Sie diese Zustände.

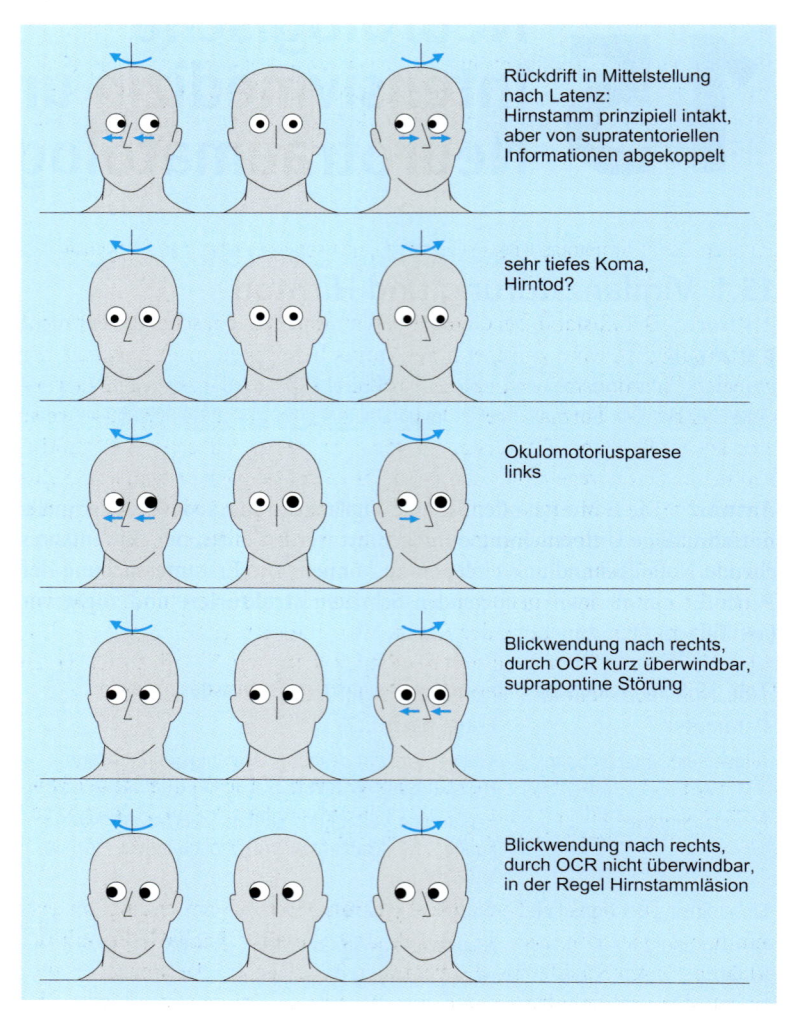

Abb. 15.1 Beispiele für die Interpretation des vestibulookulären Reflexes beim komatösen Patienten (Pfeile kennzeichnen Rückdrift der Bulbi) [E887]

- Rückdrift in Mittelstellung nach Latenz: Hirnstamm prinzipiell intakt, aber von supratentoriellen Informationen abgekoppelt
- sehr tiefes Koma, Hirntod?
- Okulomotoriusparese links
- Blickwendung nach rechts, durch OCR kurz überwindbar, suprapontine Störung
- Blickwendung nach rechts, durch OCR nicht überwindbar, in der Regel Hirnstammläsion

TIPP Nicht vergessen: „Ansprechbar" ist man in jedem Zustand! Es geht darum, ob der Patient **kontaktfähig** ist. Bei unklaren Vigilanzstörungen immer auch an Intoxikationen denken.

PLUS Vorsicht Begriffe! somnolent = schläfrig, aber erweckbar; soporös = tiefschlafähnlich, nicht adäquat erweckbar; komatös = nicht erweckbar, Augen geschlossen.

Antwort Eine Vigilanzstörung ist eine pathologische Minderung der Bewusstseinshelligkeit und Wachheit. Sie wird anhand der Erweckbarkeit und Reaktion des Patienten auf äußere Reize beurteilt:
- Der **somnolente Patient** ist in einem schlafähnlichen Zustand, wird aber durch Anrufen oder Berühren kontaktfähig.
- **Soporöse Zustände** sind dadurch charakterisiert, dass die Patienten durch starke Reize zwar erweckbar, jedoch nicht in der Lage sind, sich dem Untersucher aktiv zuzuwenden oder verbal zu kommunizieren.
- Im **Koma** ist der Patient nicht erweckbar, die Augen sind meist geschlossen.

15.1 Vigilanzstörung und Hirntod

FALLBEISPIEL
Nach längerer Bewusstlosigkeit öffnet ein Patient wieder seine Augen und zeigt einen Schlaf-Wach-Rhythmus. Er ist nicht kontaktfähig, fixiert nicht mit den Augen, seine Extremitäten sind in Beugestellung mit erhöhtem Tonus fixiert, und er hat ein beidseits positives Babinski-Zeichen.

FRAGE
Ordnen Sie die Symptome einem Syndrom zu, und sagen Sie etwas zur Prognose.

Antwort Der Zustand, bei dem der Patient wach zu sein scheint, aber nicht kontaktfähig ist, wird als **vegetativer Status** bezeichnet. Er entspricht einer globalen Funktionsminderung der Großhirnrinde bei intaktem aufsteigendem System der Formatio reticularis. Die Körperhaltung ist typischerweise eine leichte Beugung. Der Übergang von einer reaktionslosen Bewusstlosigkeit in den Status vegetativus kann allmählich vor sich gehen. Dauert der Zustand länger als 1 Monat an, spricht man von einem **persistierenden vegetativen Status,** von einem **permanenten vegetativen Syndrom** bei einer Dauer von mehr als 1 Jahr.

Die **Prognose** des vegetativen Status verschlechtert sich mit zunehmendem Lebensalter, zunehmender Komadauer und dem Schweregrad des Komas. Die **mittlere Überlebenszeit** der Patienten liegt bei 3 bis 5 Jahren; Rückbildungen nach mehr als 1 Jahr beobachtet man nur in Einzelfällen.

PLUS DD Vigilanzminderung: SMASHED = **S**troke, **M**enigoencephalitis, **A**lcohol, **S**eizures (Anfälle), **H**ypers/Hypos (Temperatur, Elektrolyte, BZ, Vitamine), **E**ncephalopathy (septisch, endokrin), **D**rugs

FRAGE
Der vegetative Status muss vom **Locked-in-Syndrom** und dem **akinetischen Mutismus** differenzialdiagnostisch unterschieden werden. Beschreiben Sie kurz beide Zustände. Wie unterscheidet man sie voneinander?

Antwort Das typische **Locked-in-Syndrom** lässt sich am ehesten als extrem hohes Querschnittssyndrom, z. B. als Folge einer **Basilaristhrombose,** erklären. Durch Schädigung des ventralen Teils der Brücke kommt es zum Ausfall der kortikobulbären und kortikospinalen Bahnen, von Teilen der pontinen Formatio reticularis sowie der Hirnnervenkerne. **Klinisch** findet man eine Tetraparese, Hirnnervenparesen und einen Ausfall der Hirnstammreflexe. Die Patienten sind wach, da der dorsale Anteil der Brücke und das Mittelhirn intakt sind. Sie können hören, sind jedoch ausschließlich über vertikale Augenlid- und Blickbewegungen kontaktfähig. Im Gegensatz zum vegetativen Status sind Patienten mit Locked-in-Syndrom **wach** und **kontaktfähig,** die **VEP sind normal** und im **EEG** zeigt sich in der Regel **Alpha-Aktivität** mit erhaltener Reaktion auf optische und akustische Reize (➤ Tab. 15.2).

Als **akinetischen Mutismus** bezeichnet man einen Zustand, bei dem der Patient reglos ohne verbale und motorische Äußerungen wach, aber nicht völlig bewegungsunfähig ist und erhaltene Augenbewegungen und Fremdreflexe hat. Das Syndrom kommt bei bilateralen, mittelliniennahen Frontalhirnläsionen vor. Vom vegetativen Status unterscheidet sich der akinetische Mutismus durch **erhaltene Blickfolgebewegungen** und **Abwehr starker Schmerzreize.**

PLUS Erkrankungen, die ein Koma imitieren können: psychogenes Koma, Katatonie, Botulismus, Guillain-Barré-Syndrom, schwere Hypokaliämie, Myasthenie.

TIPP Buchtipp: „Schmetterling und Taucherglocke" von Jean-Dominique Bauby, der als Betroffener mit Locked-in-Syndrom seine letzten Lebensmonate beschreibt.

Tab. 15.2 DD persistierender vegetativer Status und verwandte Syndrome

	Schlaf-Wach-Rhythmus	Motorische Funktion	Atmung	EEG	Evozierte Potenziale
Locked-in-Syndrom	intakt	nur vertikale Augenbewegungen	variabel	meist normal	SEP meist ausgefallen; AEP variabel
Persistierender vegetativer Status	intakt	keine gezielten Bewegungen	normal	allgemeinverändert	SEP meist ausgefallen; AEP variabel
Koma	fehlt	keine gezielten Bewegungen	variabel, meist beeinträchtigt	stark allgemeinverändert	variabel, kann normal sein
Akinetischer Mutismus	intakt	fehlt	variabel, meist beeinträchtigt	allgemeinverändert	variabel
Hirntod	fehlt	keine, spinale Automatismen	Apnoe	Nulllinie	keine zentralen Potenziale

FRAGE
Definieren Sie den Begriff „Hirntod".

Antwort Hirntod ist definiert als **vollständiger und irreversibler Ausfall der gesamten Hirnfunktion.** Er wird mit dem Tod des Individuums gleichgesetzt.

FRAGE
Welche **Kriterien** benötigt man zur Feststellung des Hirntodes?

PLUS Apnoetest: Die Prüfung der Spontanatmung erfolgt nach 20-minütiger Hypoventilation mit 100 % Sauerstoff und 25 % des Ausgangsatemvolumens, bis der pCO_2 60 mmHg beträgt. Danach Diskonnektion vom Beatmungsgerät für 2 bis 3 Minuten. Bewirkt der pCO_2-Reiz keine Atemexkursion, gilt die Apnoe als bewiesen.

Antwort Die Hirntoddiagnostik erfolgt in drei Schritten:
- **Überprüfung der Voraussetzungen:** Ausschluss eines reversiblen Ausfalls der Hirnfunktion durch Sedierung, Antidoteffekte, Intoxikation, primäre Hypothermie, Kreislaufschock, metabolisches Koma oder Hirnstammenzephalitis
- **Feststellung der klinischen Ausfallssymptome des Gehirns:** Koma, Fehlen der spontanen und reflektorischen **zerebralen motorischen Phänomene** sowie **Hirnstamm-** und **Hirnnervenreflexe:** Pupillen mittelweit/weit und lichtstarr, Kornealreflex beidseits negativ, Ausfall des vestibulookulären Reflexes, keine Trigeminusschmerzreaktion, kein Würge-, Hustenreflex (beim Absaugen), Ausfall der Spontanatmung (Apnoetest)
- **Nachweis der Irreversibilität des Hirnfunktionsausfalls** durch **klinische Verlaufsbeobachtung** bei Erwachsenen mit primärer Hirnschädigung wie Blutung oder SHT für 12 Stunden, mit sekundärer Hirnschädigung für 72 Stunden oder **apparative Zusatzuntersuchungen** wie z. B. standardisiertes EEG mit doppelter Verstärkung über 30 Minuten ohne Nachweis von Großhirnaktivität oder Nachweis eines zerebralen Zirkulationsstillstandes mittels Perfusionszintigrafie oder transkranieller Doppler-Sonografie

15.2 Intrakranielle Druckerhöhung

FRAGE
Eine häufige Komplikation der akuten Hirngewebsschädigung ist das **Hirnödem**. Man unterscheidet pathophysiologisch grundsätzlich **zwei Typen** des Hirnödems, die zur Erhöhung des intrakraniellen Drucks führen. Erläutern Sie beide Formen.

Antwort Das Hirnödem ist definiert als vermehrte Flüssigkeitsansammlung innerhalb des Hirnparenchyms, die zu Volumenzunahme und dadurch bedingter Massenverschiebung von Hirngewebe führen kann. Man unterscheidet das vasogene und das zytotoxische Hirnödem:
- Das **vasogene Ödem** entsteht durch Aufweitung der kapillären Endothelbrücken (z. B. durch Kontusionen) und führt zum Zusammenbruch der Blut-Hirn-Schranke mit Übertritt von Proteinen und Wasser in den Extrazellulärraum.
- Das **zytotoxische Hirnödem** entsteht durch Flüssigkeitsaufnahme in die geschädigten Hirnzellen, deren Membranfunktion durch Zusammenbruch der Natrium-Kalium-Pumpe nicht mehr erhalten ist (z. B. durch Hypoxie, metabolische Störungen).

Über beide Mechanismen kommt es zu einer **Erhöhung des intrakraniellen Drucks** und einem **verminderten zerebralen Perfusionsdruck.** Dies wiederum mündet in einen **Teufelskreis** mit einer sekundären metabolischen Störung, die zu Azidose mit Vasodilatation und erhöhtem zerebralem Blutvolumen führt, wodurch das Hirnödem weiter zunimmt.

FRAGE
Welche **klinischen Alarmsymptome** weisen auf erhöhten intrakraniellen Druck hin?

Antwort Zu den **Frühsymptomen** gehören Kopfschmerzen, Übelkeit, morgendliches Erbrechen und Verwirrtheit. Bei anhaltendem Hirndruck kommt es als Folge von Massenverschiebungen zur **Einklemmungssymptomatik** mit einseitig erweiterter, lichtstarrer Pupille, Streck- und Beugesynergismen und Störung der Atem- und Kreislaufregulation.

PLUS Vegetative Symptome steigenden Hirndrucks sind ansteigender Blutdruck und Bradykardie (sog. Cushing-Reflex) sowie langsame bis periodische Atmung.

FRAGE
Gehen Sie auf die **Pathophysiologie der transtentoriellen Einklemmung** ein. Welche intrakraniellen Strukturen sind beteiligt?

Antwort Aufgrund der starren Schädelkalotte steigt der Hirndruck mit Zunahme des intrakraniellen Volumens an. Nach Ausschöpfung der intrakraniellen Reserveräume kommt es bei einer supratentoriellen Raumforderung zur Herniation von Großhirnanteilen durch den Schlitz des **Tentorium cerebelli** in die hintere Schädelgrube, wodurch das **Mittelhirn** komprimiert wird. Bei **einseitiger Raumforderung** wird zunächst der ipsilaterale III.

PLUS Nicht der Hirndruck als solcher ist schädlich, sondern die bei Hirndruck auftretenden Phasen zerebraler Mangeldurchblutung und Massenverschiebungen von Hirngewebe mit Druckschädigung von Hirnstamm, Mittelhirn- und Zwischenhirnstrukturen.

Hirnnerv (N. oculomotorius) an das Felsenbein und der kontralaterale Nerv Pedunculus cerebri gegen das Tentorium cerebelli gedrückt, sodass ipsilateral eine Pupillenerweiterung und Pyramidenbahnzeichen auftreten können **(lateralisierte transtentorielle Herniation)**. Eine **diffuse Volumenzunahme** führt zu einer zentralen transtentoriellen Herniation, bei der mediobasale Anteile des Temporallappens durch den Tentoriumschlitz in die hintere Schädelgrube ausweichen und das Mittelhirn komprimieren. Bei stark ausgeprägtem Hirndruck kann es zur Verlagerung der Kleinhirntonsillen in das Foramen magnum kommen, wodurch die Medulla oblongata komprimiert wird **(foraminale Herniation)**.

15.3 Neurotraumatologie

FRAGE

Nennen Sie klinische Kriterien, nach denen der Schweregrad eines **Schädel-Hirn-Traumas (SHT)** beurteilt werden kann.

PLUS Keine intensivmedizinische, operative oder medikamentöse Maßnahme kann sekundäre Hirnschäden ausgleichen, die durch unterlassene oder zu späte Intubation und Schockbehandlung entstanden sind! Die Inzidenz des schweren SHT beträgt in Deutschland ca. 10.000/Jahr.

Antwort Der Schweregrad eines SHT kann mit der Glasgow-Coma-Scale (➤ Tab. 15.3) quantitativ bestimmt werden. Man errechnet den sogenannten Score als Summe der drei Parameter **Augen öffnen, verbale** und **motorische Antwort**. Die maximale Punktzahl beträgt 15 Punkte, je niedriger die Punktzahl, desto ausgeprägter die Schädigung. Man unterscheidet außerdem zwischen **geschlossenen** und **offenen Traumen**.

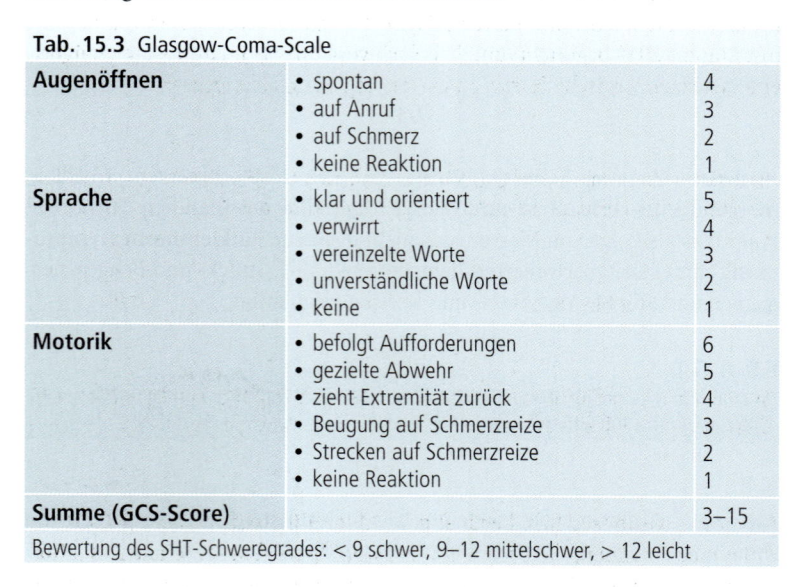

Tab. 15.3 Glasgow-Coma-Scale

Augenöffnen	• spontan • auf Anruf • auf Schmerz • keine Reaktion	4 3 2 1
Sprache	• klar und orientiert • verwirrt • vereinzelte Worte • unverständliche Worte • keine	5 4 3 2 1
Motorik	• befolgt Aufforderungen • gezielte Abwehr • zieht Extremität zurück • Beugung auf Schmerzreize • Strecken auf Schmerzreize • keine Reaktion	6 5 4 3 2 1
Summe (GCS-Score)		3–15
Bewertung des SHT-Schweregrades: < 9 schwer, 9–12 mittelschwer, > 12 leicht		

MERKE Bei jeder Vigilanzstörung nach einem Trauma muss nach Stabilisierung der Vitalparameter eine kraniale Bildgebung durchgeführt werden.

15.3 Neurotraumatologie

FRAGE
Definieren Sie den Begriff „Gehirnerschütterung".

Antwort Die Commotio cerebri oder auch das leichte Schädel-Hirn-Trauma (SHT I) ist gekennzeichnet durch:
- kurzzeitige Bewusstlosigkeit < 15 Minuten
- Erinnerungslücke (retro-/anterograde Amnesie) < 24 Stunden
- Fehlen neurologischer Ausfälle (z. B. Paresen)
- Bildgebung (CCT, cMRT) ohne pathologischen Befund
- fakultative transiente posttraumatische Beschwerden wie z. B. Kopfschmerzen oder Nackenschmerz/-steife

PLUS Schädelprellung: Kopfverletzung ohne Vigilanzstörung und Amnesie.

FALLBEISPIEL
Sie sehen in der Notaufnahme einen 25-jährigen Motorradfahrer, der im Anschluss an einen schweren Verkehrsunfall wach und orientiert war, jetzt aber bewusstlos ist.

FRAGE
Woran denken Sie? Was tun Sie?

Antwort In dieser Situation geht man von einer **sekundären Vigilanzminderung** aus, die nach initialer Wachheit und Kontaktfähigkeit ein **Alarmsignal** für eine intrakranielle Komplikation darstellt. Der Patient braucht nach Stabilisierung der Vitalparameter **sofort** ein kraniales CT, da in erster Linie an ein **Epiduralhämatom, intraparenchymales Hämatom** oder **posttraumatisches Ödem** gedacht werden muss. Bei drohender Einklemmungssymptomatik sollte noch während der Diagnostik mit intravenöser Osmotherapie mit Mannit 20 % begonnen und bei Nachweis eines Hämatoms unverzüglich eine neurochirurgische Hämatomentleerung eingeleitet werden.

PLUS Epidurale Hämatome stellen sich im CT als hyperdense, scharf begrenzte, meist bikonvexe Zonen dar.

FRAGE
Bitte skizzieren Sie mir, ausgehend von der Schädelkalotte, die Anatomie der Hirnhäute. Wo liegt der Epidural-, Subdural- und Subarachnoidalraum?

Antwort ➤ Abb. 15.2.

FRAGE
Warum kann es gefährlich sein, einen betrunkenen, alkoholkranken Patienten nach Sturz in der Notaufnahme „erst einmal ausnüchtern" zu lassen?

Antwort Grundsätzlich begünstigen **Alkoholintoxikationen** gefährliche Unfallmechanismen, die besonders den Kopf betreffen. Da je nach Alkoholspiegel die klinische Beurteilung nicht sicher gewährleistet sein kann, ist das **unüberwachte Ausnüchtern** ein **Behandlungsfehler**. Es besteht die Gefahr **posttraumatischer Komplikationen** wie raumfordernder Hämatome, aber auch durch die Alkoholabhängigkeit bedingte Komplikationen wie Entzugs-

PLUS Alkoholintoxikationen beeinflussen die Prognose nach SHT. Der Schweregrad der posttraumatischen Hirnschädigung korreliert mit dem Blutalkoholspiegel!

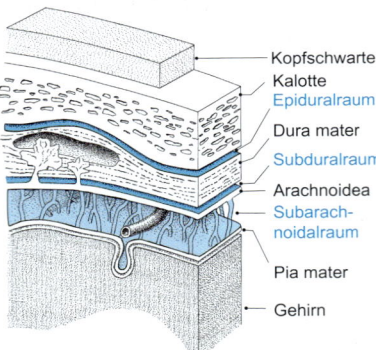

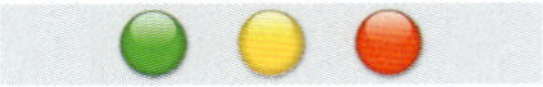

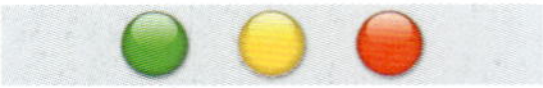

Abb. 15.2 Anatomie der Hirnhäute [L190]

delir, Entzugsanfälle, unbemerkte Hypoglykämie und Wernicke-Enzephalopathie können übersehen werden.

FRAGE
Schädigungen des Plexus brachialis sind häufig Traumafolgen, z. B. nach Motorradunfällen oder auch geburtstraumatischen Verletzungen. Unterscheiden Sie die **obere** und die **untere Armplexuslähmung**.

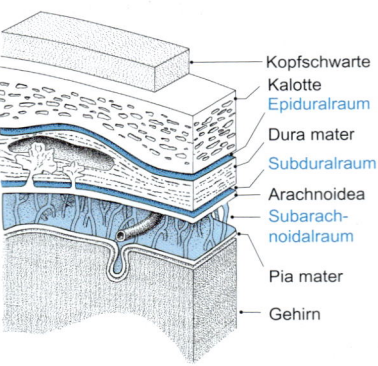

PLUS Ursachen von Läsionen des oberen Armplexus sind eine Schulterluxation und Rucksacklähmung; der untere Armplexus wird durch Geburtstrauma, Pancoast-Tumor oder Skalenussyndrom geschädigt.

Antwort Die **obere Plexuslähmung (Erb-Lähmung)** ist häufiger als die untere und entsteht bei Läsion von Fasern der Wurzeln C_5–C_6. Es kommt zur Parese der Abduktoren und Außenrotatoren der Schulter und der Beuger des Ellenbogens. Entsprechend hängt der Arm schlaff herunter und wird nach innen rotiert, sodass von hinten die Handflächen sichtbar sind. Manchmal kommt es zu geringen Sensibilitätsausfällen an der Außenseite des Oberarms und der radialen Seite des Unterarms.

Die **untere Plexuslähmung (Klumpke-Lähmung)** entsteht durch Läsion von Fasern aus den Wurzeln C_8–Th_1. Folglich kommt es zu motorischen Ausfällen der langen Fingerbeuger und kleinen Handmuskeln, was zur Krallenstellung der Finger mit Hyperextension im Grundgelenk führt. Die Sensibilität ist mit betroffen, die Ausfälle sind auf die ulnare Hand- und Unterarmseite beschränkt.

Ein **Horner-Syndrom** ist als Ausdruck einer Schädigung des Halssympathikus vor Abgang des R. communicans albus häufig nachweisbar.

FRAGE
Bei Patienten mit traumatischer Läsion in Höhe des Zervikalmarks entscheiden wenige Millimeter, ob der Patient relativ unabhängig oder aber völlig pflegebedürftig weiterleben kann. Welche **klinischen Hinweise** sprechen für eine **Läsion des Zervikalmarks**?

PLUS Man unterscheidet Commotio und Contusio spinalis. Die Symptome der Commotio bilden sich innerhalb von 72 Stunden zurück. Die Contusio führt zu bleibenden neurologischen Defiziten; lokale medulläre Läsionen können in der Kernspintomografie sichtbar sein.

Antwort Grundsätzlich muss zwischen **vigilanzgeminderten** und **wachen** Patienten unterschieden werden: Einen **komatösen Patienten** wird man so lange als querschnittsgefährdet betrachten und behandeln, bis eine Rückenmarksläsion sicher ausgeschlossen ist. Zeigt ein bewusstloser Patient ausschließlich Zwerchfellatmung, ist eine zervikale Läsion anzunehmen. Bei **wa-

15.3 Neurotraumatologie

chen Traumapatienten** ist eine Tetraparese mit fehlender Schmerzwahrnehmung unterhalb der Dermatome C_6–Th_1 Hinweis auf Läsion im Zervikalmark.

MERKE

Der vigilanzgeminderte/komatöse Patient mit SHT muss grundsätzlich einer radiologischen Kontrolle der HWS unterzogen werden.

FRAGE
Was versteht man unter **spinalem Schock**?

Antwort Der spinale Schock ist eine **schlaffe Lähmung,** die innerhalb von Minuten bis Stunden bei einer akuten Querschnittslähmung auftritt. **Unterhalb der Läsion** kommt es akut zu:
- schlaffen Paresen
- Ausfall der Muskeleigen- und Fremdreflexe
- Sensibilitätsstörungen
- Blasen- und Mastdarmstörungen

Der spinale Schock hält für etwa 3 bis 6 Wochen an. Danach entwickelt sich eine chronische Querschnittslähmung mit spastischer Para- bzw. Tetraparese und gesteigerten Muskeleigenreflexen, Pyramidenbahnzeichen, spinalen Automatismen und sensibler Querschnittssymptomatik.

FRAGE
Welche Formen der **Harnblasenentleerungsstörung** kennen Sie und durch welche klinischen Charakteristika unterscheiden sie sich?

Antwort Grundlegend unterscheidet man drei Formen der Blasenstörung (➤ Tab. 15.4):

Tab. 15.4 Merkmale von Harnblasenstörungen

	Detrusorhyperreflexie „kortikal enthemmte Blase"	Detrusor-Sphinkter-Dyssynergie „neurogene", „automatische Blase"	Detrusorhyporeflexie „autonome Blase"
Läsionsort	Suprapontin	Rückenmark, suprasakral	Cauda equina, periphere Nerven
Blasentonus	normal	spastisch	schlaff
Inkontinenz	Dranginkontinenz	Dranginkontinenz	Überlaufinkontinenz
Harndrang	imperativ	keiner	keiner
Restharn	keiner	wenig	viel
Begleitsymptome	Nykturie, Pollakisurie	Nykturie, Pollakisurie, Spastische Paraparese	bei peripherer Nervenschädigung: Reithose, schlaffe Paresen
Ursachen	Normaldruckhydrozephalus, frontaler Tumor (z. B. Falxmeningeom), Morbus Parkinson	Querschnittslähmung durch Tumor, Trauma, vaskuläre oder zervikale Myelopathie	sakrales Trauma, medialer Bandscheibenvorfall, Spina bifida, PNP, GBS, Diabetes mellitus

15.4 Ausgewählte Erkrankungen

FALLBEISPIEL
Sie werden als Konsiliar auf eine internistische Intensivstation gerufen. Dort liegt ein 59-jähriger Manager, der 2 Tage zuvor aufgrund eines Herzstillstandes reanimiert werden musste. Nun wurde vor 24 Stunden die Sedierung ausgestellt, der Patient ist noch kontrolliert beatmet und der Oberarzt fragt Sie nach einer prognostischen Einschätzung.

FRAGE
Nehmen Sie bitte Stellung.

PLUS Kriterien einer infausten Prognose beim postanoxischen Koma: 1. Komadauer > 24 h, 2. EEG isoelektrisch oder Burst-Suppression-Muster, 3. bilateral erloschene kortikale SEP, 4. Plasma-NSE > 120 ng/ml in den ersten 5 Tagen.

Antwort Abhängig von der Menge und Art der verabreichten Sedativa kann man sicher nur eine eingeschränkte Beurteilung abgeben. Die Einschätzung ist anhand der **klinischen Untersuchung, Verlaufsbeurteilung** und **Zusatzuntersuchungen** zu treffen. In der Postakutphase ist eine Beurteilung der Komatiefe insbesondere unter Berücksichtigung der Hirnstammreflexe und motorischen Reaktionen sorgfältig zu dokumentieren. Dauer der Anoxie und Vorhandensein/Fehlen von Hirnstammreflexen nach Ende der Hypoxie und Abwehrbewegungen auf Schmerzreize 48 Stunden nach Reanimation können als Indikatoren für die Prognose verwendet werden.

CCT oder **cMRT** können bei schwerwiegender Anoxie nach etwa 24 Stunden ausgedehnte kortikale Nekrosen, ein globales Hirnödem und Nekrosen im Corpus striatum und Globus pallidus nachweisen. Ein Burst-Suppression-Muster im **EEG** und Ausfall der kortikalen Primärkomplexe der **SEP** weisen auf eine schwere diffuse Hirnschädigung hin. Auch die serielle Bestimmung der **neuronenspezifischen Enolase** (NSE) im Serum innerhalb von 72 Stunden kann hinzugezogen werden. Insgesamt bleibt festzuhalten, dass unmittelbares Erwachen direkt nach Reanimation eher geringe Folgeschäden und ein vegetativer Status geringe Chancen, wieder kommunikationsfähig zu werden oder zu überleben, erwarten lässt.

FRAGE
Was ist das **Lance-Adams-Syndrom,** und wie wird es behandelt?

Antwort Das Lance-Adams-Syndrom entsteht durch eine diffuse **hypoxische Schädigung** im Bereich des **Nucleus subthalamicus** und des **Thalamus,** z. B. bei Patienten nach Herzstillstand und erfolgter Reanimation. Klinisch imponieren **Myoklonien,** die generalisiert oder fokal spontan oder durch Reize provoziert auftreten können. Aufgrund der z. T. eindrucksvollen Synchronizität der Bewegungen wird es auch „**Hampelmannphänomen**" genannt. Die **Behandlung** erfolgt mit Piracetam oder Clonazepam.

KAPITEL 16

K. Ruprecht

Neurologische Schmerzsyndrome

16.1 Kopfschmerzen

FRAGE
Erläutern Sie die Bedeutung und **Häufigkeit** von Kopfschmerzen.

Antwort Kopfschmerzen sind ein **sehr häufiges Symptom,** ihre Lebenszeitprävalenz beträgt ca. 70 %. Zwischen 20 und 40 % der Bevölkerung leiden zu einem gegebenen Zeitpunkt unter irgendeiner Form von Kopfschmerzen. In Notaufnahmen stellen Kopfschmerzen eines der häufigsten neurologischen Leitsymptome dar.

FRAGE
Stellen Sie sich vor, Sie sehen in der Notaufnahme einen Patienten mit Kopfschmerzen. Was sollte Ihre **Leitlinie** bei der **diagnostischen Einordnung** von Kopfschmerzen sein?

Antwort Bei Patienten mit dem Leitsymptom Kopfschmerz ist es wichtig, innerhalb der Vielzahl von Kopfschmerztypen gefährliche, mitunter lebensbedrohliche und oft eher akute **symptomatische (oder sekundäre) Kopfschmerzen** von chronischen, zumeist eher gutartigen, **primären Kopfschmerzerkrankungen** bzw. **Kopfschmerzsyndromen** (z. B. Migräne, Spannungskopfschmerz etc.) abzugrenzen.

FRAGE
Nennen Sie die wichtigsten **Ursachen** für **symptomatische Kopfschmerzen.**

Antwort
- Subarachnoidalblutung
- intrakranielle Raumforderungen (z. B. Tumor, Abszess, intrazerebrale Blutung)
- Hirndruck
- Meningitis
- Sinusthrombose
- Dissektion hirnversorgender Gefäße
- Arteriitis temporalis
- hypertensive Enzephalopathie
- Sinusitiden
- Glaukom

16 Neurologische Schmerzsyndrome

FRAGE
Was ist die **wichtigste diagnostische Maßnahme** zur korrekten Diagnosefindung bei primären Kopfschmerzerkrankungen?

Antwort Bei primären Kopfschmerzerkrankungen ist eine exakte **Anamnese** entscheidend. In vielen Fällen kann allein aufgrund der Anamnese die Diagnose gestellt werden.

FRAGE
Wie gehen Sie bei der **Anamneseerhebung bei Kopfschmerzpatienten** vor?

Antwort Eine günstige Strategie zur Erhebung der Anamnese bei Kopfschmerzpatienten ist die Gruppierung um die fünf Komplexe: **zeitlicher Verlauf, Ort, beeinflussende Faktoren, Beschreibung des Schmerzes** und **aktuelle Situation.** Zu jedem dieser Komplexe gibt es drei Punkte, die man erfragen sollte (➤ Tab. 16.1):

Tab. 16.1 Anamneseerhebung bei Kopfschmerzen (nach Blau JN, How to take a history of head or facial pain, BMJ 1982; 285: 1.249)

Zeitlicher Verlauf	• **Wann** traten die Schmerzen zuerst auf? • **Wie oft** treten sie auf? • **Wie lange** halten sie an?
Ort	• **Wo** befindet sich der Schmerz? • **Wohin** wandert der Schmerz, strahlt der Schmerz aus? • Liegt der Schmerz **oberflächlich** oder **tief**?
Beeinflussende Faktoren	• **Auslöser:** z. B. körperliche Anstrengung, Menstruation • **verstärkende Faktoren:** z. B. Licht, Lärm, Bewegung, Kauen, Sprechen • **lindernde Faktoren:** z. B. Zurückziehen, Hinlegen, Abdunkeln, Schmerzmedikation
Beschreibung des Schmerzes	• **Wie** fühlt sich der Schmerz an (z. B. pulsierend, drückend, stechend)? • **Wie stark** sind die Schmerzen? • **Begleitsymptome:** z. B. Übelkeit, Erbrechen, Sehstörungen
Aktuelle Situation	• bisherige Therapieversuche • **eigene Vorstellungen** über Schmerzen: z. B. Tumorangst • **Warum gerade jetzt** Suche nach ärztlicher Hilfe (insbesondere bei chronischen Schmerzpatienten): z. B. akute Verschlechterung, Hoffnung auf neue Therapieansätze

FRAGE
Wie kann die **Stärke von Schmerzen** anamnestisch eingeschätzt werden?

Antwort Zur Schmerzquantifizierung ist die subjektive Einschätzung der Schmerzstärke auf einer **numerischen Rating-Skala von 0 bis 10** (0 = keine

Schmerzen, 10 = stärkster vorstellbarer Schmerz) und der **visuellen Analogskala** (10 cm langer Strich, Endpunkte „kein Schmerz" bzw. „maximaler Schmerz", Patient soll aktuelle Schmerzstärke auf Strich markieren) gebräuchlich. Daneben sollte man die **Beeinträchtigung** durch die Schmerzen **im täglichen Leben** erfragen: Eine Störung des Nachtschlafs spricht für deutliche Schmerzen.

FRAGE
Können Sie etwas zur **Epidemiologie der Migräne** sagen? Welche beiden großen Unterformen der Migräne unterscheidet man?

Antwort   Unter Migräne leiden bis zu 8 % der männlichen und bis zu 14 % der weiblichen Bevölkerung. Die Migräne manifestiert sich am häufigsten zwischen dem 35. und 45. Lebensjahr. Vor der Pubertät beträgt die Prävalenz der Migräne ca. 5 %. Oft findet sich eine **positive Familienanamnese.** Am häufigsten (**85 %**) handelt es sich um eine Migräne **ohne Aura,** bei **15 %** um eine Migräne **mit Aura.**

PLUS   Das Wort Migräne leitet sich vom griechischen „hemicrania" (halber Schädel) ab.

FRAGE
Beschreiben Sie eine Attacke einer Migräne **ohne Aura.**

Antwort   Im Vorfeld kann sich eine heraufziehende Attacke fakultativ durch Vorboten wie Stimmungsänderung, Heißhunger, verminderte oder vermehrte Aktivität oder häufiges Gähnen ankündigen. In der **Migräne-Attacke** treten zumeist **einseitige, mittlere bis starke, pulsierende oder pochende Kopfschmerzen** auf, die sich bei **körperlichen Routineaktivitäten (Gehen, Treppensteigen) verstärken** oder zu deren Vermeidung führen. Die Kopfschmerzen können während einer Attacke oder zwischen einzelnen Attacken die Seite wechseln. Bei manchen Patienten betreffen die Schmerzen aber auch den ganzen Kopf. Migräneattacken gehen typischerweise mit **Appetitlosigkeit, Übelkeit, Erbrechen,** vermehrter Licht- und Geräuschempfindlichkeit (**Photo-** und **Phonophobie**) sowie mitunter Überempfindlichkeit gegenüber bestimmten Gerüchen einher. Eine einzelne Attacke dauert per Definition (International Headache Society, IHS) zwischen 4 und 72 Stunden.

PLUS   Die klinischen Diagnosekriterien verlangen für die Diagnose einer Migräne mindestens fünf derartige Attacken.

FRAGE
Worum handelt es sich bei einer **migränösen Aura?**

Antwort   Unter einer migränösen Aura versteht man bei etwa 15 % aller Migräne-Patienten zumeist vor (seltener während) der Kopfschmerzphase auftretende zentralnervös-bedingte neurologische **Reiz- und Ausfallsymptome.** Eine migränöse Aura dauert typischerweise 5 bis 20 Minuten. Nach einem Intervall von längstens 1 Stunde beginnt dann die eigentliche Migräneattacke. Viele Patienten mit einer Migräne mit Aura haben auch Migräneatta-

PLUS   Die Migräne mit Aura wurde auch als „klassische Migräne", „komplizierte Migräne" oder „Migraine accompagnée" bezeichnet.

cken ohne Auren. In der Aura finden sich häufig **visuelle Phänomene.** Die Patienten beschreiben unsystematische **Sehstörungen** wie **Verschwommensehen** und **Augenflimmern,** Gesichtsfelddefekte oder langsam über das Gesichtsfeld wandernde, flimmernde, gezackte oder funkelnde **Skotome.** Es kann aber auch zu **Sprach-** und **Sensibilitätsstörungen, Schwindel** oder **vorübergehenden Paresen** kommen. Selten treten Auren auch isoliert ohne nachfolgenden Kopfschmerz auf.

FRAGE
Welche **Allgemeinmaßnahmen** ergreifen Migräne-Patienten oft während einer Migräne-Attacke?

Antwort   Im Migräneanfall ziehen sich viele Betroffene zurück, legen sich in einem abgedunkelten Raum hin und achten auf **Ruhe** und **Reizabschirmung.**

FRAGE
Welche **medikamentösen Therapiemaßnahmen** stehen im **akuten Migräneanfall** zur Verfügung?

PLUS   In der klinischen Akuttherapie ist auch eine **intravenöse** Verabreichung von Metoclopramid (10 mg) und ASS (1.000 mg) möglich.

Antwort   Be leichten bis mittelschweren Migräneattacken sind Analgetika wie **Azetylsalizylsäure** (1.000 mg), **Paracetamol** (1.000 mg), **Ibuprofen** (400–600 mg), Diclofenac (50–100 mg), Naproxen (500–1.000 mg) oder Metamizol (500–1.000 mg) Therapie der Wahl. Bei begleitenden gastrointestinalen Symptomen kann zusätzlich ein prokinetisches Antiemetikum wie **Domperidon** (10–30 mg) oder **Metoclopramid** (10–20 mg) verabreicht werden. Die Antiemetika fördern hierbei auch durch Anregung der Peristaltik die Resorption der Analgetika. Als die am besten wirksamen Substanzen bei akuten Migräneattacken gelten **5-HT$_{1B/1D}$-Rezeptor-Agonisten,** die sog. **Triptane.**

FRAGE
Was wissen Sie über die Stoffgruppe der **Triptane?**

PLUS   Triptane sollten bei Migräne mit Aura erst nach Abklingen der Aura verabreicht werden.

Antwort   Die Wirksamkeit von Triptanen konnte in großen placebokontrollierten Studien gezeigt werden; ungefähr 60 % der Patienten, die nicht auf nicht-steroidale Antirheumatika ansprechen, reagieren auf Triptane. Triptane wirken zu jedem Zeitpunkt während einer Migräneattacke, jedoch besser bei frühzeitiger Einnahme. Häufiger als bei Azetylsalizylsäure kommt es nach Einnahme von Triptanen zu einer sog. **„headache-recurrence",** d. h., einem Wiederauftreten von Kopfschmerzen innerhalb 1 Tages nach Medikamenteneinnahme. Triptane haben vasokonstriktorische Wirkungen und sind bei Vorliegen **ischämischer Erkrankungen,** insbesondere bei **koronarer Herzkrankheit, kontraindiziert.**

16.1 Kopfschmerzen

FRAGE
Bei häufigen Attacken, starker Beeinträchtigung, begleitenden neurologischen Ausfällen, mangelndem Ansprechen auf die Akuttherapie und hohem individuellem Leidensdruck sollte eine **prophylaktische Therapie** zur Reduktion der Attackenhäufigkeit erwogen werden. Welche **Medikamente** werden hier in erster Linie verabreicht? Welche **nichtmedikamentösen Verfahren** der Migräneprophylaxe sind Ihnen bekannt?

Antwort In der Migräneprophylaxe sind die Beta-Blocker **Metoprolol** und **Propranolol,** die Antikonvulsiva **Topiramat** und **Valproinsäure** sowie der Kalzium-Antagonist **Flunarizin** Medikamente erster Wahl. Zusätzlich können **nichtmedikamentöse Verfahren,** wie Verhaltenstherapie, Ausdauersport oder Psychotherapie sinnvoll sein.

FRAGE
Erläutern Sie das klinische Bild von **Spannungskopfschmerzen** in Abgrenzung von der Migräne.

Antwort Im Gegensatz zur Migräne werden Spannungskopfschmerzen als **dumpf, drückend** und **ziehend,** nicht jedoch pulsierend beschrieben. Sie sind **oft bilateral** bzw. **holozephal** lokalisiert und haben eine **leichte bis mittlere Schmerzintensität.** Manche Patienten geben an, dass sich ihr Kopf wie von einem Band oder Schraubstock eingeschnürt anfühle. Körperliche Routineaktivitäten verstärken Spannungskopfschmerzen im Gegensatz zu Migränekopfschmerzen nicht. Übelkeit oder Erbrechen treten bei Spannungskopfschmerzen nicht auf, Appetitlosigkeit kann vorkommen. Von den Symptomen Licht- oder Lärmscheu sollte maximal eines vorhanden sein.

FRAGE
Spannungskopfschmerzen werden nach der **Häufigkeit** ihres Auftretens eingeteilt. Können Sie mir dies kurz erläutern?

Antwort
- **Sporadisch** auftretender **episodischer** Kopfschmerz vom Spannungstyp: Wenigstens 10 Episoden, die obige Kriterien erfüllen und durchschnittlich an < 1 Tag/Monat (< 12 Tage/Jahr) auftreten.
- **Häufig** auftretender **episodischer** Kopfschmerz vom Spannungstyp: Wenigstens 10 Episoden, die durchschnittlich an ≥ 1 Tag/Monat, aber < 15 Tagen/Monat über mindestens 3 Monate (≥ 12 und < 180 Tage/Jahr) auftreten.
- **Chronischer** Kopfschmerz vom Spannungstyp: Kopfschmerzen an ≥ 15 Tagen/Monat über mindestens 3 Monate (mindestens 180 Tage/Jahr).

PLUS Der episodische Spannungskopfschmerz ist der häufigste Kopfschmerztyp überhaupt.

FRAGE
Welche **medikamentösen** und **nichtmedikamentösen Maßnahmen** können bei chronischen Spannungskopfschmerzen eingesetzt werden?

Antwort
- **Akuttherapie:** Analgetika (Azetylsalizylsäure, Paracetamol, Ibuprofen, Naproxen, Metamizol) maximal an 10 Tagen/Monat, lokale Pfefferminzölapplikation
- **Prophylaktische medikamentöse Behandlung:** in erster Linie mit **Amitriptylin** (25–150 mg/Tag)
- **Allgemeine nicht-medikamentöse Maßnahmen:** Progressive Muskelrelaxation, regelmäßiges Ausdauertraining, Stressbewältigungstraining, Kopfschmerztagebuch

FRAGE
Was wissen Sie zum **Kopfschmerz bei Medikamentenübergebrauch?**

PLUS Unter Kopfschmerzen bei Medikamentenübergebrauch leiden 1–2 % der Bevölkerung.

Antwort
Kopfschmerzen können sich durch Übergebrauch verschiedener Schmerzmedikamente entwickeln. Der Kopfschmerz bei Übergebrauch von einfachen Analgetika zeichnet sich in der Regel durch **bilaterale, dumpf-drückende Dauerkopfschmerzen** von **leichter bis mittlerer Intensität** aus. Vegetative Begleiterscheinungen fehlen oder sind nur geringgradig vorhanden. Die Kopfschmerzen entwickeln oder verschlechtern sich während des Medikamentenübergebrauchs, wobei als Übergebrauch eine Einnahme von einfachen Analgetika an mindestens 15 Tagen/Monat oder von Triptanen, Opioiden, Ergotaminen oder Kombinationsanalgetika an mindestens 10 Tagen/Monat angesehen wird. Per Definition treten die Kopfschmerzen an mindestens 15 Tagen/Monat regelmäßig über mindestens 3 Monate auf und bessern sich innerhalb von 2 Monaten nach Absetzen der auslösenden Substanz.

MERKE Die Menge einer Substanz die zur Entwicklung eines medikamenteninduzierten Kopfschmerzes erforderlich ist, variiert von Mensch zu Mensch.

FRAGE
Wie **behandelt** man Kopfschmerzen bei Medikamentenübergebrauch?

Antwort
Ein **ambulanter oder stationärer Entzug** stellt die Therapie der Wahl dar. Hierbei werden alle Analgetika abrupt abgesetzt. Gegen den Entzugskopfschmerz kann eine Therapie mit Kortison (z. B. Prednison 100 mg/Tag) erfolgen. Gleichzeitig sollte eine prophylaktische Therapie des zugrunde liegenden Kopfschmerzes (Migräne oder Spannungskopfschmerz) begonnen werden. Eine begleitende **Verhaltenstherapie** wird empfohlen.

FALLBEISPIEL
Ein 35-jähriger Architekt kommt sichtlich unruhig mit unerträglichen, heftig bohrenden Schmerzen („wie ein glühendes Eisen") im Bereich der rechten Augenhöhle in die Notaufnahme. Die Schmerzen hätten vor 1 Stunde begonnen; in der vergangenen Nacht schon habe er zur gleichen Zeit eine ähnliche Episode gehabt, die nach ungefähr 2 Stunden wieder abgeklungen sei. Ihnen fällt auf, dass der Patient rechtsseitig Tränenfluss sowie ein gerötetes Auge hat. Der Patient berichtet, dass sein rechtes Nasenloch verstopft sei.

16.1 Kopfschmerzen

FRAGE
Welches ist die wahrscheinlichste Diagnose, und warum glauben Sie, dass es sich darum handelt?

Antwort Auf der Liste der Differenzialdiagnosen steht der **Clusterkopfschmerz** an erster Stelle. Dieser betrifft Männer häufiger als Frauen (3:1) und manifestiert sich meist zwischen dem 20. und 40. Lebensjahr. Die Patienten klagen über ohne Vorankündigung einsetzende, **streng einseitige, heftigste Episoden von Schmerzen** orbital, **retro-orbital** oder orbitotemporal, die unbehandelt für einige Minuten bis zu 3 Stunden anhalten und mit einer Frequenz von ein- bis maximal achtmal pro Tag auftreten können. Begleitend können Licht- und Lärmempfindlichkeit sowie Übelkeit vorkommen. Der Beginn ist **häufig nachts** und **oft zur gleichen Zeit.** Die Anfälle ereignen sich episodisch in **Clustern** über 1 bis 3 Monate mit Häufung im Frühjahr und Herbst, um dann nach einem freien Intervall nach Monaten bis Jahren u. U. wieder aufzutreten. Typischerweise sind die Attacken **ipsilateral** von einer **vegetativen Symptomatik** mit mindestens einem der folgenden Symptome begleitet: Horner-Syndrom, konjunktivale Injektion, Lakrimation, Nasenkongestion, Rhinorrhö, periorbitales Ödem sowie Schwitzen an Stirn und Gesicht.

PLUS Mittels funktioneller Kernspintomografie konnte bei Clusterkopfschmerzpatienten in der Attacke eine Aktivierung im posterioren hypothalamischen Grau gezeigt werden, einer Region, die für zirkadiane Rhythmen verantwortlich ist.

FRAGE
Wie verhalten sich Patienten mit **Clusterkopfschmerzen während einer Attacke?**

Antwort Im Gegensatz zu den meisten anderen Kopfschmerztypen sind **Rastlosigkeit** und **Umherlaufen** („pacing around") typisch für das Verhalten von Clusterkopfschmerz-Patienten während des Anfalls. Clusterkopfschmerzen zählen zu den stärksten Schmerzmanifestationen. Sie können so intensiv sein, dass sich die Patienten in der Attacke als Gegenstimulus selbst verletzen, z. B. mit der Stirn gegen die Wand schlagen oder mit dem Finger starken Druck auf das betroffene Auge ausüben.

FRAGE
Wie gehen Sie bei der **Akuttherapie** in der Notaufnahme vor, um dem schmerzgeplagtem Patienten zu helfen?

Antwort Die Therapie des Clusterkopfschmerzes im Anfall besteht in der Gabe von **reinem Sauerstoff** 7–15 l/min für 15–20 Minuten über eine Gesichtsmaske. Damit lässt sich bei ca. 60 % der Patienten nach wenigen Minuten eine Besserung erreichen. Darüber hinaus sind **Sumatriptan** 6 mg als subkutane Injektion oder Zolmitriptan 5–10 mg als Nasenspray Therapie erster Wahl. Auch kann **Lidocain 4 %** als nasale Instillation verabreicht werden.

PLUS Aufgrund des hohen Leidensdrucks während einer Clusterepisode ist oft eine Prophylaxe mit Verapamil und initial überlappender Gabe von Prednison indiziert.

16.2 Neuralgien

FRAGE
Was genau ist eine Neuralgie?

Antwort Unter einer Neuralgie versteht man Schmerzen, die sich auf das Versorgungsgebiet eines oder mehrerer Nerven erstrecken.

FRAGE
Beschreiben Sie die **Symptomatik der Trigeminusneuralgie.**

PLUS Schmerzen begleitet von Zuckungen der Gesichtsmuskulatur führten zur Bezeichnung „Tic douloureux".

Antwort Patienten mit einer Trigeminusneuralgie haben meist **einseitige, blitzartige oder elektrisierende, oberflächliche, stechende, stärkste Schmerzen** im Bereich eines Trigeminusastes, wobei zumeist der **2. oder 3. Ast** betroffen ist. Der Schmerz hält für wenige **Sekunden** bis zu 2 Minuten an. Gleichzeitig kann es im befallenen Gebiet zu reflektorischen Kontraktionen der mimischen Muskulatur kommen. Die Schmerzen können sowohl spontan als auch hervorgerufen durch bestimmte Trigger wie Berührung, Kauen, Schlucken, Sprechen, Rasieren oder Zähneputzen auftreten.

FRAGE
Was finden Sie im **neurologischen Untersuchungsbefund** bei Trigeminusneuralgien?

Antwort Der neurologische Untersuchungsbefund ist bei der idiopathischen Trigeminusneuralgie **unauffällig**. Ein sensibles Defizit im Trigeminus-Versorgungsgebiet oder ein abgeschwächter Kornealreflex können auf eine **symptomatische Trigeminusneuralgie** hindeuten.

MERKE Symptomatische Trigeminusneuralgien können bei Raumforderungen, Multipler Sklerose, Aneurysmen oder AV-Malformationen auftreten.

FRAGE
Bei der **medikamentösen Therapie** der Trigeminusneuralgie, haben sich bestimmte Präparate bewährt. Nennen Sie die wichtigsten Medikamente, die in der konservativen Behandlung der Trigeminusneuralgie zum Einsatz kommen.

PLUS Als Akuttherapie der Trigeminusneuralgie kann Phenytoin i. v. verabreicht werden.

Antwort In der konservativen medikamentösen Therapie der Trigeminusneuralgien ist **Carbamazepin** die Substanz der ersten Wahl. **Oxcarbazepin** ist vermutlich ebenso wirksam. Daneben können auch **Phenytoin, Baclofen, Lamotrigin** und **Gabapentin** wirksam sein.

FRAGE

Die konservativen Maßnahmen führen nicht immer zum Erfolg oder können mitunter intolerable Nebenwirkungen haben, was eine operative Therapie erforderlich machen kann. Sind Ihnen **operative Verfahren** zur Behandlung der Trigeminusneuralgie bekannt?

Antwort Ein operatives Verfahren zur Behandlung der Trigeminusneuralgie ist die **mikrovaskuläre Dekompression nach Jannetta.** Die Operation beruht auf der Annahme, dass die Trigeminusneuralgie pathophysiologisch durch fälschliche Impulsübertragungen (Ephapsen) von Berührungs- zu Schmerzfasern, die auf **pathologischen Gefäß-Nerven-Kontakten** beruhen, ausgelöst wird. Während der Operation wird durch Einbringen eines alloplastischen Materials (z. B. Teflon®) der Gefäß-Nervenkontakt unterbunden. Die mikrovaskuläre Dekompression kommt eher bei jüngeren Patienten mit niedrigem Operationsrisiko in Betracht.

Bei Patienten mit erhöhtem Operationsrisiko können die weniger invasiven **perkutanen Verfahren am Ganglion Gasseri** (Thermokoagulation, Glyzerinrhizolyse, Ballon-Mikrokompression) angewendet werden.

PLUS Bei den perkutanen Verfahren wird unter Durchleuchtung eine Nadel in das Foramen ovale eingeführt und das Ganglion Gasseri entweder thermisch, chemisch oder mechanisch destruiert.

FRAGE

Kennen Sie neben der Neuralgie des N. trigeminus **Neuralgien anderer Nerven** im Gesichts- und Kopfbereich?

Antwort Die **Glossopharyngeus-Neuralgie** verursacht anfallsartige, heftigste Schmerzen im Bereich des Zungengrundes und der Tonsillen mit Ausstrahlung zum Ohr oder in den Mund-Kiefer-Bereich. Begleitend können autonome Symptome wie Gesichtsrötung, Bradykardie oder kardiogene Synkopen vorkommen.

Die seltene **Intermedius-Neuralgie** äußert sich durch paroxysmale Schmerzen in der Tiefe des Gehörganges und ist häufig mit einem Herpes zoster assoziiert.

FRAGE

Sie sprechen den Herpes zoster an. In Folge eines **akuten Herpes zoster** (Gürtelrose) kann es gerade bei älteren Patienten zu einer **Komplikation** kommen. Welche? Wie wird das Erkrankungsbild genau definiert?

Antwort Eine wichtige Komplikation eines Herpes Zoster ist die sog. **Post-Zoster-Neuralgie.** Sie ist definiert als eine anhaltende Schmerzsymptomatik, die mindestens 3 Monate nach Abheilen von Zoster-Hauteffloreszenzen persistiert.

FRAGE

Erläutern Sie mir das Krankheitsbild.

PLUS Allodynie = Schmerzauslösung durch Reize, die üblicherweise keine Schmerzen verursachen.

Antwort Der Zoster oder die Gürtelrose entsteht durch Reaktivierung des in sensiblen Ganglien persistierenden Windpocken-Virus (Varicella-Zoster-Virus, VZV). Hierdurch entwickeln sich eine **Ganglionitis, Radikulitis, Neuritis** und schließlich eine **Dermatitis** mit schmerzhaften (akute Zosterneuralgie) Hauteruptionen zumeist im Bereich eines thorakalen Dermatoms (Gürtelrose) oder auch im Gebiet des ersten Trigeminusastes (Zoster ophthalmicus, Gesichtsrose) oder des Ohrs (Zoster oticus). Die Krankheit heilt im Allgemeinen nach einigen Wochen ab. Gerade bei älteren Patienten können jedoch darüber hinaus Schmerzen fortbestehen. Hierbei besteht typischerweise ein **brennender Dauerschmerz,** auf den sich **kurze, einschießende, neuralgiforme Schmerzen** auflagern. Außerdem können heftigste Berührungsschmerzen (**Berührungsallodynie**) vorliegen. In dem betroffenen Segment können **Hypästhesien, Hypalgesien, Parästhesien** oder **Dysästhesien** mitunter auch ein quälender Juckreiz vorkommen.

FRAGE
Wie lässt sich eine Post-Zoster-Neuralgie **behandeln?**

Antwort In der medikamentösen Therapie der Post-Zoster-Neuralgie verwendet man **trizyklische Antidepressiva** (Amitriptylin) und Antikonvulsiva wie **Gabapentin** oder **Pregabalin.** Außerdem kann eine lokale Applikation von **Lidocain-Pflaster** wirksam sein. Weitere therapeutische Möglichkeiten stellen **Opioidanalgetika** und **Capsaicin-Salbe** dar.

16.3 Rückenschmerzen und lumbale Bandscheibenvorfälle

FRAGE
Erläutern Sie kurz die **Häufigkeit** und **Bedeutung** von **Rückenschmerzen.**

Antwort Rückenschmerzen sind neben Kopfschmerzen die **häufigste Ursache chronischer Schmerzen.** Man rechnet, dass die Lebenszeitprävalenz von Rückenschmerzen bis zu 80 % beträgt. Die Punktprävalenz von Rückenschmerzen liegt zwischen 12–25 %. Rückenschmerzen sind nicht selten ein Grund für frühzeitige Berentung.

FRAGE
Erklären Sie die Begriffe **Lumbago (Lumbalgie), Lumboischialgie, radikuläres** und **pseudoradikuläres Syndrom.**

Antwort
- **Lumbago (Lumbalgie):** akuter, heftiger, ziehend-reißender Schmerz im Bereich der LWS, gemeinhin auch „Hexenschuss" genannt, mitunter Tä-

tigkeiten mit Drehbewegungen oder schweres Heben als Auslöser, oft aber auch ohne äußeren Anlass
- **Lumboischialgie:** Lumbago mit gleichzeitiger Schmerz-Ausstrahlung in das Gesäß bzw. das Bein
- **radikuläres Syndrom:** Wurzelsyndrom mit Schmerzen, motorischen und sensiblen Ausfällen im Versorgungsgebiet einer Nervenwurzel
- **pseudoradikuläres Syndrom:** lumboischialgiforme Schmerzsymptomatik ohne objektivierbare radikuläre Ausfallserscheinungen in der neurologischen Untersuchung

FRAGE
Was ist die **Leitlinie** bei der Einordnung von **Rückenschmerzen** aus neurologischer Sicht?

Antwort Bei der Einordnung von Rückenschmerzen ist es aus neurologischer Sicht wichtig zwischen einer radikulär und einer nicht-radikulär bedingten Symptomatik zu unterscheiden; hierfür müssen evtl. vorhandene radikuläre Ausfallserscheinungen in der neurologischen Untersuchung objektiviert werden.

FRAGE
Kennen Sie **Ursachen von pseudoradikulären Rückenschmerzen?**

Antwort Es handelt sich meist um **muskuloskeletale Erkrankungen** wie Facettensyndrom, Ileosakralgelenkssyndrom, Coxarthrose oder Tendomyopathien, mitunter können auch projizierte Schmerzen bei Erkrankungen der Beckenorgane vorliegen.

PLUS Gerade nichtradikuläre Rückenbeschwerden lassen sich nicht immer auf eindeutige Ursachen zurückführen.

FRAGE
Kennen Sie die wichtigsten **Ursachen radikulärer lumbaler Syndrome?**

Antwort
- **Bandscheibenvorfälle** (wichtigste Ursache)
- **degenerative Wirbelsäulenerkrankungen:** Spondylarthrose und Hypertrophie der Wirbelbogengelenke, Spondylolisthesis
- **entzündlich:** Radikulitis bei Neuroborreliose (Bannwarth-Syndrom) oder Zoster
- Spondylodiszitis, spinale Abszesse
- **Neoplasien:** Knochentumoren oder Metastasen der Wirbelsäule, spinale Tumoren, Meningeose

FALLBEISPIEL
Sie sehen einen 52-jährigen Hobbygärtner, der vor 5 Tagen beim Umpflanzen eines Strauches plötzlich ziehende Schmerzen links lumbal mit darauf folgender linksseitiger Ausstrahlung oberhalb des Knies am lateralen Kondylus vorbei, entlang der äußeren

Unterschenkelseite über den Fußrücken bis in die große Zehe verspürte. Sie erfahren, dass er schon öfter „Probleme mit dem Rücken" gehabt habe. Bei der Untersuchung fällt Ihnen auf, dass der Patient seine große Zehe linksseitig schlechter heben kann als rechts.

FRAGE
Ordnen Sie die Befunde einem Syndrom zu.

Antwort Gemäß der anamnestischen Angaben und dem typischen klinischen Bild (➤ Tab. 16.2) handelt es sich um ein radikuläres Syndrom der L5-Wurzel (**L5-Syndrom**) links, am ehesten hervorgerufen durch einen **lumbalen Bandscheibenvorfall**.

Tab. 16.2 Lumbale Wurzelsyndrome L4, L5, S1 (fettgedruckt: die wichtigsten Kennmuskeln)

Nervenwurzel	Reflexabschwächung/-ausfall	Kennmuskeln	Abgeschwächte Funktion	Lasègue	Von Sensibilitätsstörung betroffene Dermatome
L4	PSR	**M. quadriceps femoris**	Stuhlsteigen, Kniebeuge	umgekehrt	
L5	TPR	**M. extensor hallucis longus,** M. tibialis anterior, M. tibialis posterior, M. gluteus medius	Großzehenhebung gegen Widerstand, Fersengang/-stand	klassisch	
S1	ASR	**M. triceps surae,** M. gluteus maximus	Zehengang/-stand Einbeinhüpfen	klassisch	

FRAGE
Worauf achten Sie generell bei der **klinischen Untersuchung** von Patienten mit Verdacht auf einen lumbalen Bandscheibenvorfall?

PLUS Beim L5-Syndrom ist eine Abschwächung des oft nur schwierig auslösbaren M.-tibialis-posterior-Reflexes nur verwertbar, wenn dieser auf der Gegenseite gut erhältlich ist.

Antwort
- **Vertebragenes Syndrom:** reflektorische Fehlhaltungen der Wirbelsäule, Abflachung der Lendenlordose, Bewegungsschmerzen, paravertebraler Druckschmerz, Klopfschmerz der Dornfortsätze
- **Nervendehnungszeichen:** Lasègue-Zeichen, umgekehrtes Lasègue-Zeichen
- **Schmerzen:** meist radikulär ausstrahlend, Verstärkung durch Druckerhöhung (Pressen, Niesen, Husten)
- **sensible Defizite:** typischerweise im Bereich eines Dermatoms, oft aber schwierig zu präzisieren, am besten bei Prüfung des Schmerzsinns nachweisbar (Dermatome für Algesie überlappen weniger als für Ästhesie)
- **motorische Defizite:** aufgrund der plurisegmentalen Innervation keine vollständige Plegie, Parese am stärksten in den für die Wurzel typischen Kennmuskeln

16.3 Rückenschmerzen und lumbale Bandscheibenvorfälle

- **Reflexe:** Abschwächung/Auslöschung der entsprechenden Kennreflexe
- **Blasen-/Mastdarmfunktionsstörungen:** Warnzeichen für Massenprolaps

FRAGE
Welche **Bandscheibe** ist zumeist für ein **L4-Syndrom** verantwortlich?

Antwort Bandscheibenvorfälle entwickeln sich **zumeist in mediolateraler Richtung.** Aufgrund der Lagebeziehungen zwischen Bandscheiben und vorbeiziehenden Nervenfasern wird beim **mediolateralen Prolaps** zumeist die **nächstuntere Wurzel** komprimiert. Ein mediolateraler Prolaps der Bandscheibe zwischen LWK3/4 führt somit zu einer L4-Wurzelkompression, analog führt ein mediolateraler Prolaps der Bandscheibe LWK5/SWK1 zu einer S1-Wurzelkompression (➤ Abb. 16.1, Markierung A). Die selteneren **lateral gelegenen Bandscheibenvorfälle** drücken jedoch auf die **nächst obere Wurzel** im Austrittsbereich durch das Foramen intervertebrale, sodass bei einer L4-Wurzelläsion auch ein lateraler Vorfall der Bandscheibe zwischen LWK 4 und LWK 5 vorliegen kann (➤ Abb. 16.1, Markierung B). Große, sich sowohl in lateraler als auch medialer Richtung ausbreitende Bandscheibenvorfälle können unter Umständen auch zwei Wurzeln komprimieren (➤ Abb. 16.1, Markierung B).

PLUS L4/L5 und L5/S1 sind die häufigsten Lokalisationen für lumbale Bandscheibenvorfälle.

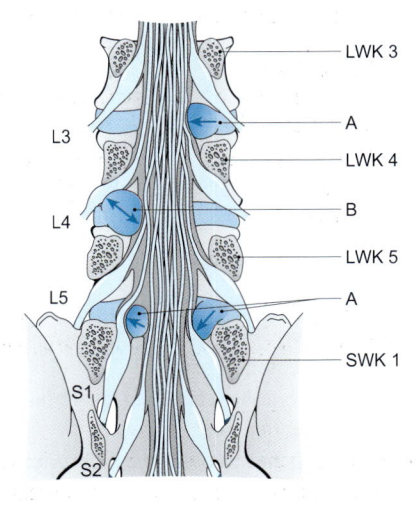

Abb. 16.1 Topografie lumbaler Bandscheibenvorfälle: s. Antwort zu Frage. Man beachte, dass die lumbalen Nervenwurzeln jeweils unterhalb des entsprechenden Wirbelkörpers durch das Neuroforamen ziehen (z. B. L4-Wurzel unterhalb von LWK4). [L141]

FRAGE
Fassen Sie mir nochmals die **Klinik** der wichtigsten lumbalen Wurzelsyndrome zusammen.

Antwort ➤ Tab. 16.2.

FRAGE
Erklären Sie kurz die unterschiedlichen **pathologischen Mechanismen** (Protrusion, Prolaps und Sequester) beim **Bandscheibenvorfall.**

Antwort

- **Protrusion:** Vordringen des Nucleus pulposus mit Druck auf umgebende Strukturen bei erhaltenem Anulus fibrosus
- **Bandscheibenprolaps:** Einriss im Anulus fibrosus mit Vorfall des Nucleus pulposus in den Epiduralraum und Druck auf eine oder mehrere Nervenwurzeln
- **Sequester:** Ablösung von Teilen des Nucleus pulposus im Epiduralraum

FRAGE
Eine wichtige **Differenzialdiagnose des L5-Syndroms** ist die häufig vorkommende **Peroneuslähmung**. Wie kann man klinisch ein L5-Syndrom von einer Peroneuslähmung unterscheiden?

TIPP Überlegen Sie sich in Analogie die Abgrenzung eines L4-Syndroms von einer N.-femoralis-Läsion!

Antwort
Bei einer Peroneusläsion sind unter anderem die L5-versorgten M. extensor hallucis longus, M. extensor digitorum brevis und M. tibialis anterior betroffen, wodurch das klinische Bild einem L5-Syndrom ähneln kann. Allerdings versorgt die Wurzel L5 auch den M. gluteus medius (Hüftabduktion, N. gluteus superior) sowie den M. tibialis posterior (Fußsupination, N. tibialis), die beim L5-Syndrom abgeschwächt sein können, bei Peroneusläsionen jedoch nicht beteiligt sind. Darüber hinaus sind die Paresen bei radikulären Syndromen aufgrund der plurisegmentalen Innervation meist schwächer ausgeprägt als bei peripheren Nervenläsionen, die mit einer kompletten Plegie einhergehen können.

FRAGE
Erläutern Sie das **klinische Bild** des **medialen Massenprolapses**.

PLUS Der mediale Massenprolaps ist ein neurochirurgischer Notfall!

Antwort
Beim seltenen medialen Massenprolaps kommt es durch Kompression der unteren lumbalen und sakralen Wurzeln in der Cauda equina zum **Kaudasyndrom:**

- beidseitige Ischialgien
- schlaffe bilaterale Lähmung der unteren Extremitäten
- Aufhebung der ASR
- Gefühlsstörungen im Bereich der sakralen Segmente (Reithosenanästhesie) sowie
- Lähmung der Sphinkterenmuskulatur

MERKE Bei allen akuten Rückenschmerzen sollte man Blasen- und Mastdarmstörungen sowie eine Reithosenanästhesie als Zeichen eines **medialen Bandscheibenvorfalls** ausschließen.

FRAGE
Äußern Sie sich zur **bildgebenden Zusatzdiagnostik** bei Verdacht auf einen Bandscheibenvorfall.

16.3 Rückenschmerzen und lumbale Bandscheibenvorfälle

Antwort Als Basisdiagnostik erfolgt oft eine **LWS-Nativröntgenaufnahme in 2 Ebenen.** Mit einer Röntgenaufnahme der LWS kann ein Bandscheibenvorfall nicht diagnostiziert werden. Allerdings lassen sich damit Fehlstellungen, Wirbelsäulenanomalien oder auf einen Tumor hinweisende Veränderungen erkennen. Die **Kernspintomografie** ist die **Methode der Wahl** zur Darstellung eines Bandscheibenprolaps (> Abb. 16.2). Die Computertomografie spielt eine Rolle beim Nachweis knöcherner Prozesse im Abgangsbereich der Nervenwurzeln. Da gerade bei älteren Menschen häufig unspezifische asymptomatische degenerative Wirbelsäulen- und Bandscheibenveränderungen vorkommen, muss der **radiologische Befund immer im Zusammenhang mit der Klinik** gewertet werden.

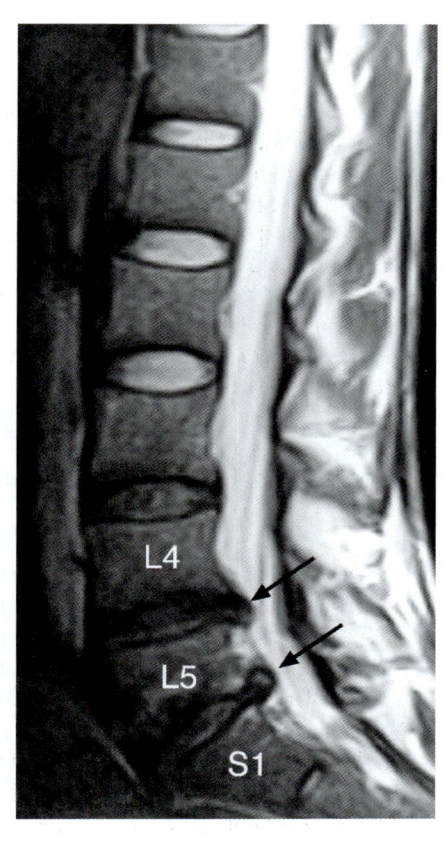

Abb. 16.2 Kernspintomogramm bei Bandscheibenvorfällen LWK4/5 und LWK5/SWK1. In den T2-gewichteten Sequenzen in sagittaler Schnittführung zeigen sich bei LWK4/5 und deutlicher bei LWK5/SWK1 nach dorsal in den Spinalkanal prolabierte Bandscheibenvorfälle. Die betroffenen Bandscheiben, sowie die Bandscheibe LWK3/4 stellen sich infolge eines geringeren Flüssigkeitsgehaltes hypointens dar (sog. black disc), während sich in den darüberliegenden Bandscheibenfächern ein hyperintenses Signal als Ausdruck des normalen Flüssigkeitsgehalts der Bandscheiben zeigt. [E889]

FRAGE
Welche **elektromyografischen Befunde** erwarten Sie bei **radikulären Syndromen**?

TIPP Schwere Frage!

Antwort Mit der Elektromyografie lassen sich **Denervierungszeichen** (floride Spontanaktivität) in den Kennmuskeln der entsprechenden Wurzeln nachweisen. Bei radikulären Läsionen kann man darüber hinaus Spontanaktivität im Bereich der paravertebralen Muskulatur in der betreffenden Läsionshöhe finden, was ein **wichtiges differenzialdiagnostisches Kriterium**

zur Abgrenzung von tiefer im Verlauf der motorischen Bahn gelegenen Läsionen, insbesondere Plexusläsionen, darstellt.

FRAGE

Kennen Sie Therapiekonzepte zur **konservativen Behandlung** des **Bandscheibenvorfalls**?

PLUS Ergonomische Gestaltung des Arbeitsplatzes, Training von optimalem Sitzen, Heben und Tragen, regelmäßige Bewegung und Anpassung des Körpergewichts dienen ebenfalls der Rezidivprophylaxe.

Antwort
- **Medikamentöse Therapie:** Analgetika (z. B. Paracetamol, Diclofenac) nur vorübergehend und so niedrig dosiert wie möglich, bei Bedarf können Opioide über maximal 2 Wochen gegeben werden.
- **physikalische Maßnahmen:** Wasserbad, Kälte- oder Wärmeanwendungen, Entspannungs- und Lockerungsübungen, Effekte nicht sicher belegt
- Bettruhe nicht günstiger als Weiterführung körperlicher Aktivität, somit allenfalls kurzfristige Entlastung/Ruhigstellung (Stufenbett)
- **lokale Injektionsbehandlungen (periradikuläre Infiltration):** in therapieresistenten Einzelfällen, Effekte nicht sicher belegt
- **prophylaktische Aufbautherapie:** Nach Abklingen der akuten Symptomatik Absetzen der medikamentösen Therapie und Beginn einer „**Rückenschule**" mit krankengymnastischen Übungen zur Stärkung der Rücken- und Bauchmuskulatur

FRAGE

Was sind die **Indikationen** für ein **operatives Vorgehen** bei Bandscheibenvorfällen?

Antwort Eine Operation ist indiziert bei einem **medialem Massenprolaps mit Kaudasyndrom und Paraparese,** bei **Blasen- und Mastdarmstörungen** und **progredienten motorischen Ausfällen mit Kraftgraden** < $3/5$. Eine relative Operationsindikation besteht bei über **12 Wochen persistierender Schmerzsymptomatik** trotz konservativer Therapie und bei klarem Nachweis einer Wurzelkompression in der klinisch passenden Höhe in der Bildgebung.

KAPITEL 17

S. v. Stuckrad-Barre

Checkliste für den letzten Tag vor der Prüfung

17.1 Untersuchungsablauf und Patientenvorstellung

Tab. 17.1 Neurologischer Untersuchungsgang

Einweisungsgrund, Anamnese, aktuelle Beschwerden	
Kopf	Meningismus, Beweglichkeit (aktiv/passiv), Klopfschmerz, Druckempfindlichkeit der Nervenaustrittspunkte
Hirnnerven	
I	Geruch
II	Visus, Gesichtsfeld, Papillen, Fundus
III, IV, VI	Pupillen: Größe, Form, Licht- und Konvergenzreaktion; Okulomotorik: Augenposition, Nystagmus, Blickfolge, Sakkaden, optokinetischer Nystagmus
V	Sensibilität im Gesicht, Kornealreflex, Masseter-Reflex
VII	Gesichtsmotorik: Willkür, Mimik, Geschmack, Tränensekretion
VIII	Gehör, Weber, Rinne, Fallneigung
IX, X	Würgereflex, Schlucken, Heiserkeit
XI	M. sternocleidomastoideus, M. trapezius
XII	Zunge: Motorik, Trophik, Faszikulationen
Muskulatur und Motorik	
obere Extremität	Muskeltrophik, Tonus, Kraftgrade 0–5, Armvorhalteversuch
untere Extremität	Muskeltrophik, Tonus, Kraftgrade 0–5, Beinvorhalteversuch, Zehen- und Fersengang, Einbeinhüpfen
Muskeleigenreflexe	• BSR, RPR, TSR, Trömner • BHR in drei Etagen • PSR, ASR • path. Reflexe: Babinski, Gordon, Oppenheim • Klonus und Reflexzonen
Koordination	Gehen, Strichgang, Blindgang, Romberg, Unterberger-Tretversuch, Feinbewegungen, Finger-Nase-Versuch, Knie-Hacke-Versuch, Finger-Folge-Versuch, Diadochokinese, Rebound
extrapyram. Motorik	Tremor, Mimik, Spontanbewegungen, Mitbewegungen, Rigor, Haltung
Sensibilität	Berührung, Schmerz, Temperatur, Vibration, Lagesinn
Vegetativum	Schwitzen, Blase, Mastdarm, Trophik
Psyche	Vigilanz, Orientierung, Aufmerksamkeit, Affekt, Antrieb, formale und inhaltliche Denkstörungen, Verhalten
Neuropsychologie	Händigkeit, Praxie, Sprache, Lesen, Schreiben

Tab. 17.2 Klinisch-neuro-ophthalmologischer und neuro-otologischer Untersuchungsgang (nach Strupp)

Art der Untersuchung	Fragestellung
Inspektion	
Körper- und Kopfhaltung	Neigung oder Drehung des Kopfes/Körpers
Stellung der Augenlider	Ptose
Augenposition/-motilität	
Stellung der Augen beim Geradeausblick	primäre Fehlstellung, Spontan-, Fixationsnystagmus
Abdecktest	horizontale oder vertikale Fehlstellung
Untersuchung der Augen in den acht Endpositionen (bin- und monokulär)	Bestimmung des Bewegungsausmaßes, Frage nach Endstellnystagmus
Blickhaltefunktion	
Blick nach etwa 10–40° horizontal, vertikal und zurück in Nullstellung	Blickrichtungsnystagmus
Langsame Blickfolge	
horizontal und vertikal	glatt oder sakkadiert
Sakkaden	
horizontal und vertikal beim Umherblicken und nach gezielter Aufforderung	Latenz, Geschwindigkeit, Zielgenauigkeit und konjugierte Bewegungen
Optokinetischer Nystagmus	
horizontal und vertikal mit OKN-Trommel	Auslösbarkeit, Schlagrichtung und Phase
Peripher-vestibuläre Funktion	
Klinische Testung des vestibulo-okulären Reflexes (VOR) mittels Halmagyi-Test: rasche Kopfdrehung und Fixation eines stationären Punktes	ein- oder beidseitige peripher-vestibuläre Läsion
Fixationssuppression des vestibulo-okulären Reflexes	
Kopfdrehung und Fixation eines mit gleicher Geschwindigkeit bewegten Punktes	Störung der Fixationssuppression
Untersuchung unter der Frenzel-Brille	
Blick geradeaus, nach rechts, links, unten und oben	Spontannystagmus
Kopfschütteltest (Head-Shaking-Test)	Provokationsnystagmus
Lagerungsmanöver (unter Frenzel-Brille)	
nach rechts, links, in Kopfhängelage bei Drehung um die Körperlängsachse	peripherer Lage- oder Lagerungsnystagmus; zentraler Lagenystagmus
Stand- und Haltungsregulation Romberg; einfache und erschwerte Stand- und Gangproben	
offene/geschlossene Augen	Schwanken, Fallneigung
ohne/mit Kopfreklination	Schwanken, Fallneigung
ohne/mit Ablenkungsmanövern (Zahlenschreiben auf die Haut, Rechnen)	funktionelle Komponente

TIPP Versuchen Sie, das klinische Erscheinungsbild als neurologisches Syndrom zusammenzufassen.

Bei der **Patientenvorstellung** ist es sowohl in der Prüfungssituation als auch im Stationsalltag unbedingt notwendig, **strukturiert** und **nach einem Schema,** das im Wesentlichen dem neurologischen Untersuchungsgang folgt, vorzugehen. Bei der Vorstellung eines Patienten geht es nicht darum, alle anamnestischen Daten und Untersuchungsbefunde darzustellen. Vielmehr sollte man überlegt die wichtigen positiven, aber auch relevanten negativen Informationen präsentieren.

Beispiel:
Eine 69-jährige Patientin kam zur stationären Aufnahme, nachdem sie am Morgen im Bett ihren rechten Arm und das rechte Bein nicht mehr bewegen konnte. Außerdem konnte sie nicht sprechen, sodass der Ehemann den Notarzt rief, der sie in die Notaufnahme brachte. Zur **Vorgeschichte** erscheint erwähnenswert, dass bei der Patientin Anfang des Jahres intermittierendes Vorhofflimmern diagnostiziert worden ist. Ansonsten hat die Patientin keine weiteren vaskulären Risikofaktoren und keine wesentlichen Vorerkrankungen. Die **klinisch-neurologische Untersuchung** zeigte eine zentrale rechtsseitige Fazialisparese und eine armbetonte Hemiparese rechts. Zusätzlich fanden sich eine Hemihypästhesie der rechten Seite sowie eine motorische Aphasie. Zusammenfassend handelt es sich um eine brachiofazial betonte Hemiparese rechts mit motorischer Aphasie. **Zur diagnostischen Einordnung der Symptome** wurde ein kraniales CT durchgeführt. Es zeigte sich ein Mediateilinfarkt links ohne raumfordernde Wirkung oder Einblutung.

Tab. 17.3 Prozedere bei Bewusstseinsstörungen

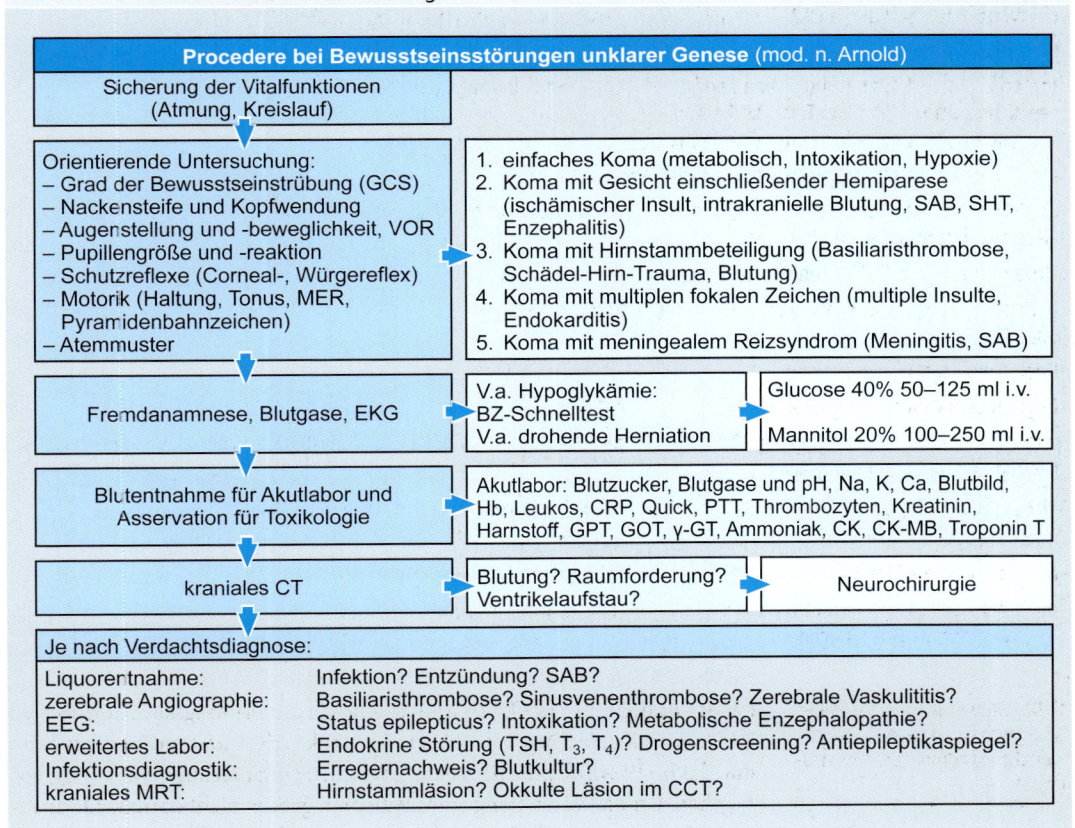

Procedere bei Bewusstseinsstörungen unklarer Genese (mod. n. Arnold)		
Sicherung der Vitalfunktionen (Atmung, Kreislauf)		
Orientierende Untersuchung: – Grad der Bewusstseinstrübung (GCS) – Nackensteife und Kopfwendung – Augenstellung und -beweglichkeit, VOR – Pupillengröße und -reaktion – Schutzreflexe (Corneal-, Würgereflex) – Motorik (Haltung, Tonus, MER, Pyramidenbahnzeichen) – Atemmuster	1. einfaches Koma (metabolisch, Intoxikation, Hypoxie) 2. Koma mit Gesicht einschließender Hemiparese (ischämischer Insult, intrakranielle Blutung, SAB, SHT, Enzephalitis) 3. Koma mit Hirnstammbeteiligung (Basilaristhrombose, Schädel-Hirn-Trauma, Blutung) 4. Koma mit multiplen fokalen Zeichen (multiple Insulte, Endokarditis) 5. Koma mit meningealem Reizsyndrom (Meningitis, SAB)	
Fremdanamnese, Blutgase, EKG	V.a. Hypoglykämie: BZ-Schnelltest	Glucose 40% 50–125 ml i.v.
	V.a. drohende Herniation	Mannitol 20% 100–250 ml i.v.
Blutentnahme für Akutlabor und Asservation für Toxikologie	Akutlabor: Blutzucker, Blutgase und pH, Na, K, Ca, Blutbild, Hb, Leukos, CRP, Quick, PTT, Thrombozyten, Kreatinin, Harnstoff, GPT, GOT, γ-GT, Ammoniak, CK, CK-MB, Troponin T	
kraniales CT	Blutung? Raumforderung? Ventrikelaufstau?	Neurochirurgie
Je nach Verdachtsdiagnose:		
Liquorentnahme: zerebrale Angiographie: EEG: erweitertes Labor: Infektionsdiagnostik: kraniales MRT:	Infektion? Entzündung? SAB? Basilaristhrombose? Sinusvenenthrombose? Zerebrale Vaskulitits? Status epilepticus? Intoxikation? Metabolische Enzephalopathie? Endokrine Störung (TSH, T_3, T_4)? Drogenscreening? Antiepileptikaspiegel? Erregernachweis? Blutkultur? Hirnstammläsion? Okkulte Läsion im CCT?	

17.2 Periphere Innervation, Dermatome und Muskeleigenreflexe

Wichtige Anhaltspunkte für die Segmentzuordnung:

C6 Daumen	L1 Leistenbeuge
C8 Kleinfinger	L4 Patella, medialer Knöchel
Th4 Mamillen	L5 Großzehe
Th10 Nabel	S1 lateraler Knöchel, Kleinzehe

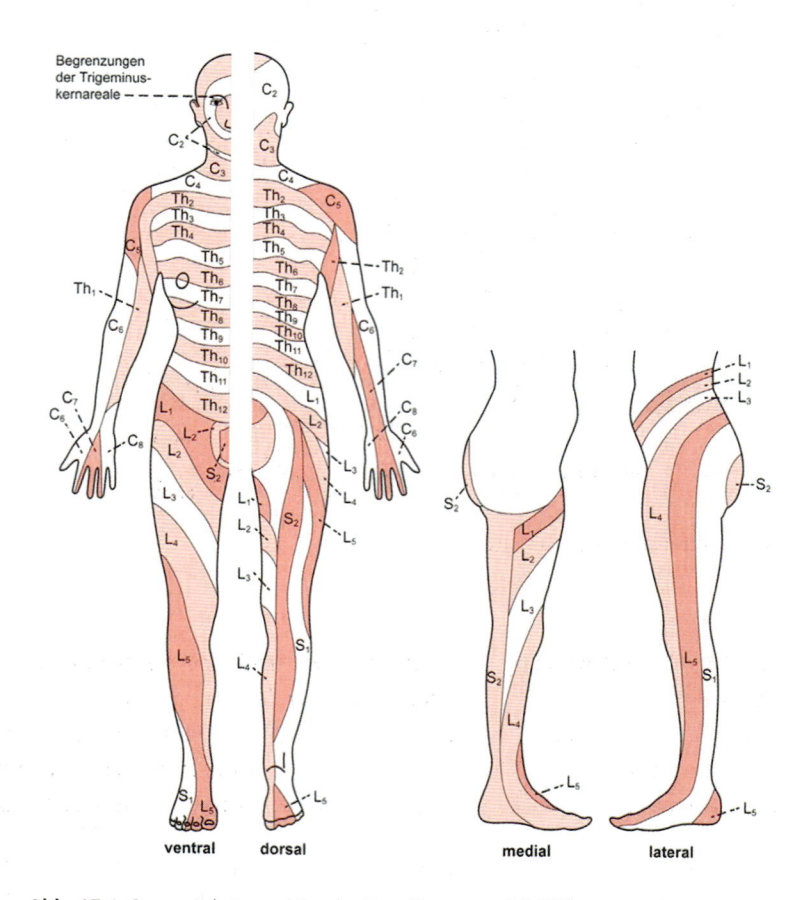

Abb. 17.1 Segmentale Innervation der Haut (Dermatome) [L231]

MERKE Die Segmenthöhen von ASR, PSR, BSR und TSR kann man von kaudal nach kranial paarweise von 1–8 durchzählen: S1/2 ASR, L3/4 PSR, C5/6 BSR und C7/8 TSR.

17.2 Periphere Innervation, Dermatome und Muskeleigenreflexe

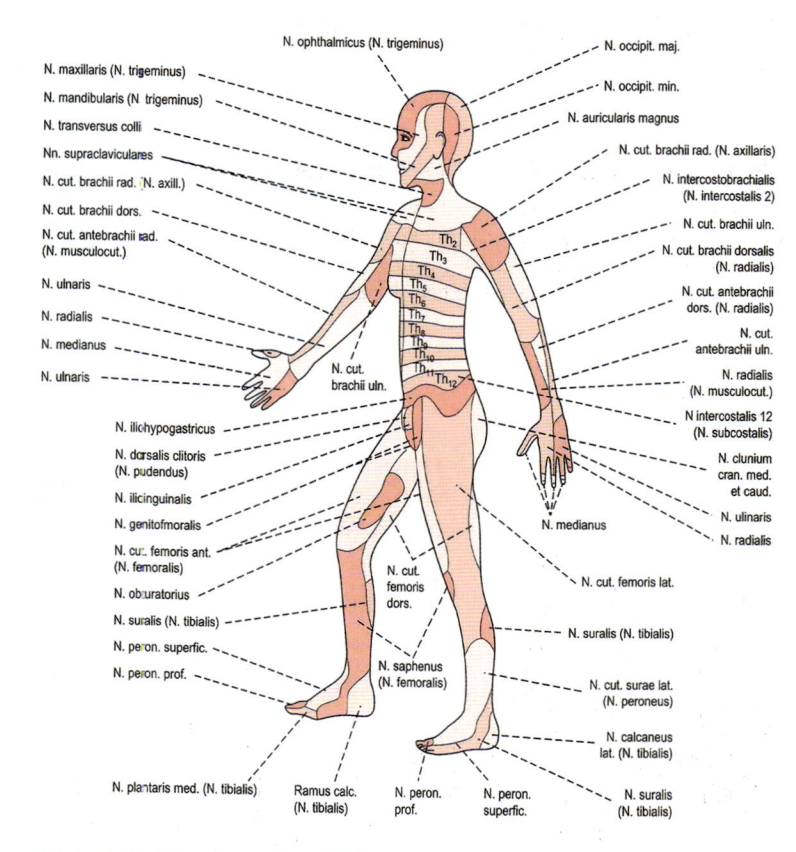

Abb. 17.2 Periphere Innervation [L231]

Tab. 17.4 Praktisch wichtige Muskeln der oberen Extremität und ihre Innervation (nach Stöhr, Riffel)

Muskeln	Myotom(e)	Nerv(en)	Prüfung
Mm. supra- und infraspinatus	C4–C6	N. suprascapularis	Oberarmaußenrotation
M. serratus anterior	C5–C7	N. thoracicus longus	Armausstrecken nach vorne
M. pectoralis major	C5–Th1	Nn. pectorales	Aneinanderdrücken der Hände vor dem Körper
M. deltoideus	C5–C6	N. axillaris	Oberarmabduktion
Mm. biceps und brachialis	C5–C6	N. musculocutaneus	Armbeugung in Supination
M. brachioradialis	C5–C6	N. radialis	Armbeugung in Mittelstellung
M. triceps brachii	C6–C8	N. radialis	Armstreckung
M. extensor carpi radialis und ulnaris	C6–C8	N. radialis	Handstreckung
M. extensor digitorum communis	C6–C8	N. radialis	Fingerstreckung (Grundgelenk)
Mm. extensor pollicis und abductor pollicis longus	C7–C8	N. radialis	Daumenstreckung und -abduktion
M. pronator teres	C6–C7	N. medianus	Pronation bei gebeugtem Arm

Tab. 17.4 Praktisch wichtige Muskeln der oberen Extremität und ihre Innervation (nach Stöhr, Riffel) (Forts.)

Muskeln	Myotom(e)	Nerv(en)	Prüfung
M. flexor carpi radialis	C6–C7	N. medianus	Handbeugung (radial)
M. flexor digitorum superficialis	C7–C8	N. medianus	Fingerbeugung 1 Interphalangealgelenk
M. flexor pollicis und dig. II, III, profundus	C7–C8	N. medianus	Beugung der Finger I–III im Endgelenk
M. abductor pollicis brevis	C7–C8	N. medianus	ungenügendes Abspreizen beim Flaschenzeichen
M. opponens pollicis	C7/C8	N. medianus	Daumenopposition gegen Kleinfinger
M. flexor carpi ulnaris	C7–Th1	N. ulnaris	Handbeugung (ulnar)
M. flexor dig. IV, V. profundus	C7–Th1	N. ulnaris	Beugung Endglied Finger IV, V
Mm. interossei	C8–Th1	N. ulnaris	Fingerspreizen und -adduzieren
M. adductor pollicis	C8–Th1	N. ulnaris	Daumenadduktion (Froment-Zeichen)
Hypothenar/Mm. abductor, opponens, flexor brevis digiti quinti	C8–Th1	N. ulnaris	Kleinfingerbeugung im Grundgelenk
Mm. lumbricales	C7–Th1	N. medianus (Dig. I–II) N. ulnaris (Dig. III–IV)	Fingerbeugung im Grundgelenk und Streckung der Interphalangealgelenke

17.3 Liquorbefunde

MERKE Gründe für niedrige Liquorzellzahlen (< 1.000 Zellen/mm^3) bei bakterieller Meningitis sind frühes Krankheitsstadium, anbehandelte Meningitis und abwehrgeschwächte und leukopenische Patienten.

Tab. 17.5 Typische Liquorbefunde

Erkrankung	Liquorzellzahl (Zellen/µl)	Eiweiß	Glukose	Bemerkung
Akute bakterielle (eitrige) Meningitis	granulozytäre Pleozytose ≥ 1.000	erhöht bis deutlich erhöht	erniedrigt	oft trübe durch hohe Zellzahl und hohen Proteingehalt, Grampräparat aus Liquor anlegen
Virale Meningitis	lymphozytäre Pleozytose ≤ 1.000, in frühen Krankheitsphasen auch granulozytäre Pleozytose möglich	normal oder leicht erhöht	normal	klares Aussehen, Virus PCRs im Liquor durchführen
Tuberkulöse Meningitis	lymphozytäre Pleozytose bis 500, selten mehr, in früher Krankheitsphase granulozytäre Pleozytose möglich	deutlich erhöht	meist erniedrigt	„Spinnengewebsgerinnsel" (durch hohen Eiweißgehalt)
Neuroborreliose	lymphomonozytäre Pleozytose (mit aktivierten lymphozytären und Plasmazellen) bis 500	erhöht	normal	Intrathekale IgM > IgG Synthese, Borrelien IgG Antikörperindex bestimmen
Meningeosis neoplastica	Nachweis atypischer Zellen, Zellzahl normal oder leicht erhöht	normal bis leicht erhöht	normal bis erniedrigt	Nach atypischen Zellen suchen!

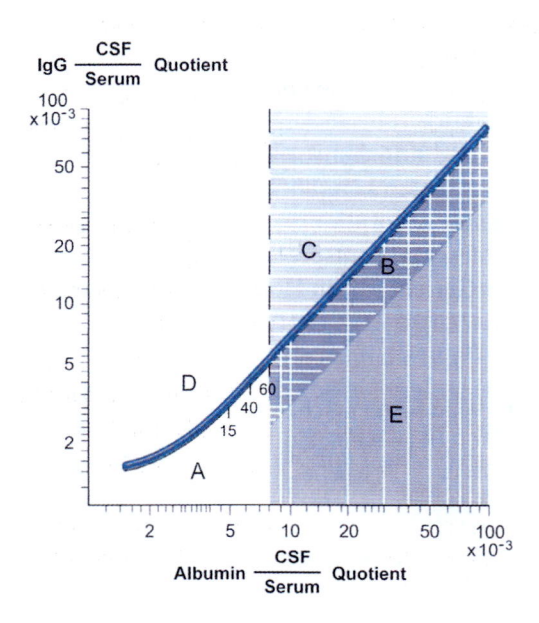

Abb. 17.3 Liquor-Serum-Quotientenschema nach Reiber und Felgenhauer. [L231]
A: Normalbereich.
B: Blut-Liquor-Schrankenstörung ohne autochthone Immunglobulin-(IgG-)Synthese.
C: Schrankenfunktionsstörung mit zusätzlicher Immunglobulin-(IgG-)Synthese im ZNS.
D: reine Immunglobulin-(IgG-)Synthese im ZNS ohne Schrankenfunktionsstörung.
E: Erfahrungsgemäß finden sich keine Werte in diesem Bereich, bzw. sie sind auf Fehler bei der Blutentnahme oder der Analyse zurückzuführen.
CSF = cerebrospinal fluid (Liquor).

17.4 TIPPs zur Befundung von CT- und MRT-Bildern

17.4.1 Computertomografie

Die Standarduntersuchung zeigt **axiale Schichtaufnahmen** der Schädelbasis bis zum Scheitel. Die Gewebsdichte wird im Vergleich mit der Hirnsubstanz als **isodens, hyperdens** (Knochen, Blut) und **hypodens** (Liquor) bezeichnet. Nach Kontrastmittelgabe spricht man im Fall einer Kontrastmittelanreicherung von Dichteanhebung oder **Enhancement**. Eine Kontrastmittelanreicherung beruht auf einer Störung der Blut-Hirn-Schranke (z. B. bei Gefäßveränderungen oder Tumoren).

TIPP Grundsätzlich gilt für den Umgang mit Befunden der Bildgebung: erst Beschreibung, dann Beurteilung!

FRAGE
Benennen Sie die folgenden Strukturen im vorliegenden CT.

PLUS Infarktfrühzeichen im CT sind verstrichene Sulci, nichtabgrenzbare Basalganglien und eine hyperdense A. cerebri media.

Antwort ➤ Abb. 17.4.

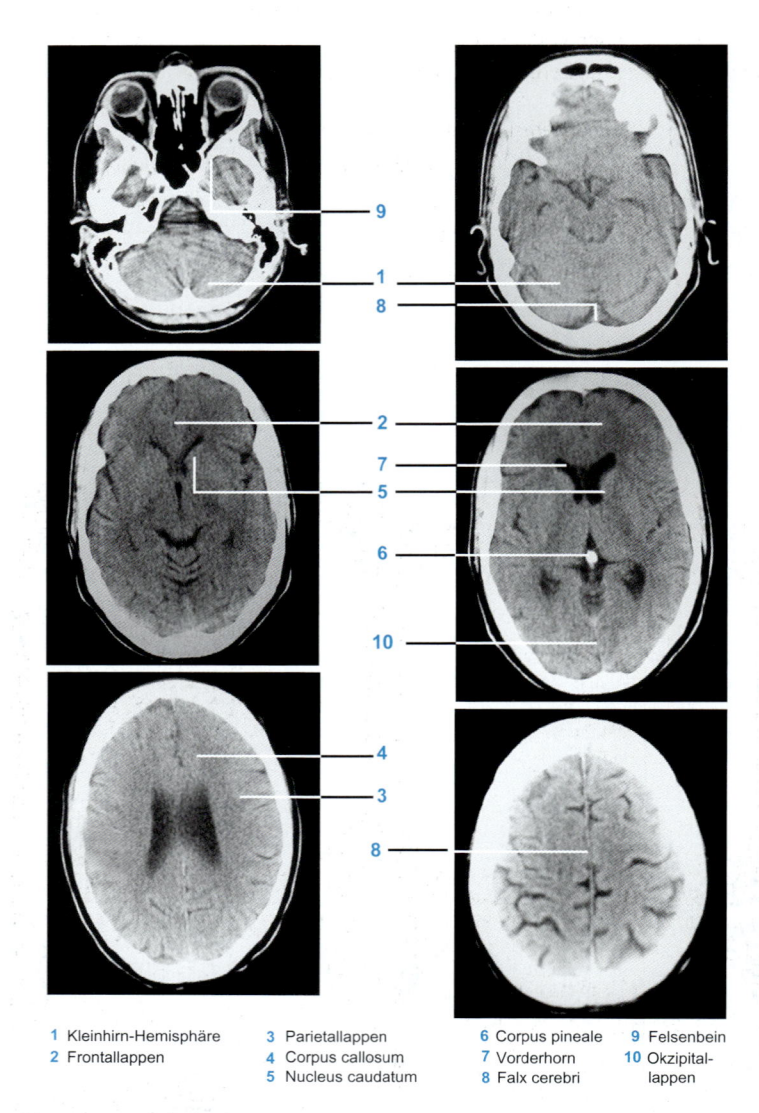

1 Kleinhirn-Hemisphäre	3 Parietallappen	6 Corpus pineale	9 Felsenbein
2 Frontallappen	4 Corpus callosum	7 Vorderhorn	10 Okzipitallappen
	5 Nucleus caudatum	8 Falx cerebri	

Abb. 17.4 Normalbefund im CT [M139]

17.4.2 Kernspintomografie

TIPP Für die Prüfungssituation: **T2-Gewichtung** erkennt man daran, dass sich der **Liquor weiß** darstellt!

Die Schichtaufnahmetechnik ist in transversaler, koronarer und sagittaler Ebene möglich. Grundlegend spricht man von hypo-, iso- und hyperintensen Befunden. Die Aufnahme von Kontrastmittel (Gadolinium) in T1-gewichteten Bildern spricht für eine Störungen der Blut-Hirn-Schranke (➤ Tab. 17.6).

Gadolinium ist nicht nephrotoxisch und kann auch bei Patienten mit Allergien gegen Röntgenkontrastmittel gegeben werden. **Kontraindikationen** für eine cMRT-Untersuchung sind Herzschrittmacher oder andere nicht entfernbare, elektrisch gesteuerte Systeme im Patienten (z. B. Baclofen-Pumpe), aber auch ferromagnetische Fremdkörper wie Granatsplitter etc.

Tab. 17.6 Bildcharakteristika in der Kernspintomografie (nach Grehl)

Gewebe	T1-Gewichtung	T2-Gewichtung	Protonengewichtung
Fettgewebe	sehr hell	mäßig hell	mäßig dunkel
Liquor	dunkel	weiß	mäßig hell
pathol. Strukturen	meist dunkel, nach KM ggf. hell	meist hell	meist hell

17.5 Angiografie

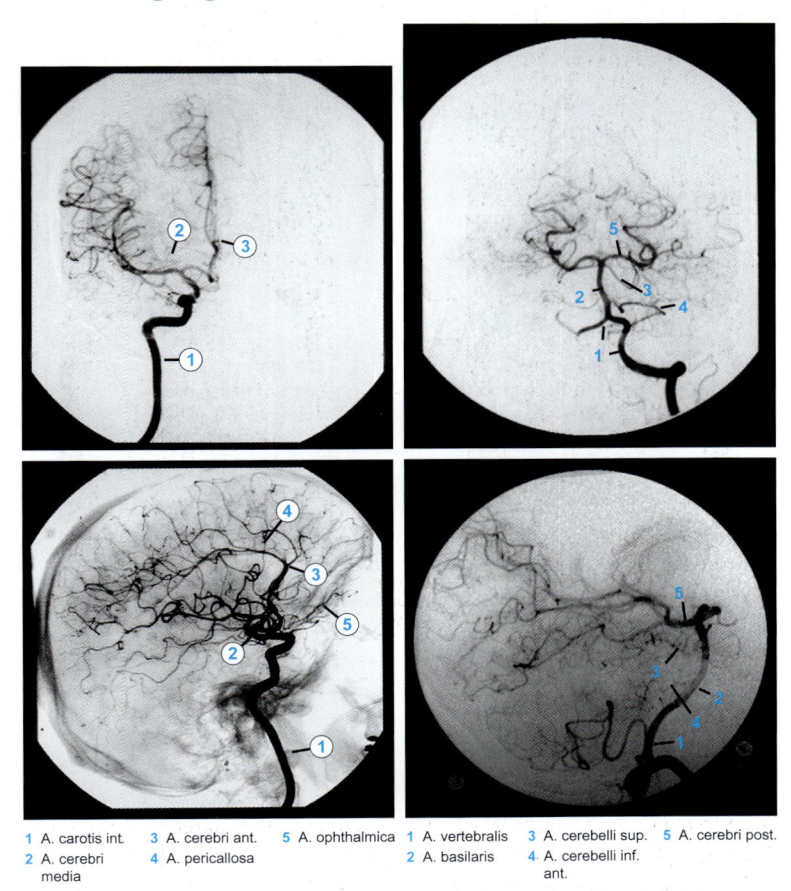

1 A. carotis int.   3 A. cerebri ant.   5 A. ophthalmica   1 A. vertebralis   3 A. cerebelli sup.   5 A. cerebri post.
2 A. cerebri media   4 A. pericallosa   2 A. basilaris   4 A. cerebelli inf. ant.

Abb. 17.5 Karotis- und Vertebralisangiografie: Normalbefund [M139]

17 Checkliste für den letzten Tag vor der Prüfung

17.6 Update Neuroanatomie

17.6.1 Groß- und Zwischenhirn

FRAGE

Benennen Sie die Strukturen in dem vorliegenden Horizontal- und Frontalschnitt durch Groß- und Zwischenhirn!

Antwort ➤ Abb. 17.6 und ➤ Abb. 17.7.

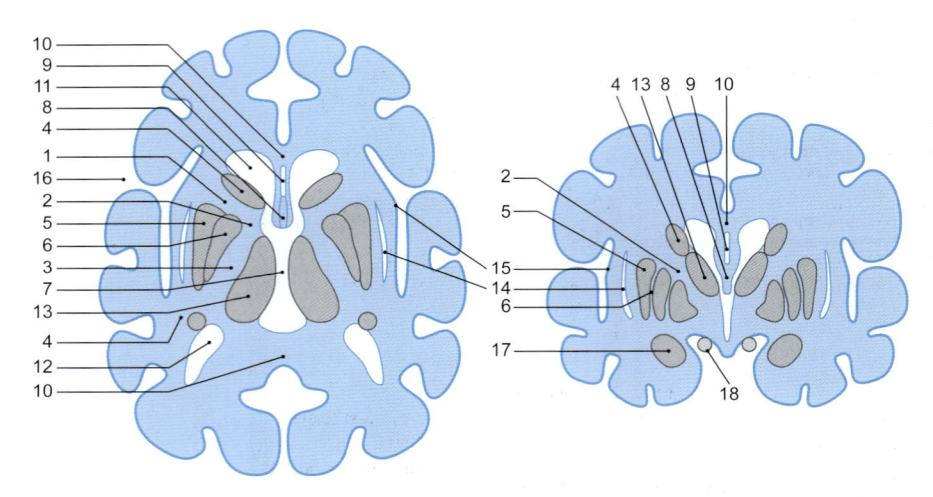

1 Crus anterius capsulae internae	7 Ventriculus tertius	14 Capsula externa + Claustrum + Capsula extrema
2 Genu capsulae internae	8 Fornix	
3 Crus posterius capsulae internae	9 Septum pellucidum	
4 Nucleus caudatus	10 Corpus callosum	15 Lobus insularis [Insula]
5 + 6 Nucleus lentiformis	11 + 12 Ventriculus lateralis	16 Sulcus lateralis
5 Putamen	11 Cornu frontale	17 Corpus amygdaloideum
6 Globus pallidus	12 Cornu occipitale	18 Tractus opticus

Abb. 17.6 Horizontalschnitt und Frontalschnitt durch Groß- und Zwischenhirn [L126]

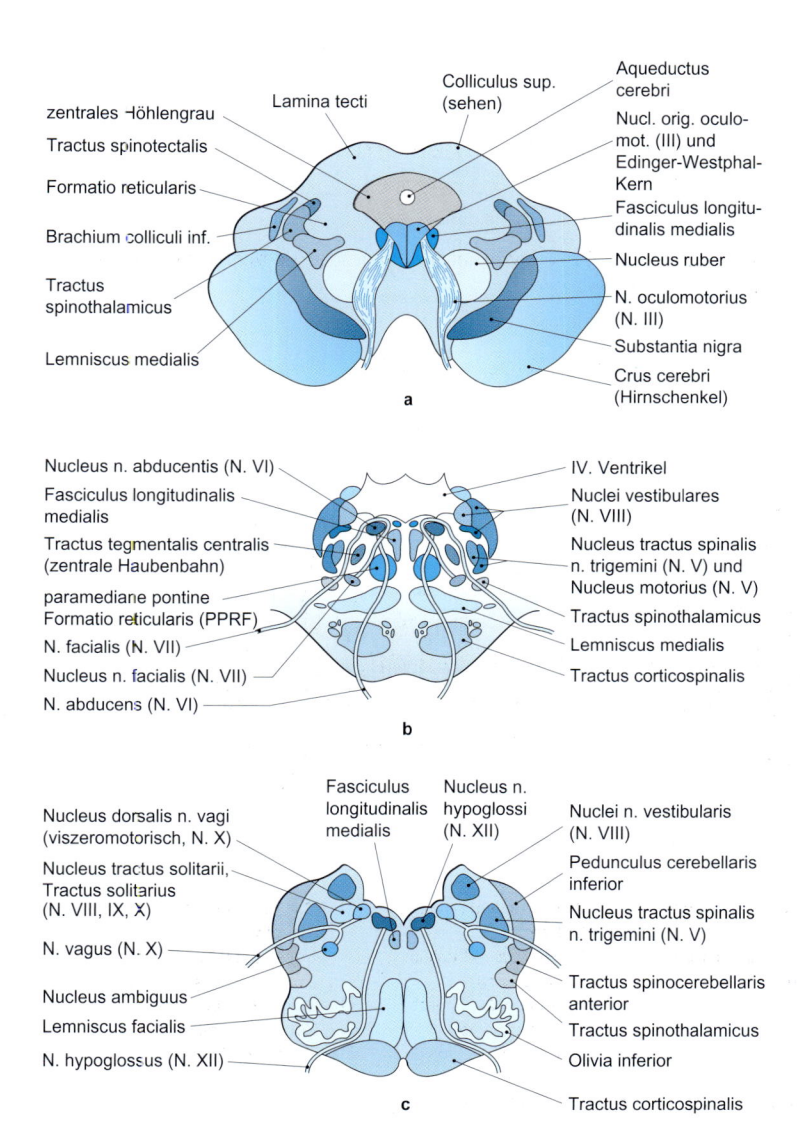

Abb. 17.7 Querschnitt durch a) Mesenzephalon, b) Pons und c) Medulla oblongata [L141]

17.6.2 Plexus brachialis

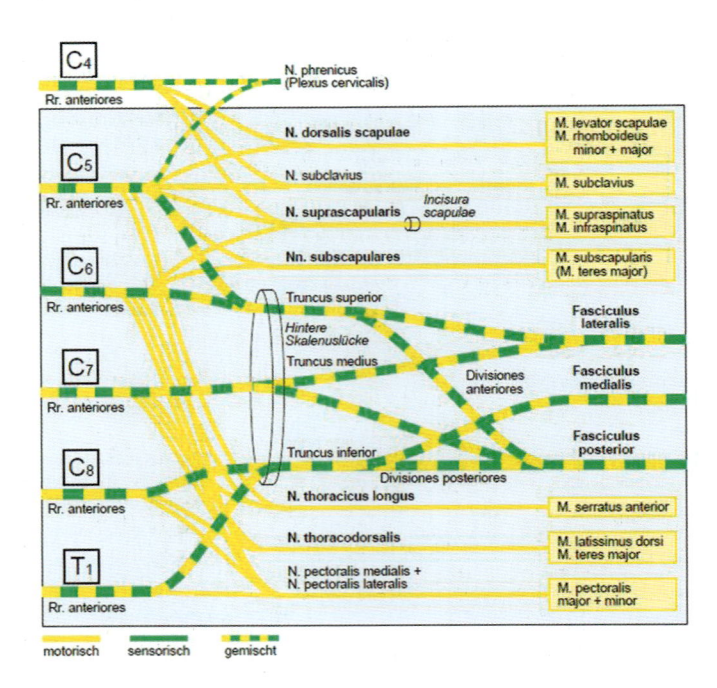

Abb. 17.8 Plexus brachialis: supraklavikuläre Äste [L231]

17.6 Update Neuroanatomie

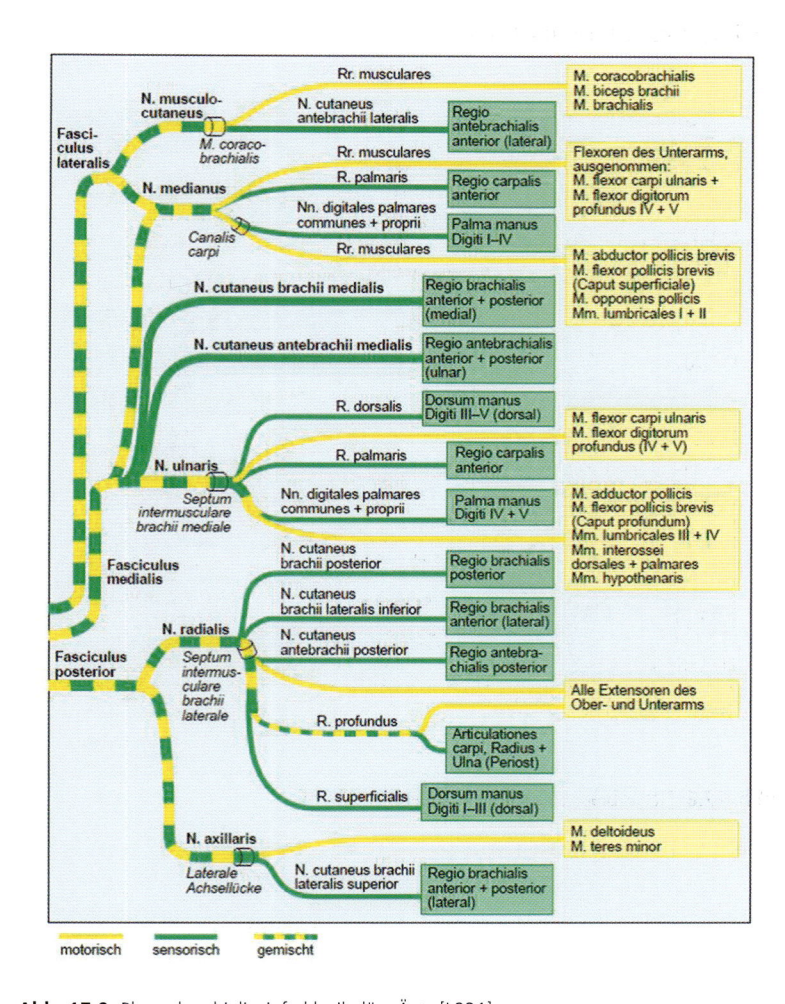

Abb. 17.9 Plexus brachialis: infraklavikuläre Äste [L231]

Tab. 17.7 Merkspruch für den Plexus brachialis

Marylin	N. **m**usculocutaneus	Fasciculus lateralis
Monroe	N. **m**edianus	
und	N. **u**lnaris	Fasciculus medialis
King	N. **c**utaneus brachii	
Kong	N. **c**utaneus antebrachii	
retten die	N. **r**adialis	Fasciculus posterior
Anatomie	N. **a**xillaris	

TIPP Innervation des Zwerchfells: C three, four, five keep the diaphragm alive!

17.6.3 Plexus lumbalis

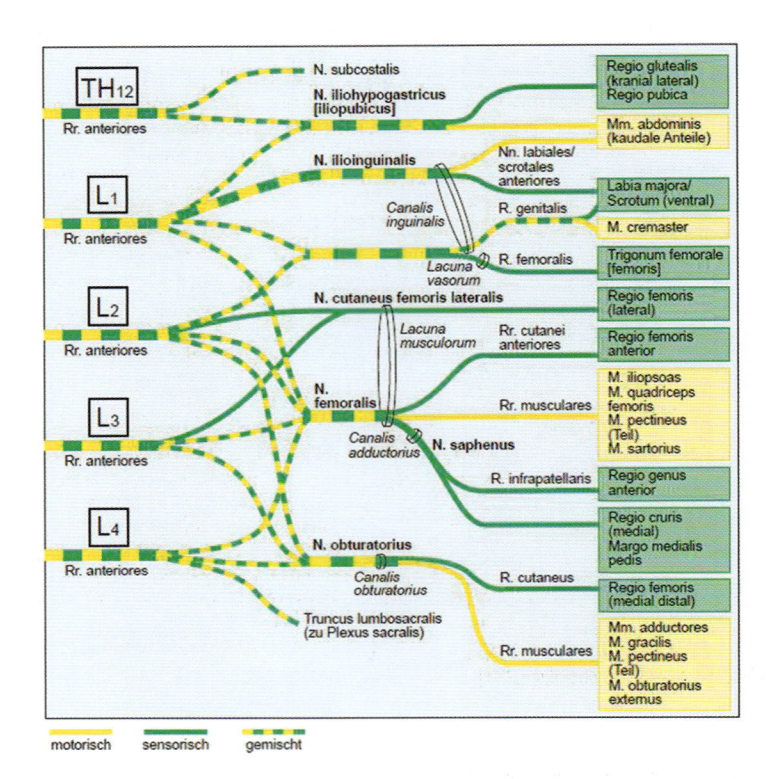

Abb. 17.10 Plexus lumbalis [L231]

Tab. 17.8 Merkspruch für den Plexus lumbalis

In	N. **I**liohypogastricus
Indien	N. **I**lioinguinalis
gibt's	N. **g**enitofemoralis
kein	N. **c**utaneus femoris lateralis
frisches	N. **f**emoralis
Obst	N. **o**bturatorius

17.6.4 Plexus sacralis

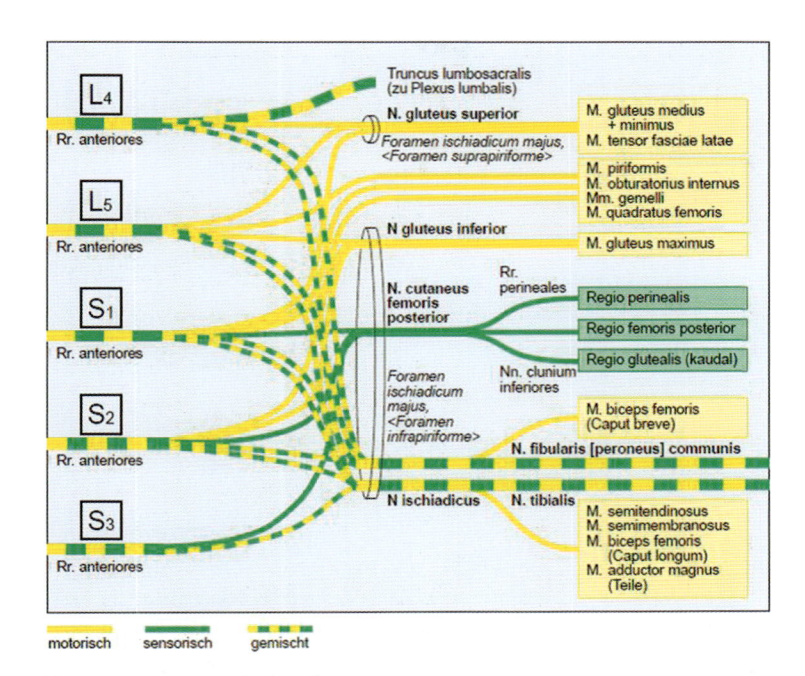

Abb. 17.11 Plexus sacralis [L231]

Tab. 17.9 Merkspruch für den Plexus sacralis

Gutes	N. **g**luteus superior
Geld	N. **g**luteus inferior
kommt	N. **c**utaneus femoris posterior
ins	N. **i**schiadicus
Portemonnaie	N. **p**udendus

Register

A

A.-basilaris-Verschluss 25
ABC-Regel 185
Ablenkungseffekt 67
Absence, EEG 114
Abszess
– spinaler 52
AIDS 48
AIDS-Demenz-Komplex 49
Akinese 66
– axiale 67
Aktionsdystonie 75
Akustikusneurinom 174
Alkohol-Enzephalopathie 108
Alkoholmyopathie 108
Alzheimer-Demenz 88
– Histologie 89
– Therapie 89
Amaurosis 135
amyotrophe Lateralsklerose (ALS) 93
– Differenzialdiagnose 97
– EMG 97
– familiäre 94
– Klinik 94
– Therapie 98
Angiografie 220
– SAB 29
– SVT 30
– Vaskulitis 33
Angiom 34
Anhidrose 137
Anti-NMDA-Rezeptor-Enzephalitis 176, 177
Aphasie 11
– amnestische 11
– globale 11
– sensorische 11
– transkortikal-motorische 11
– transkortikal-sensorische 11
Apnoetest 188
Armplexuslähmung 192
Armvorhalteversuch 8
Arteriitis temporalis 33, 34
arteriovenöse Malformationen (AVM) 34
A.-spinalis-anterior-Syndrom 31, 32
– Klinik 31
Ataxie 10, 81
– hereditäre 82
– spinozerebelläre 82
– zerebelläre 81
Augenbewegungsprüfung 3

Augenmuskelparese 4
Aura, migränöse 197
A.-vertebralis-Verschluss 23
axiale Akinese 67

B

Babinski-Zeichen 7, 8, 114
Bandscheibenvorfall 206, 207, 208, 209
– Bildgebung 208
– Therapie 210
– Untersuchung 206
Bannwarth-Syndrom 46
Basilariskopfsyndrom 25
Basilaristhrombose 24, 132, 187
– Klinik 25
– Therapie 25
Becker-Kiener-Muskeldystrophie 157
Beinvorhalteversuch 8
Beschäftigungsdystonie 76
Bewegungsstörungen 65
Bewusstseinsstörung 111
Bielschowsky-Zeichen 4
Blepharospasmus 76
Borreliose siehe Neuroborreliose
Botulinum-Toxin A 77
Brachialgia paraesthetica nocturna 138
Bradydiadochokinese 67
Bradykinese 66
Broca-Aphasie 11
Brown-Séquard-Syndrom 173
Brudzinski-Zeichen 2
Burst-Suppression-Muster 124
B-Zell-Lymphom 167

C

C8-Syndrom 139
CCT 217
– Alkohol-Enzephalopathie 108
– Hirninfarkt 20, 21
– hypertensive Massenblutung 27
– Infarktfrühzeichen 218
– Meningitis 37
Chaddock-Zeichen 8
Chloridkanal-Myotonien 159
Chorea Huntington 72, 74
– Differenzialdiagnose 73
– Klinik 73
– Therapie 74
Chvostek-Zeichen 127
Clusterkopfschmerz, Therapie 201

Commotio
– cerebri 191
– spinalis 192
Contusio spinalis 192
Creutzfeldt-Jakob-Krankheit 51
Critical-Illness-Polyneuropathie 144
Cushing-Reflex 189

D

Delirium tremens 106, 107
– Komplikationen 107
Demenz 68, 82, 85, 88, 180
– Alzheimer-Typ 88
– bei Morbus Parkinson 91
– frontale 86
– kortikale 86
– subkortikale 86
– Ursachen 87
– vaskuläre 90
Demenzmarker 89
Dermatome 214
Dermatomyositis 162, 163
Detrusorhyperreflexie 193
Detrusorhyporeflexie 193
Detrusor-Sphinkter-Dyssynergie 193
Dissektionen 20
Doppelbilder 4
Duchenne-Muskeldystrophie 156
– Ätiologie 156
– Diagnose 157
– Therapie 157
– Verlauf 156
Dystonie 74
– aktionsinduzierte 76
– Einteilung 75
– fokale 77
– fokale/segmentale 76
– generalisierte 75
– L-Dopa-sensitive 75
– oromandibuläre 76
– primäre 75
– tardive 77
– Therapie 77
– zervikale 76
Dystonie 74, 76
Dystrophie
– fazioskapulohumerale 155
– myotone 159
Dystrophinopathie 155

E

EEG 12, 118, 119
– Absence 114
– Hirntod 188
– Locked-in-Syndrom 187
– Provokationsmethoden 12
Einklemmung 13
– transtentorielle 189
Einschlusskörperchen-Myositis 162
Elektromyografie (EMG) 96
– Guillain-Barré-Syndrom 146
– Lambert-Eaton-Syndrom 152
– Myopathie 154
– Myositis 163
– Myotonie 158
– radikuläres Syndrom 209
EMG 11, 143
Empfindungsstörung 31
– dissoziierte 10
Entzugssyndrom 106
Enzephalitis 30, 42
– Anti-NMDA-Rezeptor 176, 177
– limbische 177
Enzephalopathie 101
– hepatische 101
– urämische 102
– West-Haven-Kriterien 101
Epilepsie 112, 118, 119, 122
– Absence 114
– Aura 116
– fokaler Anfall 114
– idiopathische 113
– kryptogene 113
– symptomatische 113
– Therapie 120, 121
– Ursachen 113
epileptischer Anfall
– Absence 114
– Einteilung 111, 112
– fokaler 111, 112
– generalisierter 111, 112
– Grand-Mal 113
Erb-Lähmung 192

F

Facies myopathica 153, 160
Faszikulationen 95
Faustschlussmyotonie 158
Fazialisparese 135
– Ätiologie 136
Flaschenzeichen 138, 140
Foramen ovale, offenes 26
Friedreich-Ataxie 83
Froment-Zeichen 139, 140
Frühsommer-Meningoenzephalitis (FSME) 43

funikuläre Myelose 104
F-Welle 12

G

Ganglionitis 177
Gehirnerschütterung *siehe* Commotio cerebri
geste antagoniste 76
Glasgow Coma Scale 190
Gliedergürteldystrophie 155
Glioblastom 167
Glossopharyngeus-Neuralgie 203
Glykogenose 155
– Typ V 154
Gordon-Zeichen 8
Gottron-Zeichen 162
Gowers-Zeichen 156
Grand-Mal-Anfall 113, 120
Guillain-Barré-Syndrom 144, 145
– Therapie 146
Gürtelrose 203, 204

H

Halluzination, hypnagoge 129
Haltetremor 79
Hampelmann-Phänomen 194
Harnblasenstörung 193
Hemianopsie 7
Hemiparese 213
hereditäre spastische Spinalparalyse 98
Herniation
– foraminale 190
– transtentorielle 190
Herpes zoster 203, 204
Herpes-simplex-Enzephalitis 42
Hippel-Lindau-Syndrom 174
Hirnabszess 52
Hirnhäute 192
Hirninfarkt 19
– CCT 20, 22
– ischämischer 15
– Komplikationen 23, 24
Hirnmetastasen 169
– Therapie 170
Hirnnervenläsionen 135
Hirnödem 40, 189
– vasogenes 189
– zytotoxisches 189
Hirntod 188
– Diagnostik 188
– EEG 188
Hirntumoren
– Biopsie 168
– im Erwachsenenalter 166
– im Kindesalter 165
– Symptomatik 165

– Therapie 168
– WHO-Klassifikation 166
Hirnvenenthrombose 30
HIV-Meningitis 49
Hoehn-Yahr-Skala 69
Hoffmann-Tinel-Zeichen 138
Holmes-Tremor 79
Horner-Syndrom 3, 24, 192
– Formen 3
Hunt-Hess-Einteilung 29
Hydrocephalus occlusivus (occlusus) 169, 179, 180
Hydrozephalus 179
– Bildgebung 181
– Einteilung 179
– Klinik 179
– kommunizierender 180
– Lumbalpunktion 181
Hypertension, idiopathische intrakranielle *siehe* Pseudotumor cerebri
hypnagoge Halluzination 129
Hypokinese 66
Hypomimie 67
Hypophonie 67

I

Immunglobuline, Kontraindikationen 146
Impulsiv-petit-mal 118
Intentionstremor 79
Intermedius-Neuralgie 203
internukleäre Ophthalmoplegie 5, 58
intrazerebrale Blutung 26
– Ursachen 27

J

Jackson-Anfall 115, 116
Jarisch-Herxheimer-Reaktion 46

K

Karnofsky-Index 169
Karpaltunnelsyndrom (KTS) 138
Kataplexie 128
Kaudasyndrom 208
Kayser-Fleischer-Kornealring 102
Keinig-Zeichen 162
Kennedy-Syndrom 100
Kernhüllenmyopathie 155
Kernspintomografie *siehe* MRT
– MS 60
Kleinhirnatrophie, alkoholische 108
Kleinhirndegeneration, paraneoplastische 176
Kleinhirn-Symptome 9
Klumpke-Lähmung 192

Kojevnikow-Syndrom 123
Koma 12, 185, 186, 188
– postanoxisches 194
Konvexitätsmeningeom 167
Kopfschmerz 34, 195
– Anamnese 196
– medikamenteninduzierter 200
Korsakow-Psychose 108
Krise, myasthene 151
Kryptokokkose 49
Kulissenphänomen 137

L
L4-Syndrom 206, 207
L5-Syndrom 206, 208
Laktat-Ischämie-Test 155
lakunärer Infarkt 19
Lambert-Eaton-Syndrom 152
– Antikörper 176
Lance-Adams-Syndrom 194
Lasègue-Zeichen 206
Lateralsklerose, primäre 99
L-Dopa 69, 76
Leitungsaphasie 11
Leitungsblock 12
Lewy-Körperchen-Demenz 90
– Therapie 91
Lhermitte-Zeichen 2, 58
Liquorbefund 13
– Guillain-Barré-Syndrom 145
– Meningeosis neoplastica 172, 216
– Meningitis 37, 38, 216
– Neuroborreliose 216
– Neurosyphilis 45
– Pseudotumor cerebri 183
– tuberkulöse Meningitis 44
– virale Meningitis 42
Liquor-Serum-Quotientenschema 217
Locked-in-Syndrom 187, 188
Lues 45
Lumbago (Lumbalgie) 204
Lumbalpunktion 13, 28
– Komplikationen 13
Lumboischialgie 205
Lyme-Borreliose 47
Lyse 25

M
march of convulsion 116
Meige-Syndrom 76
meningeale Dehnungszeichen 2
Meningeom 167
Meningeosis neoplastica 171
– Klinik 171
– Liquorbefund 172, 216
– MRT 171
– Therapie 172

Meningismus 2
Meningitis 37, 39, 44
– bakterielle 37, 38
– Diagnose 37
– eitrige 37, 39
– Epidemiologie 41
– Komplikationen 39
– Liquorbefund 216
– Meningokokken 40
– Therapie 38
– tuberkulöse 44
– Ursachen 42
– virale 37, 42
Meningokokkenmeningitis 40
– Chemoprophylaxe 40
– Meldepflicht 40
Meralgia paraesthetica 140
Migräne 33, 197
– Aura 197
– Prophylaxe 199
– Therapie 198
Mikrografie 67
mikrovaskuläre Dekompression n. Jannetta 203
Miller-Fisher-Syndrom 145
Mini-Mental-Status-Test 86
Morbus
– Alzheimer 88
– Binswanger 90
– Bourneville-Pringle 174
– Friedreich 83
– McArdle 154
– Menière 15, 132
– Parkinson 65, 66, 67, 68, 69, 78, 79, 91
– Recklinghausen 174
– Whipple 54
– Wilson 68, 73, 102, 103
MRT 218
– Bandscheibenvorfall 209
– B-Zell-Lymphom 168
– Glioblastom 166
– Meningeom 167
– Meningeosis neoplastica 171
– Morbus Wilson 103
– Multiple Sklerose 59
– SVT 30
MS *siehe* Multiple Sklerose
multifokale motorische Neuropathie 97
Multiple Sklerose 55, 79, 202
– Diagnose 60
– Differenzialdiagnosen 60
– Epidemiologie 57
– in der Schwangerschaft 63
– Pathogenese 61
– Symptome 57

– Therapie 62
– Verlauf 56, 57
Multisystematrophie (MSA) 71
Muskelatrophie, spinale (SMA) 99
– Einteilung 100
– Kennedy-Syndrom 100
Muskeldystrophie 153
– Becker-Kiener 157
– Duchenne 156
– Einteilung 155
– kongenitale 155
– okulopharyngeale 155
Muskeleigenreflexe 211
Muskelphosphorylase-Mangel 154
Mutismus, akinetischer 187, 188
myasthene Krise 151
Myasthenia gravis 149
– Antikörper 176
– generalisierte 149
– Krise 151
– okuläre 149
– Pathophysiologie 150
– Therapie 151
Myelinolyse, zentrale pontine 109
Myoglobinurie 155
Myoklonus-Epilepsie 118
Myopathie 153
– distale 155
– metabolische 154
Myositis 161
– autoimmune 161
– Diagnose 161
– Differenzialdiagnose 162
– Einteilung 161
– Therapie 163
Myotonie 157
– kongenitale 159
– nichtdystrophe 158, 159

N
Narkolepsie 128, 129
Natriumkanal-Myotonien 159
Neglect 11
Nervenläsion 137
Nervus(-i)
– abducens 4, 137
– accessorius 137
– cutaneus femoris lateralis 140
– facialis 7, 136
– femoralis 141
– glossopharyngeus 137
– gluteus superior 140
– hypoglossus 137
– ischiadicus 141
– medianus 138, 139, 140, 141
– oculomotorius 4, 137, 190
– peroneus communis 141

– peroneus profundus   141
– peroneus superficialis   141
– peroneus   140
– radialis   139, 140, 141
– tibialis   141
– trigeminus   1, 7
– trochlearis   4, 137
– ulnaris   139, 140, 141
– vagus   137
– vestibulocochlearis   137
Neuomyelitis optica   61
Neuralgie   202
Neuritis vestibularis   132
Neuroborreliose   46, 61
– Liquorbefund   216
– Stadien   46
Neurofibromatose   174
– Typ 1   174
– Typ 2   174
Neurografie   138, 143
Neuroleptika   77
Neuronopathie, subakute sensorische   177
Neurosarkoidose   53
– Therapie   54
Neurosyphilis   45
Neurotuberkulose   44
Non-Hodgkin-Lymphom   167
Normaldruckhydrozephalus   180
– Bildgebung   181
– Lumbalpunktion   181
– Therapie   182
Nystagmus
– dissoziierter   5
– Lagerungsschwindel   130
– optokinetischer   212
– pathologischer   6
– physiologischer   6

O

Obskurationen   183
ocular bobbing   6
Okulomotoriuslähmung   135
Oligophrenie   85
Ophthalmoplegia   135
Oppenheim-Zeichen   8
Optikusneuritis   55, 56
Overlap-Syndrom   163

P

Paramyotonie   160
paraneoplastische Antikörper   176
paraneoplastisches Syndrom   175
– Therapie   177
Parese   8, 9, 26, 116
– funktionelle   141
– Kraftgrade   9

– N. gluteus superior   140
– N. medianus   140
– N. peroneus   140, 141
– N. radialis   140
– N. ulnaris   139, 140
– proximale   162
– zentrale   138
Parkinson-Demenz, Therapie   91
Parkinson-Syndrom   65
– idiopathisches (Morbus Parkinson)   66, 67, 68, 70, 78
– nichtidiopathisches/ atypisches   70, 71
– symptomatisches/sekundäres   66, 68
Parkinson-Tremor   79
Patientenvorstellung   212
periphere Innervation   215
Perkussionsmyotonie   158
Peroneuslähmung   208
Phalen-Test   138
Plegie   9
Plexus
– brachialis   222
– lumbalis   225
– sacralis   211
Plexus-brachialis-Läsion   192
Plexusläsion   139
Polymyositis   162
Polyneuropathie   108, 142
– Ätiologie   144
– chronisch-entzündliche demyelinisierende   146
– Critical Illness   144
– Diagnose   142
– distal symmetrische   142
– entzündliche   145
– Manifestationen   143
Post-Zoster-Neuralgie   203
– Therapie   204
progressive Bulbärparalyse   95
progressive multifokale Leuk- enzephalopathie (PML)   50
progressive supranukleäre Paralyse (PSP)   71
Prolaps   208
Protrusion   208
pseudobulbäre Paralyse   96
pseudoradikuläres Syndrom   205
Pseudotumor cerebri   182
– Klinik   183
– Liquorbefund   183
– Therapie   183
Ptosis   135
Pupillenfunktion   2
Pyramidenbahnzeichen   8

Q

Querschnittssyndrom   187

R

Radialislähmung   138
radikuläres Syndrom   205
– EMG   209
Reflex
– Fremdreflex   7, 193
– Muskeleigenreflex   7, 193, 211
– vestibulo-okulärer   186
Reflexe   7
Reithosenanästhesie   208
relativer afferenter Pupillendefekt (RAPD)   55
Restless-Legs-Syndrom   129
Rigor   9, 66, 71
Romberg-Test   9, 10
Rückenschmerzen   204
Ruhetremor   67, 79

S

S1-Syndrom   206
SAB siehe Subarachnoidalblutung
Salbengesicht   68
Schädel-Hirn-Trauma, GCS   190
Schellong-Test   126
Scherengang   99
Schlaf-Apnoe-Syndrom   128
Schlafparalyse   128
Schlaganfall   15, 26, 79
– kardiale Diagnostik   25
Schmetterlingsgliom   167
Schwindel   130, 131
– zentral-vestibulärer   132
Second-Wind-Phänomen   154
segmentale Hautinnervation   214
Sequester   208
Simpson-Test   149
Sinusvenenthrombose (SVT)   30
Somnolenz   185
Sopor   185
Spannungskopfschmerz, Therapie   199
Spastik   9, 77
spinale Automatismen   173
spinale Tumoren
– Einteilung   173
– Symptomatik   173
– Therapie   173
spinaler Schock   193
Spinalparalyse, hereditäre spa- stische   98
Spinal-Tap-Test   181
Status epilepticus   123, 124
Stauungspapille   2
Steppergang   141

Register   231

Stiff-Person-Syndrom   177
Strümpell-Zeichen   8
Subarachnoidalblutung (SAB)   13, 28, 180
– Diagnostik   28
– Hunt-Hess-Einteilung   29
– Komplikationen   29
– Therapie   29
Swinging-Flashlight-Test   56
Synkope   15, 124, 125, 126
Syringomyelie   10

T
Tabes dorsalis   45
Temporallappen-Epilepsie   117
Tensilon-Test   151
Thiaminmangel   107, 108
Torticollis   76
Toxoplasmose   48, 49
transitorische ischämische Attacke (TIA)   15, 125
– kardiale Diagnostik   25
Tremor   67, 78, 79
– essenzieller   78, 79
– orthostatischer   79
– zerebellärer   79

Trendelenburg-Zeichen   140
Trigeminusneuralgie, Therapie   202
Triplet-Repeat-Erkrankungen   74
Triptane, Kontraindikationen   198
Trochlearisparese   4
Trousseau-Zeichen   127
tuberöse Sklerose   174

U
Uhthoff-Phänomen   59
Untersuchung
– neurologische   1, 185, 211
– neuro-ophthalmologische   3, 4, 212
– neuro-otologische   212

V
Vaskulitis, Klassifikation   33
vegetativer Status   187, 188
– Differenzialdiagnose   188
Verschlusshydrozephalus   179
Vigilanzstörung, Schweregrade   185
Visusverlust   135
Vitamin-B12-Mangel   104, 106
Von-Hippel-Lindau-Syndrom   174

W
Wallenberg-Syndrom   23
Wernicke-Aphasie   11
Wernicke-Enzephalopathie   107, 108
– Symptome   107
West-Syndrom   117
Wurzelsyndrome   206, 207

Z
zentrale pontine Myelinolyse   109
zerebrale Ischämie   15
– Ätiologie   18
– Therapie   23
Zervikalmarkläsion   192
ZNS-Lymphom   167
zytalbuminäre Dissoziation   145